Outpatient Management and Practical Ability for
Otolaryngology Head and Neck Surgery

耳鼻咽喉头颈外科
门诊管理与实践技能

主审　皮红英　马燕兰　耿小凤　田梓蓉

主编　周　颖　祁晓磊　吴奎玲　刘新颖

中国科学技术出版社

·北 京·

图书在版编目（CIP）数据

耳鼻咽喉头颈外科门诊管理与实践技能 / 周颖等主编 . -- 北京 : 中国科学技术
出版社 , 2025. 3. -- ISBN 978-7-5236-1309-2

Ⅰ. R762；R65

中国国家版本馆 CIP 数据核字第 2025BP4705 号

策划编辑　孙　超　焦健姿
责任编辑　韩　放
装帧设计　佳木水轩
责任印制　徐　飞

出　　版　中国科学技术出版社
发　　行　中国科学技术出版社有限公司
地　　址　北京市海淀区中关村南大街 16 号
邮　　编　100081
发行电话　010-62173865
传　　真　010-62179148
网　　址　http://www.cspbooks.com.cn

开　　本　889mm×1194mm　1/32
字　　数　289 千字
印　　张　10.25
版　　次　2025 年 3 月第 1 版
印　　次　2025 年 3 月第 1 次印刷
印　　刷　北京博海升彩色印刷有限公司
书　　号　ISBN 978-7-5236-1309-2/R・3451
定　　价　88.00 元

（凡购买本社图书，如有缺页、倒页、脱页者，本社销售中心负责调换）

编者名单

主　审　皮红英　中国人民解放军总医院
　　　　马燕兰　中国人民解放军总医院
　　　　耿小凤　北京大学第一医院
　　　　田梓蓉　首都医科大学附属北京同仁医院
主　编　周　颖　中国人民解放军总医院第六医学中心
　　　　祁晓磊　中国人民解放军总医院第六医学中心
　　　　吴奎玲　中国人民解放军总医院第一医学中心
　　　　刘新颖　中国人民解放军总医院第三医学中心
副主编　张　丹　中国人民解放军总医院第六医学中心
　　　　房　琳　中国人民解放军总医院京西医疗区
　　　　尹自芳　中国人民解放军总医院第六医学中心
　　　　张　阳　中国人民解放军总医院第一医学中心
　　　　杨　颖　中国人民解放军总医院海南分院
　　　　闫玉坤　中国人民解放军总医院第六医学中心
编　者　（以姓氏汉语拼音为序）

安玉芳	白　雪	车东方	陈艾婷	陈　静
陈　实	崔希敏	丁海娜	董新梅	杜　一
付艳玲	龚俐丹	关惠文	郭菲菲	郭　蕾
郝晓朦	何雅琪	和嘉雨	洪梦迪	胡海燕
惠秀丽	景　蓉	康烁烁	孔冰冰	孔　娜
李芳芳	李　欢	李　慧	李俊英	李丽娟
李敏捷	李　楠	李世博	李顺利	李甜甜
李晓艳	李玉玲	刘　芳	刘海芳	刘金营
刘　晶	刘　淼	刘荣荣	刘　硕	刘铁芳
刘小丽	刘兴健	刘　雪	刘燕京	刘　阳

刘　洋　　刘于菲　　刘玉慧　　任红丹　　单袁尚娃
沈晶婧　　史　伟　　苏　宁　　孙　彩　　孙晓彤
孙艳杰　　孙　英　　田芳洁　　田宇红　　汪霞明
王军伟　　王　倩　　王　蒨　　王文静　　王　雪
王　洋　　王宇晴　　王玉庆　　魏　新　　吴　晶
吴　妮　　项圆圆　　肖　霞　　谢林怡　　徐　艳
闫晓宇　　杨长春　　杨庆龙　　杨晓雯　　杨玉婷
于　澜　　于婷婷　　袁丽娟　　曾令谣　　张爱丽
张立超　　张丽娜　　张星满　　张玉单　　张　月
赵白银　　赵喜格　　郑芊芊　　周　兰　　周武红
朱　荔　　朱宗红　　左海威　　左慧君

内容提要

　　本书由中国人民解放军总医院耳鼻咽喉头颈外科医学部牵头组织编写，是一部全面介绍耳鼻咽喉头颈外科门诊管理及专科检查和治疗技能的参考书。编者从临床实践出发，对耳鼻咽喉头颈外科布局和环境、专科检查及治疗实践技能进行了梳理总结，系统介绍了耳鼻咽喉头颈外科专科检查室、门诊、病区的布局及环境，包括临床听力学中心、前庭功能检查室、耳蜗植入中心、新生儿筛查中心、内镜中心等；并介绍了耳鼻咽喉头颈外科专科检查技能及治疗操作技能、急救技术等，涵盖了耳科、鼻科、咽喉科、内镜、听力、前庭功能、耳蜗植入、呼吸睡眠监测、儿童听力、新生儿筛查等常用专科检查技能，包括耳聋基因检测及听觉辅助检测、耳科、鼻科、咽喉科、头颈科常用治疗操作技能，以及鼻外伤、鼻出血、喉阻塞、急救技术配合等。本书对广大耳鼻咽喉头颈外科医师、技师、护士的临床实践均有较强的参考价值和指导意义。

补充说明

　　本书配套视频已更新至网络，读者可通过扫描右侧二维码，关注出版社"焦点医学"官方微信，后台回复"9787523613092"，即可获得视频下载观看。

主编简介

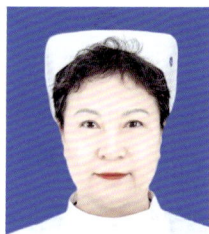

周 颖

副主任护师，中国人民解放军总医院耳鼻咽喉头颈外科医学部门诊护士长，北京护理学会耳鼻喉专业委员会副主任委员，中国生命关怀协会五官科康复委员会副主任委员，中国人民解放军总医院四级护理质量督导专家。曾任协和医学院继续教育学院兼职教师。从事耳鼻咽喉头颈外科护理工作近40年，负责耳鼻咽喉头颈外科门诊管理20余年，对耳鼻咽喉头颈外科门诊建设、门诊管理、人才培养、门诊各项检查、治疗操作技能具有丰富的经验。数次参加全国、全军学术交流会议并发言；曾以团长身份带领解放军总医院护理骨干赴新加坡中央医院参观学习。主持及参与国家自然科学基金项目4项、国家重点研发项目1项，负责国家级继续教育项目1项，负责军队十一五杰出人才课题1项，参与中国疾病预防控制中心公共卫生领域课题1项，主持及参与解放军总医院课题6项。以第一发明人申领国家发明专利1项，以第一发明人申领实用新型专利13项。曾获华夏医学科技奖三等奖1项；以第一完成人获解放军总医院护理创新奖4次，是自解放军总医院设立护理创新奖以来首位连续三年获此殊荣的护理人。主编专著2部，副主编专著2部，参编专著及教材11部。以第一作者及通讯作者身份发表中文核心期刊论文36篇，曾获中华现代护理杂志优秀论文奖、中华护理学会优秀壁报奖。

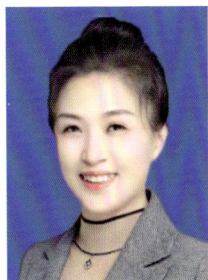

祁晓磊

副主任护师，中国人民解放军总医院第六医学中心护理部主任，中国医药教育协会微创治疗专业委员会主任委员，中国抗癌协会肿瘤微创治疗专业委员会护理分会副主任委员，中华护理学会疼痛专业委员会委员，北京护理学会理事、康复专业委员会副主任委员。主要从事保健护理、老年护理、康复护理、肿瘤护理及护理管理工作，多次参加重要保障任务及其他特护任务、外派保健任务。主持军队课题 2 项，参与国家重点研发计划等课题 3 项。主编专著 4 部，参编专著 6 部。以第一作者及通讯作者身份发表学术论文 50 余篇，其中被 SCI 收录论文 2 篇。

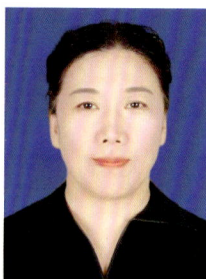

吴奎玲

副主任护师，中国人民解放军总医院第一医学中心耳鼻咽喉头颈外科护士长。曾任协和医学院继续教育学院兼职教师。曾赴新加坡中央医院、加拿大多伦多慢病管理中心交流学习。从事耳鼻咽喉头颈外科临床护理工作 40 余年，积累了丰富的临床护理经验及护理管理经验，特别是耳鼻咽喉头颈外科危重症病人的护理、头颈部肿瘤病人的身心并护、人工气道护理、颈部大血管破裂急救、游离组织修复缺损的护理、喉切除术后进食训练及发音功能训练等方面具有丰富经验。主持中国人民解放军总医院护理部课题 2 项，多次参与国家自然科学基金、北京市自然科学基金、863 创新课题、首发科研专项课题、解放军总医院苗圃基金等多项课题研究。曾获中国人民解放军总医院医疗成果一等奖 1 项。以第一发明人申领国家实用新型专利 4 项。副主编专著 1 部，参编专著及教材 13 部。以第一作者及通讯作者身份发表中文核心期刊论文 25 篇。

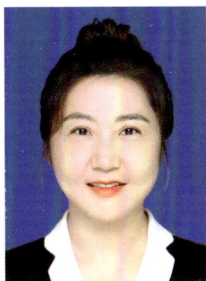

刘新颖

副主任护师，中国人民解放军总医院第三医学中心耳鼻咽喉头颈外科护士长，中华护理学会中医、中西医结合护理专业委员会专家库成员，中国中医药信息学会睡眠分会常务理事、北京护理学会耳鼻喉专业委员会委员、南丁格尔志愿总队队员。主持全军联保部队护理军事培育与创新课题1项，参与国家级科研课题1项，军队科研课题3项，中国人民解放军总医院院级课题7项。在爆震性耳聋防护及健康宣教护理策略方面取得了开创性进展，主持研制了战场用简易耳鼻喉科综合治疗台。获中国人民解放军总医院医疗成果二等奖1项、护理科研创新奖1项。申领国家发明专利1项，实用新型专利10余项，软件著作权1项。主编专著2部，副主编专著2部，参编专著多部。以第一作者及通讯作者身份发表学术论文11篇，其中被SCI收录论文1篇。

前　言

随着人民健康生活理念的增强，人们越来越关注身体健康。耳鼻咽喉头颈外科的发展也经历了从最初的五官科独立成耳鼻喉科，到耳鼻咽喉科，再到耳鼻咽喉头颈外科的发展过程。至今，耳鼻咽喉头颈外科的诊疗范围逐步扩增，从最初的耳、鼻、喉等小器官到涵盖侧颅底及头颈部肿瘤的复杂学科，耳鼻咽喉头颈外科诊疗范围在不断拓展，相关医疗、护理方面的书刊也不断涌现，涉及诊疗、手术、内镜检查等方面。随着诊疗护理范围的拓展及技术的进步，临床开展的耳鼻咽喉头颈外科相关的专科检查和治疗操作也日趋完善。这些专科检查和治疗操作多集中在耳鼻咽喉头颈外科门诊完成，尤其是大型综合性医院门诊。目前，关于耳鼻咽喉头颈外科门诊管理及专科检查、治疗操作的参考书较少。鉴于此，基于中国人民解放军总医院耳鼻咽喉头颈外科门诊多年的临床实践，我们对耳鼻咽喉头颈外科门诊管理及专科检查和治疗操作技术进行了全面梳理、总结并将之编写成书，希望本书能够对业界同行有所借鉴、有所帮助！

本书共 4 章，涵盖了耳鼻咽喉头颈外科的布局及环境，耳科、鼻科、咽喉科、内镜、耳聋基因检测及听觉辅助检测技术，耳科、鼻科、咽喉科常用治疗、护理技能，以及鼻外伤、鼻出血、喉阻塞、喉损伤等急救配合。

中国人民解放军总医院耳鼻咽喉头颈外科医学部由原解放军总医院、原 304 医院、原 309 医院、原陆军总医院、原海军总医院、原武警总医院的耳鼻咽喉头颈外科整合组建而成，设耳显微外科、耳神经颅底外科、耳内镜外科、听觉植入科、耳鼻咽喉内科、鼻科、咽喉嗓音外科、头颈创伤外科、头颈肿瘤科 9 个亚专科，为首批国家重点学科、教育部国家重点学科、聋病教育部重点实验室、聋病防治国际合作研究基地、国家耳鼻咽喉疾病临床研究中心、国家听觉平衡觉重点实验室、中国耳鼻咽喉界首位工程院院士单位，主持或参与国家、军队重大课题200余项，先后获得国家及军队级奖项100余项。

我们借助耳鼻咽喉头颈外科强大的临床、科研平台，通过多年的临床实践及经验积累，对耳鼻咽喉头颈外科门诊管理、专科检查及治疗护理技术进行了梳理、总结，相信本书能为从事耳鼻咽喉头颈外科相关医疗、技术、护理同行在工作中提供有价值的指导和参考。

编写本书的过程，也是编写团队自身再次深入学习、总结梳理的过程。书中大量图片都来源于临床实践，也是各位编者辛勤工作的见证。在此感谢编者们的辛勤付出，以及在编写此书的过程中编者同事和领导给予的关爱和大力支持！书中的不尽之处，请广大读者批评、指正，以便在日后的工作中不断跟进、完善。

编者

目　录

第1章 概论

第一节 临床耳鼻咽喉头颈外科门诊特点

一、临床耳鼻咽喉头颈外科门诊工作特点

耳鼻咽喉头颈外科学是一门独立的学科，它将耳鼻咽喉头颈外科学、辅助专科检查和护理学有机地结合在一起，既强调耳鼻咽喉头颈外科疾病的检查、治疗，又强调疾病的预防和护理，最终达到维护和促进健康的目的。随着耳鼻咽喉头颈外科学的建设和发展，尤其是头颈外科纳入耳鼻咽喉科后，专科检查、治疗内容、范畴在不断地深入、扩展，同时对专科检查、治疗的要求也进一步提高。鉴于耳鼻咽喉头颈外科疾病临床治疗的特点，耳鼻咽喉头颈外科门诊工作在临床实践中有着极为重要的地位。

（一）门诊工作贯穿就医的全过程

耳鼻咽喉头颈外科门诊主要负责病人的看诊、检查、治疗，以及术后复查等一系列工作。从病人首次就医时的分诊、看诊、检查、协助治疗，到住院手术时的术前检查、协助治疗、术后检查，再到术后复查时的约号、分诊、看诊、检查、协助治疗，以及就医过程中的疾病健康指导、就医流程指导，甚至医保政策宣讲等，涉及病人就医的方方面面。耳鼻咽喉头颈外科门诊工作人员除了熟悉每位专家研究方向，便于向病人推荐合适的专家外，还应熟悉耳鼻咽喉头颈外科疾病的相关专科检查、辅助治疗内容，以便更好地为病人提供专业的诊疗服务。

（二）门诊工作专科特性强

耳鼻咽喉头颈外科具有专科检查项目多、专科治疗操作多等特点。诊疗中需借助多种专科仪器、设备和器械。因此，门诊工作人员除需掌

握耳鼻咽喉头颈外科专科理论知识及专科实践技能外，还需掌握专科仪器、专科设备、专科器械的使用及维护技能，才能与医师密切协作，提高诊疗进程及诊疗水平。

（三）后勤保障是门诊工作的重要内容

耳鼻咽喉头颈外科诊疗所需的医疗器械、耗材品种繁多，用途各异，大小不一。专科器械体积小但价格高，尤其是耳科器械小而精细，需要日常用心保养维护。医用耗材专科性强且无可替代，因较其他医疗通用耗材用量少，可供货源亦少，需少量多次采购才能保证专科耗材不断供且能在有效期内安全使用。因此，后勤保障是门诊工作的一项重要内容，只有保证专科仪器、设备、器械、耗材齐备且性能良好，才能确保门诊诊疗工作的顺利进行。

（四）医、技、护团队配合紧密

在耳鼻咽喉头颈外科疾病的诊疗过程中，专科检查对疾病的诊断和治疗方案的制订有重要意义。而门诊护士不但要保证诊疗所用设备、器械、耗材准备准确及时，更需与医师密切配合，在医师指导下进行治疗操作。只有医、技、护团队密切配合，遇到特殊疑难病例及时探讨、沟通，才能保证检查、治疗安全有序进行，在工作中不断积累经验，才能为病人提供更优质的服务。

二、如何学好耳鼻咽喉头颈外科门诊管理与实践技能

（一）树立整体观念

树立整体观念，即不仅要关注疾病，更要关注病人本身，要对人的整个生命过程、疾病全过程及整个群体提供帮助，即提供全方位的整体照护。《耳鼻咽喉头颈外科门诊管理与实践技能》着重于耳鼻咽喉头颈外科门诊常见专科检查、常见治疗技能操作。学习时应将各学科知识相互联系，才能全面掌握耳鼻咽喉头颈外科学的内涵。工作中应体现以人为本的理念，将诊疗对象视为生理、心理、社会的统一整体。

（二）抓住学习重点

耳鼻咽喉头颈外科常见实践技能具体内容包括七个方面，目的、评估、计划、实施、评价、健康教育、注意事项，每章后附练习题，在学

习疾病诊疗实践技能的同时，抓住重点，更好地掌握各亚专科诊疗相关的技能操作。

（三）必须坚持学习

门诊工作和医疗发展关系密切，随着耳鼻咽喉头颈外科学的发展，要求专科工作人员必须随时学习更新知识、不断进取，以配合医疗新技术、新疗法的开展。

（四）理论联系实际

耳鼻咽喉头颈外科临床教学采用理论和实践技能相结合的方法，实现一体化教学，改变传统的理论教学与实践教学分开的状况，改为理论与实践教学合二为一。教与学相互结合、相互促进，教学形象直观，便于理解。

（五）教学指导思想

利用项目教学开展综合实训，提高综合运用专科操作技能水平，为学习专科知识打下坚实基础。

（六）运用模拟教学法

使学生主动参与教学过程，构架理论与实际相结合的桥梁，做到理解教学。

练习题

（一）多选题

1. 临床耳鼻咽喉头颈外科门诊工作的特点（　　　）

A. 门诊工作贯穿就医的全过程

B. 门诊工作专科特性强

C. 后勤保障是门诊工作的重要内容

D. 医、技、护团队配合紧密

参考答案

（一）多选题

1. ABCD

第二节　耳鼻咽喉头颈外科布局及环境

耳鼻咽喉头颈外科布局包括：专科检查室、诊室和病区。

一、耳鼻咽喉头颈外科专科检查室布局及环境

（一）听力检查室

用于对门诊和住院病人进行听力检测。为达到理想的测听环境，听力检查室整体采用悬浮结构，与原有的墙体设有钢性的连接。墙体采用多层结构，选择吸声性好的吸声材料；同时配置换风系统，进出口处需做消声处理，以免外界噪声传入；室内采用环保材料；入口处配置隔声门，隔声门一般为钢结构，门板或门框上安装密封条，起到更好的封闭作用，防止外界噪声传入（图1-1至图1-3）。

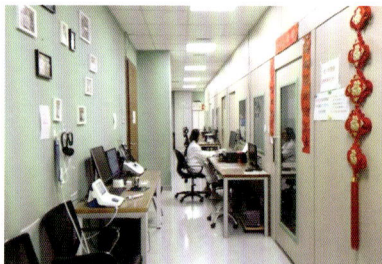

▲ 图1-1　听力检查室（一）

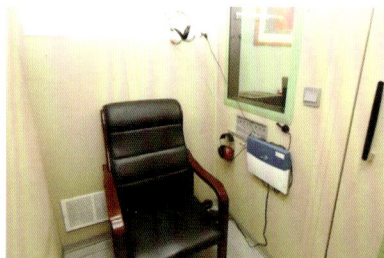

▲ 图1-2　听力检查室（二）

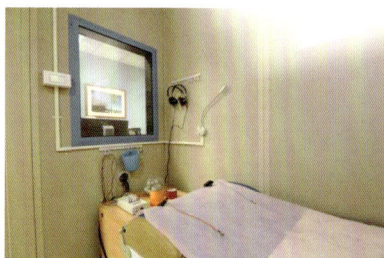

▲ 图1-3　听力检查室（三）

（二）前庭功能检查室

前庭功能检查是通过观察前庭系统病变引起的自发体征，或通过某种生理性或非生理性刺激诱发前庭反应，进行观察，以助推断前庭系统病变的程度和部位。临床常用的有眼震电图、凝视稳定性、平滑跟踪、扫视眼动系统等（图1-4和图1-5）。

（三）耳蜗调机室

耳蜗调机是一项十分费时费力的工作，植入者及家属要了解调机的过程，给予充分的配合。调机所需时间长，需要植入者集中注意力坚持到调机结束。调机中最难的就是面对幼儿植入者，因幼儿理解能力弱，不能准确表达自己的感知，且幼儿注意力难以长时间集中，使得调机工作更具挑战，需要调机技师耐心给予指导，细心捕捉幼儿反应，可以在儿童调机房间多设置一些儿童元素吸引孩子，方便引导幼儿配合调机。

（四）听力筛查室

听力筛查室见图 1-6。

（五）内镜室

内镜室主要进行耳、鼻、咽喉等内镜检查及治疗（图 1-7 至图 1-9）。内镜室应配有候诊室、准备室、内镜检查室、清洗消毒室、污洗室、医护人员办公室和休息室、资料室、库房等。人员配备应具有合理性、规范性。室内要配备检查台、内镜设备、负压吸引装备、氧气装置、内镜储存柜、壁柜、水电装备、空调及通风系统等，还需充分考虑内镜检查、治疗的风险性，备好急救器材和急救药品。内镜室建设时需考虑以下因素。

1. 环境整洁、通风、光线充足。

2. 布局合理，既要方便病人就医，又有利于检查工作的顺利开展。

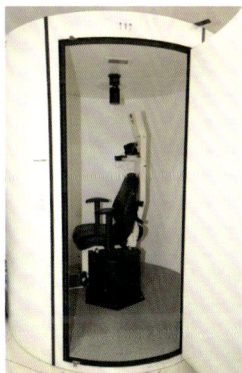

▲ 图 1-4　前庭功能检查室（一）　　▲ 图 1-5　前庭功能检查室（二）

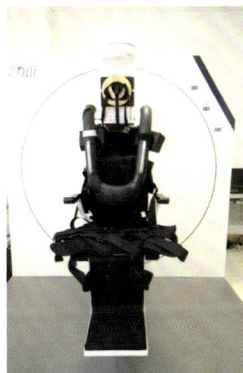

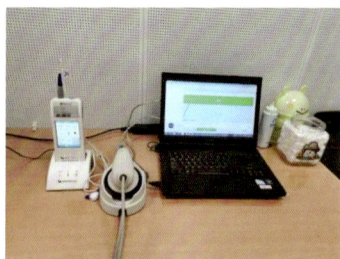

▲ 图 1-6　听力筛查室

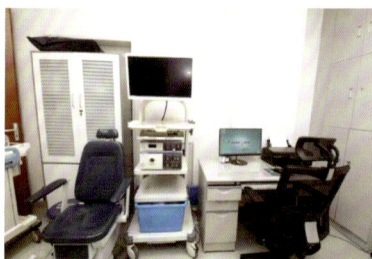

▲ 图 1-7　内镜室（一）

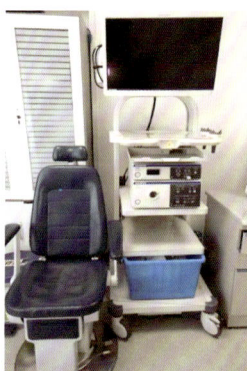

▲ 图 1-8　内镜室（二）

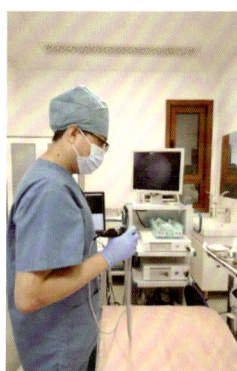

▲ 图 1-9　内镜室（三）

3. 设备齐全，仪器、物品摆放位置合理，尤其是急救器材及药品。

4. 拥有先进的计算机管理系统，方便对资料进行处理、存储、检索及分类。

5. 完善的人员管理及工作制度。

6. 完善的内镜消毒制度，使用后的内镜需严格按要求规范消毒或灭菌（图 1-10）。

内镜包括软式内镜和硬质内镜。

1. 软式内镜主要有电子鼻咽喉镜和纤维鼻咽喉镜，电子鼻咽喉镜是目前最先进、应用最广泛的内镜，由冷光源照明系统、显像系统组成，具有镜体柔软、光照度强、视野清晰、放大倍率可控、病人痛苦小、反应轻的特点。

2. 硬质内镜主要与专用摄像头、导光束配套使用。根据用途可分为：耳内镜、鼻内镜、喉镜。为便于术中观察各种角度的视野，内镜有不同视向角，如直向 0°、偏向 30°、斜向 70°、侧向 90° 等。

二、耳鼻咽喉头颈外科诊室布局及环境

耳鼻咽喉头颈外科诊室一般设有分诊台（图 1-11）、一次候诊厅、二次候诊区（图 1-12）、诊室（图 1-13）。

三、耳鼻咽喉头颈外科病区布局及环境

耳鼻咽喉头颈外科病房环境以简单、舒适、安静为主要原则，设置有护士站（图 1-14）、医生办公室、病房（图 1-15）、检查室、处置室、库房、医护值班室等基本设施。此外病区内还应设置开水房、晾衣间等便民设施，为住院病人提供方便。

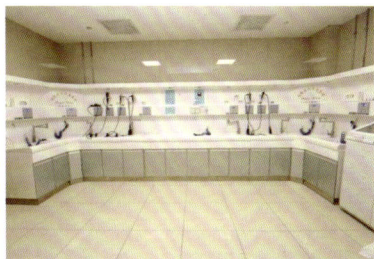

▲ 图 1-10　内镜清洗消毒间

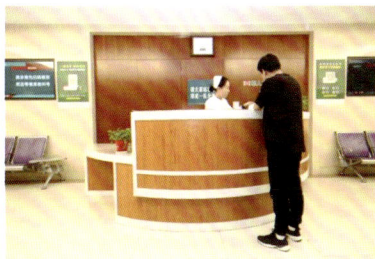

▲ 图 1-11　分诊台

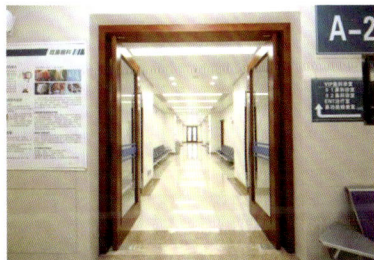

▲ 图 1-12　一次候诊厅和二次候诊区

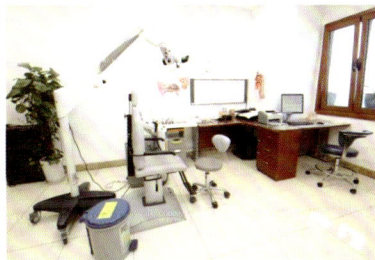

▲ 图 1-13　耳鼻咽喉头颈外科诊室

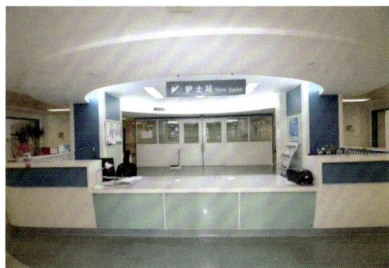

▲ 图 1-14　耳鼻咽喉头颈外科病房护士站

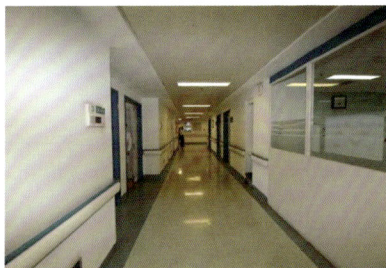

▲ 图 1-15　耳鼻咽喉头颈外科病房

病区检查室（图 1-16）应配置有内镜检查系统、可移动式内镜、耳鼻喉专用综合治疗台、无影灯、诊疗床、操作台、治疗车、无菌柜、清洁柜等。

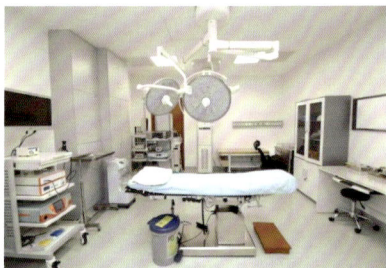

▲ 图 1-16　病区检查室

参考文献

[1] 侯军华, 宫琦玮, 等. 五官科疾病护理指南 [M]. 北京 : 人民军医出版社, 2012.

[2] 郭玉德. 新编现代耳鼻咽喉头颈外科护理学 [M]. 武汉 : 湖北科学技术出版社, 2018.

练习题

（一）填空题

1. 耳鼻咽喉头颈外科布局包括 _____、_____ 和 _____。

2. 听力检查室墙体采用多层结构，选择吸声性好的 _____；配置有换风系统，进出口处需做 _____，以免外界噪声传入；

全部采用环保材料；入口处配置 _____，隔声门一般为钢结构，门板或门框上安装有 _____，起到更好的封闭作用，防止外界噪声传入。

3. 前庭功能检查临床常用的有 _____、_____、_____、_____ 等。

4. 内镜室主要进行耳、鼻、咽喉等内镜的 _____ 及 _____。

5. 耳鼻咽喉头颈外科门诊候诊区域一般设置有 _____、_____。

6. 耳鼻咽喉头颈外科病房环境设置以 _____、_____、_____ 为主要原则。

（二）单选题

1. 住院病人相关检查及换药区域为（　　　）

A. 护士站　　　B. 医生办公室　　　C. 检查室　　　D. 诊室

参考答案

（一）填空题

1. 专科检查室；诊室；病房

2. 吸声材料；消声处理；隔声门；密封条

3. 眼震电图；凝视稳定性；平滑跟踪；扫视眼动系统

4. 检查；治疗

5. 一次候诊厅；二次候诊区

6. 简单；舒适；安静

（二）单选题

1. C

第2章 耳鼻咽喉头颈外科常用专科检查技能

第一节 耳科常用检查

耳科常用的听力学检查，包括纯音测听、声导抗测试、小儿行为测试、耳声发射、听性脑干反应、40Hz听觉事件相关电位、耳蜗电图、听觉稳态反应、耳鸣检查、新生儿听力筛查、前庭功能检查、前庭诱发肌源性电位。

一、纯音测听

纯音测听是测试听力灵敏度的、标准化的主观行为反应测听，测试过程中要求受试者听到声音能做出反应，并坚持把检查做完。包括气导听阈和骨导听阈。

（一）目的

反映受试者在安静环境下所能听到的各个频率的声音的听力级，了解听力正常与否及听力损失的程度与性质，并作为诊断和处理依据。

（二）评估

1. 评估环境。是否适宜操作。

2. 评估病人。

(1) 评估病人耳道，检查鼓膜情况。

(2) 了解病人年龄、病情及合作程度。观察受试者是否能主动、准确地配合听力测试。

（三）计划

1. 操作者准备。着装整洁，洗手，戴口罩。

2. 用物准备。检查用椅，测听仪。

3. 环境准备。关闭门窗，调节室温，请无关人员回避，保持安静等。

4. 查对病人。向病人及家属解释测试的目的、方法及过程，取得同意并配合测试。

（四）实施

1. 开启仪器，运行纯音测听程序。

2. 指引病人取坐位，坐于专用测试椅上，以看不见操作者操作为宜。给受试者分别戴上气导耳机和骨导耳机，测试其不同频率的气导阈值。

3. 听力损失程度的判断。根据500Hz、1000Hz、2000Hz、4000Hz气导平均阈值，将听力损失分为以下4级。

(1) 轻度听力损失：26～40dB HL。

(2) 中度听力损失：41～60dB HL。

(3) 重度听力损失：61～80dB HL。

(4) 极重度听力损失：≥81dB HL。

4. 听力损失性质的判断。根据骨导听阈和气导听阈的关系，将听力损失分为传导性听力损失、感音神经性听力损失和混合性听力损失。

(1) 传导性听力损失：气导阈值升高（≥25dB HL），骨导阈值正常（≤25dB HL），气骨导差＞10dB HL（图2-1）。

(2) 感音神经性听力损失：气导阈值、骨导阈值都升高（≥25dB HL），气骨导差≤10dB HL（图2-2）。

(3) 混合性听力损失：气导阈值、骨导阈值都升高（≥25dB HL），气骨导差＞10dB HL（图2-3）。

5. 根据听力图判断听力损失的程度、性质和病变部位。

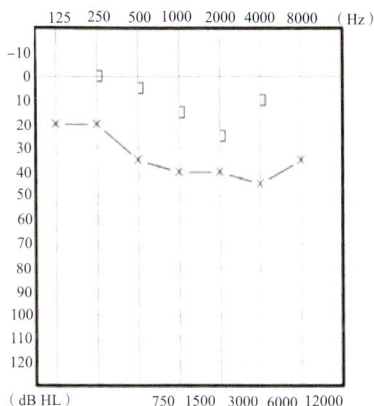

▲ 图2-1　传导性听力损失（左耳）

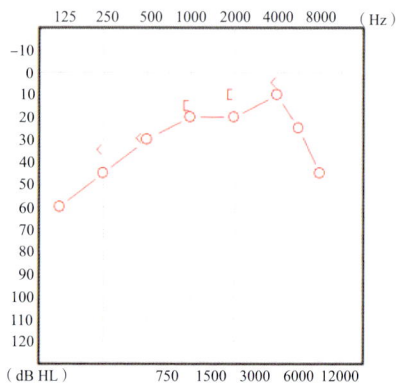

▲ 图 2-2 感音神经性听力损失（右耳）

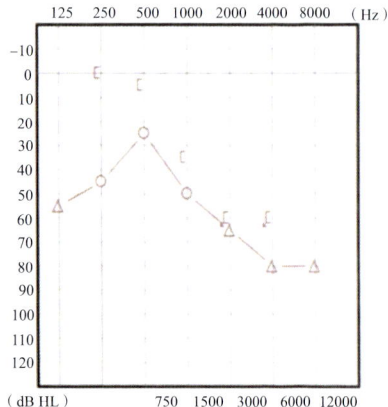

▲ 图 2-3 混合性听力损失（右耳）

（五）评价

1. 纯音测听能反应病人主观听力情况。

2. 听力检查时要随时评估病人配合的准确度。

（六）健康教育

1. 告知病人正确配合方法。

2. 指导病人配合测听整个过程。

（七）注意事项

1. 测试前确认仪器运转良好。

2. 环境需安静，注意控制背景噪声，使受试者集中注意力。

3. 向病人解释并取得充分配合。

4. 测试过程中适当与病人交流以取得更好地配合。

参考文献

[1] 韩东一，翟所强，韩维举，等 . 临床听力学 . 2 版 [M]. 北京：中国协和医科大学出版社，2008.

二、声导抗测试

声导抗测试（acoustic immittance，AI）是客观测试中耳传音系统和脑干听觉通路功能的方法。

（一）目的

对听力损失进行定量、定位、定性诊断。

（二）评估

1. 评估环境。是否适宜操作。

2. 评估病人。

(1) 评估病人耳道，检查鼓膜情况。

(2) 了解病人年龄、病情及合作程度。

（三）计划

1. 操作者准备。着装整洁，洗手，戴口罩。

2. 用物准备。声导抗仪。

3. 环境准备。请无关人员回避，保持安静等。

4. 辨识病人。向病人及家属解释测试的目的方法及过程，取得同意并配合。

（四）实施

1. 开启仪器，运行声导抗测试程序。

2. 病人坐于隔声室，戴耳机，无须做任何反应，头部保持不动。

3. 由声阻抗仪利用一定声压级的低频纯音导入外耳道，引起鼓膜、听骨链、前庭窗、鼓室腔、咽鼓管及中耳肌肉等结构的振动或变化。

4. 根据鼓室声导抗曲线最大声顺的位置、幅度及鼓室声导抗的形状，可将其分为以下 5 种类型。

(1) A 型：中耳峰值在 –100～+100daPa，峰值幅度在 0.3～1.6ml，多见于正常中耳。

(2) Ad 型：中耳峰值在 –100～+100daPa，峰值幅度＞1.6ml，多见于听骨链中断、鼓膜病变、镫骨切除术后。

(3) As 型：中耳峰值在 –100～+100daPa，峰值幅度＜0.3ml，多见于听骨链固定。

(4) C 型：中耳峰值在＜−100daPa，多见于咽鼓管功能障碍。

(5) B 型：无明显中耳峰值，多见于鼓室积液、鼓膜穿孔、耵聍堵塞。

（五）评价

1. 病人无须特殊配合。

2. 可为中耳病变提供客观依据。

（六）健康教育

1. 告知病人无须特殊配合。

2. 向病人解释声导抗曲线的意义。

（七）注意事项

1. 测试时需在隔音室进行。

2. 如有患儿或昏迷病人需由家属陪同。

三、小儿行为测听

小儿行为测听是一种主观的听力学测试方法，测试时需要小儿对声音产生反应并通过某种行为表现出来，如将头转向声源或做出某种动作，通过这些反应判断小儿的听阈。测试时需要小儿主动配合，因此，小儿的年龄、智力、交流能力、语言发育水平决定着测试结果的可靠性，操作者的经验和技巧熟练是成功评估的关键。

（一）目的

判断听力损失的程度、性质和听力损失对小儿交流能力的影响。

（二）评估

1. 评估环境。是否适宜操作。

2. 评估患儿。评估小儿的年龄及发育情况。

3. 组合测试法。除了小儿行为测听的测试结果，还应结合其他客观听力测试结果，如听性脑干反应（auditory brainstem response，ABR）、稳态听觉诱发反应（auditory steady-state evoked response，ASSR）、耳声发射（otoacoustic emission，OAE）、AI 等，综合评估小儿的听力损失的程度、性质和病变部位等。

（三）计划

1. 操作者准备。着装整洁，洗手，戴口罩。

2. 用物准备。发声玩具（图 2-4 至图 2-6）、纯音听力计（图 2-7）、视觉奖励灯箱、玩具（图 2-8）、扬声器、小儿专用桌椅等。

3. 环境准备。关闭门窗、调节室温、请无关人员回避等。

4. 辨识病人。向病人及家属解释测试的目的方法及过程，取得同意并配合。

（四）实施

1. 行为观察测听（behavioral observation audiometry，BOA）是当刺激声音出现时，在时间锁相下观察小儿是否出现听觉行为的改变，以评估小儿听力状况。临床上主要用于 6 个月以内的婴幼儿。

2. 视觉强化测听（visual reinforcement audiometry，VRA）是通过给予刺激声和视觉奖励（图 2-9）的训练方式，使小儿建立起对刺激声音的条件反射。临床上主要用于 7 个月至 2 岁半的婴幼儿。

3. 游戏测听（play audiometry，PA）是通过一个简单有趣的游戏，教会小儿对刺激声音做出明确可靠的反应，如听到声音放积木（图 2-10）。临床上主要用于 2 岁半至 6 岁的小儿，但其并没有年龄上限。

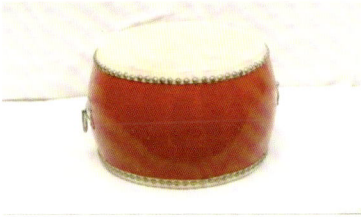

▲ 图 2-4　发声玩具（一）

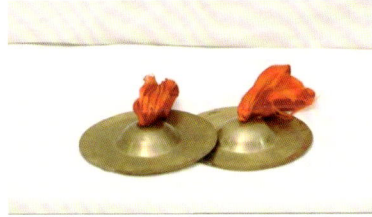

▲ 图 2-5　发声玩具（二）

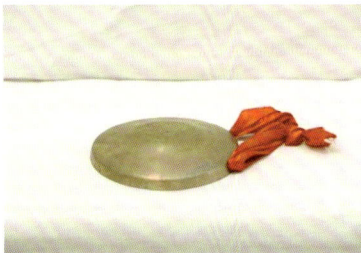

▲ 图 2-6　发声玩具（三）

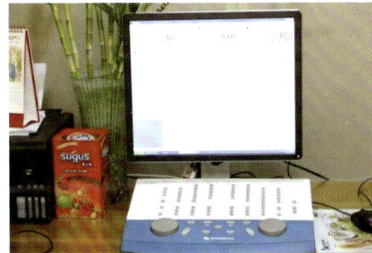

▲ 图 2-7　纯音听力计

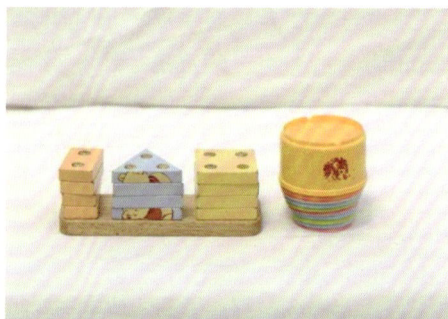

▲ 图 2-8　玩具

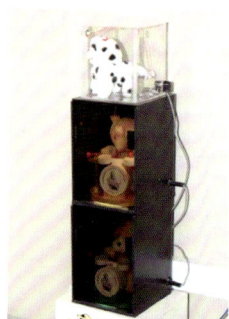

▲ 图 2-9　视觉奖励灯箱

对于听力损失较重，未进行过听觉干预，无法进行明确交流的孩子，即使到了八九岁也可采用游戏测听。

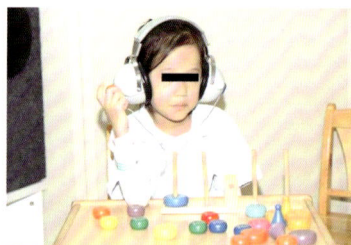

▲ 图 2-10　听声音放积木

（五）评价

1. 根据小儿的反应，对其听力有一个基本的了解。

2. 判断小儿的听阈、听力损失的程度、性质等。

3. 评估助听器、人工耳蜗等助听设备的效果。

（六）健康教育

告知小儿家长小儿行为测听的方法，以取得配合

（七）注意事项

1. 提供安全、安静的环境及场所。

2. 进行测试前，提前做好准备，如喂饱小儿，让小儿保持清醒、心情愉悦的状态，以免延长测试时间和影响测试的准确性。

3. 严密观察小儿的反应及测试状态。

参考文献

[1]　韩德民，许时昂. 听力学基础与临床 [M]. 北京：科学技术文献出版社，2004.

四、耳声发射

耳声发射（otoacoustic emission，OAE）是一种产生于耳蜗，经听骨链及鼓膜传导释放入外耳道的音频能量。耳声发射产生于耳蜗外毛细胞，因此能反映耳蜗的生理功能。

（一）目的

评估耳蜗的生理功能。

（二）评估

1. 评估环境。尽量安静，防止摩擦声，排除电、声干扰。

2. 评估病人。

(1) 评估病人是否状态良好，保持安静。婴幼儿可在自然睡眠中测试或使用镇静药帮助睡眠。

(2) 评估病人外耳道是否清洁，如有耵聍应先行取出。

（三）计划

1. 操作者准备。着装整洁，洗手，戴口罩。

2. 用物准备。耳声发射仪。

3. 环境准备。关闭门窗，调节室温，必要时屏风遮挡，请无关人员回避等。

4. 辨识病人。向病人及家属解释测试的目的及过程，取得知情同意并配合。

（四）实施

1. 开启仪器，运行探头检查程序。

2. 将探头置于外耳道并封闭外耳道，尖端小孔正对鼓膜（图 2-11）。

3. 由扬声器按照不同方式给声，并由高灵敏度麦克风于外耳道拾取耳声发射信号，经处理来提高信噪比，以频域或时阈的形式显示或记录。

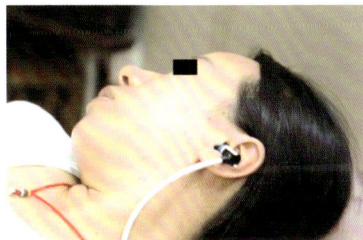

▲ 图 2-11　耳声发射

（五）评价

病人配合度好，无不适。

（六）健康教育

1. 告知病人正确配合方法。

2. 尽量保持安静或平静呼吸，避免肢体活动及吞咽动作。

（七）注意事项

1. 听力损失＞40dB 时，耳声发射一般不能引出。

2. 中耳传声放大系统受损时，一般记录不到耳声发射。

3. 耳声发射能量幅度太低时，信号易受噪声掩盖。

4. 环境需安静，注意控制背景噪声。

5. 正确摆放探头，防止因探头移位影响记录的准确性。

五、听性脑干反应

听性脑干反应（auditory brainstem response，ABR）为 1～10ms 潜伏期内出现的一系列反应波，依次用罗马数字来表示，即Ⅰ波、Ⅱ波、Ⅲ波、Ⅳ波、Ⅴ波、Ⅵ波、Ⅶ波。

（一）目的

诊断听觉不同部位的功能障碍。

（二）评估

1. 评估环境。是否适合操作。

2. 评估病人。评估病人合作程度。

（三）计划

1. 操作者准备。着装整洁，洗手，戴口罩。

2. 用物准备。听觉诱发电位仪、酒精棉球罐、电极片。

3. 环境准备。关闭门窗，调节室温，需在标准隔声室（隔声、电屏蔽）进行，请无关人员回避等。

4. 辨识病人。向病人及家属解释测试的目的及过程，取得知情同意并配合。

（四）实施

1. 开启仪器，进入电生理检查选择 ABR 检查项。

2. 确认受试者记录点，用酒精棉球脱脂，连接好电极片（图 2-12）。

3. 查看监视窗波形，确认是否连接正常。

2 通道 ABR

Ch1ACT/Ch2ACT 跳线
Cz 或 Fpz

额的接地中心

Ch 2 REF
耳垂或乳突连
接到通道 2 的
参考电极端口

Ch 1 REF
耳垂或乳突连
接到通道 1 的
参考电极端口

右　　　　　　　　　　　左

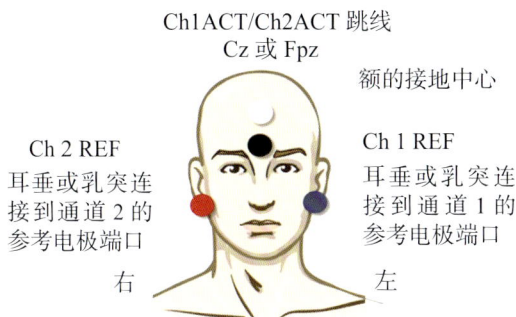

▲ 图 2-12　听性脑干反应

4. 开始检查获取波形。

5. 从头皮记录到的 ABR 是一组波，正常人有 7 个波，分别以罗马数字Ⅰ～Ⅶ进行命名，常用的波是Ⅰ波、Ⅲ波、Ⅴ波。

(1) 潜伏期：较大给声强度时，分析Ⅰ波、Ⅲ波、Ⅴ波的潜伏期和他们之间的峰间期变化，为病变的定位诊断提供证据。

(2) 阈值：常用Ⅴ波来判断 ABR 的阈值，能引出Ⅴ波的最小声音强度即为 ABR 阈值。

（五）评价

1. ABR 具有客观、无创、不需受试者主动配合，不受镇静药影响等优点。

2. ABR 阈值与纯音测听的听阈有很好的相关性，可用于婴幼儿、孤独症、智力低下等难以配合纯音测试者的听功能评估。

（六）健康教育

1. 告知病人测试过程及所用时长。

2. 与病人及家属进行沟通以取得合作。

（七）注意事项

1. 电极连接要准确、有效，检查线路是否正常。

2. 测试时病人需保持安静，避免肢体及面部活动，自然睡眠或镇静药睡眠下测试最佳。

六、40Hz 听觉事件相关电位

40Hz 听觉事件相关电位（40Hz auditory event related potential，40Hz AERP）本质是一种听觉稳态反应或称听觉稳态诱发电位。因其具有频率特异性，可用来评估听阈水平。

（一）目的

评估听阈水平。

（二）评估

1. 评估环境。是否适合操作。

2. 评估病人。评估病人合作程度。

（三）计划

1. 操作者准备。着装整洁，洗手，戴口罩。

2. 用物准备。听觉诱发电位仪、酒精棉球罐、电极片。

3. 环境准备。关闭门窗，调节室温，需在标准隔声室（隔声、电屏蔽）进行，请无关人员回避等。

4. 辨识病人。向病人及家属解释测试的目的及过程，取得知情同意并配合。

（四）实施

1. 开启仪器，进入电生理检查选择 40Hz AERP 检查项。

2. 确认受试者记录点，用酒精棉球脱脂，连接好电极片。

3. 查看监视窗波形，确认是否连接正常。

4. 开始检查获取波形。

5. 经典的 40Hz AERP 波形是在 100ms 扫描时间内恒定的 4 个相间隔 25ms 的准正弦波。

（五）评价

1. 40Hz AERP 具有客观、无创、不需受试者主动配合等优点。

2. 40Hz AERP 波形稳定，振幅大，易于辨认，阈值非常接近听阈水平，可用来评估听阈。

（六）健康教育

1. 告知病人测试过程及所用时长。

2. 与病人及家属进行沟通以取得配合。

（七）注意事项

1. 电极连接要准确有效，检查线路是否正常。

2. 测试时病人需保持安静，避免肢体及面部活动。

3. 40Hz AERP 受睡眠、觉醒状态、镇静药和全身麻醉药物影响。

七、耳蜗电图

耳蜗电图（electrocochleography，ECochG）在临床听力学中包括 3 个成分：耳蜗微音电位（cochlear microphnic, CM）、总和电位（summating potential，SP）、听神经复合动作电位（compound action potential，CAP）。

（一）目的

评估是否有膜迷路积水。

（二）评估

1. 评估环境。是否适合操作。

2. 评估病人。评估病人合作程度。

（三）计划

1. 操作者准备。着装整洁，洗手，戴口罩。

2. 用物准备。听觉诱发电位仪、酒精棉球罐、电极片。

3. 环境准备。关闭门窗，调节室温，需在标准隔声室（隔声、电屏蔽）进行，请无关人员回避等。

4. 辨识病人。向病人及家属解释测试的目的及过程，取得知情同意并配合。

（四）实施

1. 开启仪器，进入电生理检查选择 ECochG 检查项。

2. 确认受试者记录点，用酒精棉球脱脂，连接好电极片（图 2-13）。

3. 查看监视窗波形，确认是否

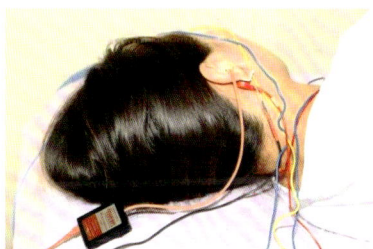

▲ 图 2-13　耳蜗电图

连接正常。

4. 开始检查获取波形。

（五）评价

1. CM 有忠实复制刺激声的声学波形、无潜伏期、幅度呈非线性变化等特点。

2. SP 无不应期，无疲劳现象和潜伏期，有非线性特点，有较好的频率选择性。

3. CAP 的幅度与刺激声强度成特定的非线性关系，CAP 为听神经的同步化反应是数千根传入神经纤维动作电位的空间总和。

（六）健康教育

1. 告知病人测试过程及所用时长。

2. 与病人及家属进行沟通以取得配合。

（七）注意事项

1. 电极连接要准确有效，检查线路是否正常。

2. 测试时病人需保持安静，避免肢体及面部活动。

3. 测试结束后告知病人近期勿刺激外耳道及鼓膜，以免继发损伤。

八、听觉稳态反应

听觉稳态反应（auditory steady-state response，ASSR）又称为"调幅跟随反应"或"包络跟随反应"。因其具有频率特异性，可用来评估听阈水平。

（一）目的

评估听阈水平。

（二）评估

1. 评估环境。是否适合操作。

2. 评估病人。评估病人合作程度。

（三）计划

1. 操作者准备。着装整洁，洗手，戴口罩。

2. 用物准备。听觉诱发电位仪、酒精棉球罐、电极片。

3. 环境准备。关闭门窗，调节室温，需在标准隔声室（隔声、电屏蔽）进行，请无关人员回避等。

4. 辨识病人。向病人及家属解释测试的目的及过程，取得知情同意并配合。

（四）实施

1. 开启仪器，进入电生理检查选择 ASSR 检查项。

2. 确认受试者记录点，用酒精棉球脱脂，连接好电极片（图 2-14）。

3. 查看监视窗波形，确认是否连接正常。

4. 开始检查获取波形。

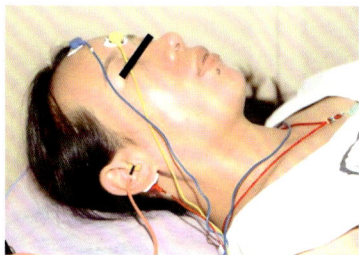

▲ 图 2-14　听觉稳态反应

（五）评价

1. ASSR 具有客观、无创、不需受试者主动配合等优点。

2. ASSR 有频率特异性，与纯音听阈有良好的相关性，可用来评估听力和听力残疾评定。

3. ASSR 反应阈与 PTA 阈值间的差值随听力障碍的严重程度而减小，且 ASSR 的刺激声强高，可用于极重度聋病人的助听器验配和人工耳蜗植入术前评估。

（六）健康教育

1. 告知病人测试过程及所用时长。

2. 与病人及家属进行沟通以取得配合。

（七）注意事项

1. 电极连接要准确有效，检查线路是否正常。

2. 测试时病人需保持安静，避免肢体及面部活动。

3. ASSR 检查会受睡眠、觉醒状态，年龄，不同刺激声等影响。

参考文献

[1] 李兴启, 王秋菊. 听觉诱发反应及应用. 2 版 [M]. 北京：人民军医出版社, 2015.

九、耳鸣检查

耳鸣检查是主观行为测试，测试过程中要求受试者能准确表达耳鸣声和参考声音的频率差异，找到与耳鸣主调相似的频率。测试包括确定受试者耳鸣主调，响度及残余抑制试验。

（一）目的

识别耳鸣特性，排查耳鸣原发疾病及筛查受试者是否适合声音治疗。

（二）评估

1. 评估环境。是否适宜操作。

2. 评估病人。

(1) 检查耳道、鼓膜情况。

(2) 观察受试者是否能主动，准确地配合耳鸣检查。

（三）计划

1. 操作者准备。着装整洁，洗手，戴口罩。

2. 用物准备。检查用椅，耳鸣检查仪。

3. 环境准备。关闭门窗，调节室温，请无关人员回避，保持安静等。

4. 辨识病人。向病人及家属解释测试目的及执行过程，取得同意并配合。

（四）实施

1. 病人取坐位，坐于专用检查用椅上。

2. 了解基本病史，填写葛礼高耳鸣残疾量化表。

3. 给受试者带上气导耳机，熟悉各频率声音。

4. 找到和受试者耳鸣主调最近似的频率和响度。

5. 耳鸣特性的判断。

6. 绘出佛德曼掩蔽曲线，残余抑制试验。

7. 根据葛礼高耳鸣残疾量化表及测试结果评估耳鸣。

（五）评价

1. 耳鸣检查结果能准确地反应受试者耳鸣情况及耳鸣带来的精神困扰。

2. 耳鸣检查受试者能否配合。

（六）健康教育

1. 告知病人耳鸣预防常识及适当心理疏导。

2. 指导病人检查过程中的如何配合。

（七）注意事项

1. 检查仪器是否运转良好。

2. 向病人解释并取得充分配合。

3. 保持房间环境安静，使受试者集中注意力。

4. 测试过程中适当与病人交流以取得更好地配合。

十、新生儿听力筛查

新生儿听力筛查是指对每一位出生 48～72h 的新生儿，在住院期间进行的畸变耳声发射及自动听性脑干反应的检查，如果未通过，42 天需要回医院进行复查（图 2-15 和图 2-16）。

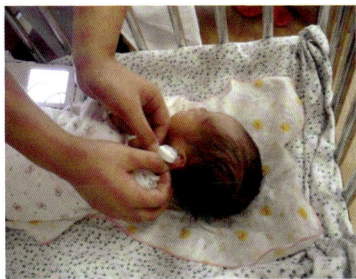

▲ 图 2-15　新生儿听力筛查（一）

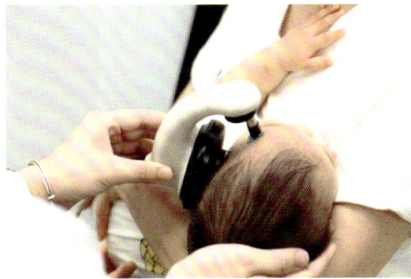

▲ 图 2-16　新生儿听力筛查（二）

（一）目的

早发现，早诊断，早干预。

（二）评估

1. 评估环境。通风良好，环境噪声＜45dB（A）。

2. 评估病人。受检者处于熟睡状态。

（三）计划

1. 操作者准备。着装整洁，洗手，戴口罩。

2. 用物准备。清洁耳塞，探头校准。

3. 病人准备。一成人一受检者。

4. 辨识病人。向家属解释测试的目的方法及过程，取得同意并配合。

（四）实施

1. 清洁外耳道。

2. 选择合适耳塞，将探头轻放入耳道，封闭外耳道。

3. 查看受检者自身呼吸音噪声对检查是否干扰。

4. 结果判读。畸变耳声发射评估耳蜗外毛细胞功能，自动听性脑干反应测试反映了耳蜗、听神经和脑干听觉径路功能。仪器自行显示结果，使用"通过"（图 2-17 和图 2-18）或"未通过"表示（图 2-19 和图 2-20）。"通过"意味着受检者目前耳蜗功能正常。"未通过"不能说明受检者听力一定有问题。

（五）评价

1. 检查快速、安全、无创，结果可靠，技术成熟。

2. 用于新生儿及婴幼儿听力筛查。

（六）健康教育

1. 强调受检者家长的配合方法。

2. 与受检者家长沟通，取得合作。

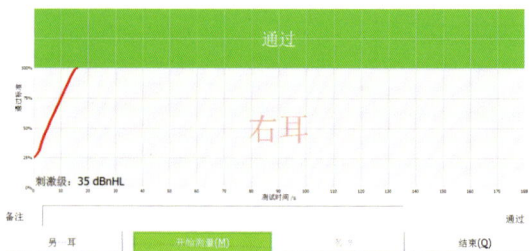

▲ 图 2-17　仪器显示"通过"结果（一）

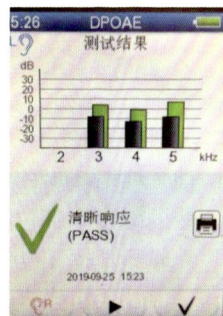

▲ 图 2-18　仪器显示"通过"结果（二）

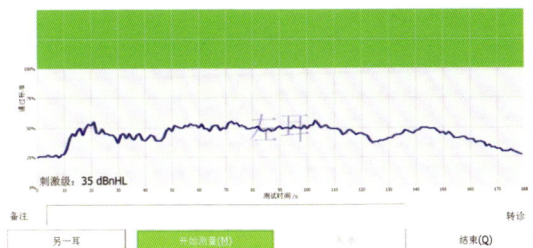

▲ 图 2-19　仪器显示"未通过"结果（一）

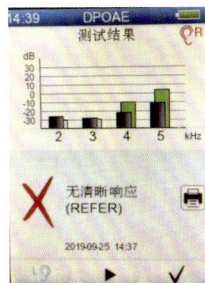

▲ 图 2-20　仪器显示"未通过"结果（二）

（七）注意事项

1. 环境。外界环境与受检者自身呼吸声较大时，需要控制噪声。

2. 仪器。探头摆放不合适时会影响测试结果。

3. 受检者。如果听力损失>40dB 时，将不能引出反应。

4. 外耳及中耳因素。如羊水过多，外耳道胎脂及血性分泌物残留，以及受检者经常性的呛咳溢奶等可影响筛查结果。

5. 如果听力筛查未通过，请在 3 个月内进行诊断性检查。

参考文献

[1] 王秋菊, 孙喜斌, 黄丽辉. 新生儿听力及基因联合筛查 330 问 [M]. 北京：人民军医出版社, 2012.

十一、前庭功能检查

前庭功能检查是通过观察前庭系统病变引起的自发体征，或者通过某种生理性或非生理性刺激诱发前庭反应进行观察，以助推断前庭系统病变的程度和部位。临床常用的有眼震电图、凝视稳定性、平滑跟踪、扫视眼动系统、位置性和变位性检查、半规管功能、双温检查、转椅检查、视觉感知检查、姿势描记术等。

（一）目的

1. 了解前庭系统本身的功能状态。

2. 观察治疗效果。

3. 选择职业。

4. 有助于肿瘤的定位。

5. 科学研究功能实验有时需要前庭作观察。

（二）评估

1. 评估环境。是否适合操作。

2. 评估病人。评估病人的合作程度。

（三）计划

1. 操作者准备。着装整洁，洗手，戴口罩。

2. 环境准备。关闭门窗，调节室温，必要时屏风遮挡，请无关人员回避等。

3. 辨识病人。向病人及家属解释检查的目的及过程，取得同意并配合。

（四）实施

1. 协助病人戴上眼罩。告知病人整个检查过程保持放松状态，避免紧张。

2. 坐位检查。病人头部保持不动，眼睛注视前方屏幕上的光点，当光点移动时，眼睛跟着移动，切忌超前，也不要落后。

3. 仰卧位检查。将头枕在斜面枕上，操作者用气流冲击病人耳道。通过冷、热气体冲击双侧耳道而刺激左、右侧外半规管，使迷路内的内淋巴液因温度变化而产生物理性变化，根据单侧刺激时眼震反应的潜伏期、眼震强度、持续时间、眼震方向及两侧反应差别的大小，来判断左、右半规管的功能。由于温度刺激后出现的眼震持续时间只有 1~2min，故测试时需要病人密切配合，抓住短暂的反应时间，才能完成检查。耳道充气完成后，嘱病人睁开眼睛，避免眼球任意转动，同时根据操作者的口令计算或数数，并大声念出声，以此来保持头脑清醒，使眼震的幅度不被抑制。

（五）评价

1. 检查后病人有轻微眩晕感。

2. 病人能较好配合检查。

（六）健康教育

1. 告知病人正确的配合方法。

2. 嘱病人检查完之后稍作休息再活动。

（七）注意事项

1. 检查过程中注意观察病人的配合度及病情变化。

2. 测试结束后，病人会有眩晕、恶心等症状，可对症处理，做好安全措施，保证病人安全。

（八）前庭功能检查知识拓展

前庭系统通过感知头部运动，来维持视网膜中央凹成像的稳定性，以及头运动过程中姿势控制的稳定性。前庭功能正常时，前庭感受器能够在三维平面内精确感知头部运动。前庭功能障碍导致前庭反射的异常，产生感觉错乱。前庭系统的输出可以通过眼球运动或姿势控制的表现进行体察。前庭系统的眼部特征需要通过前庭眼反射（vestibulo-ocular reflex，VOR）进行判断，姿势控制能力通常用压力平衡设备进行评估。

1. 眼震电图（electronystagmogram，ENG）。眼球存在着电位差，且随着眼球转动而发生变化。因为角膜相较于视网膜带正电，由此形成正负两极（即电池）。这个角膜—视网膜电势（corneal-retinal potential，CRP）存在一个 1mV 左右的基准电位差（眼球静止于正中位），眼动电图描记法（electrooculography，EOG）应运而生。作为测试项目，ENG 能够提供眼动功能的一系列测试（包括凝视稳定性，平滑追踪及扫视眼动系统），位置性和变位性检查及双温检查。随着眼动视频技术的兴起，现在的测试项目常指的是视频眼震图（videonystagmography，VNG）（图 2-21）。眼震以快相方向命名。眼震的运动通常以病人的方向作为参考（如他们的右 / 左）。

2. 凝视稳定性。凝视稳定性是保持眼球静止的能力，通过在初始位置，向上、下、左、右各移动 30° 方向进行测试。凝视稳定性测试可以定义病变发生于外周前庭还是中枢眼动系统。病人应该保证凝视且没有任何多余的眼球运动。凝视稳定性的异常表现为当眼睛凝视靶点的时候发生眼球的移动（如急跳型眼震，眼球扑动）。外周前庭系统的急性损伤（如前庭神经元炎）会导致自发眼震从而影响凝视稳定性。中枢神经

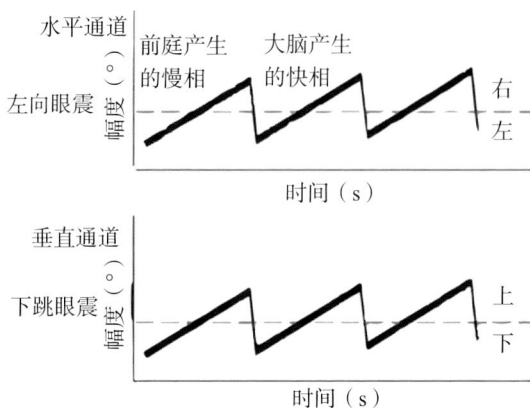

▲ 图 2-21　视频眼震图

缺陷的不同病理表现也会影响到凝视稳定性（如小脑卒中）。

3. 平滑跟踪。平滑跟踪系统的作用是在低速和低频的头部运动或目标运动过程中，将目标成像固定在视网膜中央凹。平滑追踪的产生源于大脑皮质多个区域，脑干及小脑区域。平滑跟踪眼动系统可以通过病人跟踪移动靶点产生的前庭眼反射增益进行量化评估（前庭眼反射增益 = 眼动速度 / 目标移动速度）。追踪左、右侧（或上、下）之间的异常增益与对称性是衡量的主要标准。

4. 扫视眼动系统。扫视是快速，共轭眼球旋转，使眼睛快速移动确保中央凹落在目标区域。与跟踪系统在头部运动时保证凝视稳定性不同，扫视是快速改变眼睛的位置。外周前庭系统的病变不会产生扫视试验的异常。扫视检查需要嘱咐病人在视靶位置改变的时候进行跟踪凝视，或者在两个静止的目标间的眼睛进行移动跟踪。通常扫视检查的靶点变化的幅度不同。

5. 位置性和变位性检查。位置性检查指的是将病人的头和身体置于不同的位置上，观察是否有眼震诱发。不同实验室遵循不同的标准。头通常限定在四个不同的位置（如仰卧，侧卧，头向左和头向右），观察置于与重力相关的特定头部位置是否会诱发眼震。位置性检查异常的标准通常为任一位置观察到的慢相角速度（SCEV）>5°/s，或者在两个检查位置中间 1/2 处可观察到<6°/s 的持续眼震，抑或是所有位置均诱发出<6°/s 短暂的眼震。变位性检查指的是 Dix-Hallpike。与位置性检查（病人在不同位置间缓慢变换）不同的是，Dix-Hallpike 检查需要进行更快速的变位并判断这种头部位置的改变是否能够激发出眼震。除了 Dix-Hallpike 检查的其他位置性检查，在没有其他 ENG 和临床检查的辅助下，并不具有诊断性。

6. 半规管功能。对半规管功能的生理性评价需要对壶腹嵴进行力学刺激，以及正常的前庭外周传入神经功能。当壶腹嵴运动，就会产生眼震。眼震是检查前庭功能的重要部分，能够帮助医生识别是否这种眼动是异常的。

7. 双温检查。双温检查是临床上通过向外耳道内灌注冷热水刺激检查前庭眼反射的一项检查手段，主要提供外半规管前庭眼反射功能的量化评估，试验结果反映左右外半规管的对称性。双温试验对临床前庭外周单、双侧半规管功能损伤、中枢损伤及前庭代偿情况可以提供依据。

(1) 右耳注水产生的 SCEV 峰值速度与左耳注水产生的 SCEV 峰值速度进行比较。这些参数通过 Jongkees 公式进行计算，以比较左右外半规管应对刺激产生的相对对称性。

$$单侧损伤（相对对称性）= \frac{（LC+LW）-（RC+RW）}{（LC+LW+RC+RW）} \times 100$$

用于刺激的温度是与体温相比高低 7℃（LC—左耳冷水，LW—左耳热水，RC—右耳冷水，RW—右耳热水）。冷水刺激抑制注水侧外半规管传入神经，产生抑制性眼震。热水刺激激发注水侧外半规管前庭传入神经，产生兴奋性眼震。因此，在温度试验中将看到右耳注入冷水刺激会产生左向眼震，而右耳注入热水刺激会产生右向眼震。可以通过这样的口诀帮助记忆：热同冷对——即注入水的温度与诱发眼震的快相方向之间的对应关系。

(2) 眼震偏向即快相的方向也是需要关注的。优势偏向（directional preponderance，DP）是测试注水导致右向眼震和导致左向眼震的幅度比较。利用公式比较诱发右向眼震（RW 和 LC）和诱发左向眼震（LW 和 RC）的峰值 SCEV。

$$DP = \frac{(RW+LC)-(LW+RC)}{(RW+LC+LW+RC)} \times 100$$

针对单侧损伤和优势偏向，大多数前庭实验室都把＞25% 作为显著异常。

8. 转椅检查。转椅检查是判断双侧前庭功能减退（bilateral vestibular dysfunction，BVH）和中枢神经系统对前庭神经功能的补偿程度的"金标准"。转椅检查提供生理刺激，因为病人的旋转能够导致双侧外半规管的内淋巴液流动（相对刺激和抑制）。转椅检查能够提示双侧外半规管功能减退的情况，也可以用于检查儿童的前庭功能，以及由于鼓膜情况受限和耳朵结构不对称性不能行前庭双温检查的病人，此外，当需要评估补偿程度的情况时，需要序列检查。转椅检查的经典参数包括增益、相位或时间常量及对称性。一般来说，VOR 是存在增益上的对称性的，左右的对称性以≤26% 为正常。相位是眼动速度和头动速度之间时间关系的测量。所有的测量结果对于评价前庭系统的整体性都是非常有用的。

9. 视觉感知检查。主观视觉垂直线（subjective vision vertical，SVV）和主观视觉水平线（subjective visual horizon，SVH）是评价个人垂直方向和水平方向感知能力的量化行为检查。这种行为反应可评价耳石功能和介导重力传入的中枢通路功能。在 SVH 检查中，病人也需要调整这样的发光条直至他们认为达到水平位置。前庭功能正常的受检者能够将视标调整到垂直和水平误差≤2.5°，而有前庭功能障碍的病人（中枢或外周）调整的视标比实际垂直线（或水平线）偏离角度＞2.5°。

10. 姿势描记术。眩晕病人的姿势响应能够反映出重要的功能相关信息。在不同的测试条件下，计算机动态姿势描记图（computer dynamic posturogram，CDP）通过压力板技术来测量各种情况下的压力中心（center of pressure，COP）。COP 代表了所有身体与压力板接触部分反馈的力学位置。CDP 的主要贡献在于呈现姿势反应的具体变化，辨别是否存在伪装症状。虽然优点很多，但是 CDP 并没有诊断价值。

参考文献

[1] Susan J. Herdman, 王尔贵, 吴子明. 前庭康复. 2 版 [M]. 北京: 人民军医出版社, 2004.

[2] 张素珍, 吴子明. 眩晕症的诊断与治疗. 5 版 [M]. 郑州: 河南科技出版社, 2017.

十二、前庭诱发肌源性电位

前庭诱发的肌源性电位（vestibular evoked myogenic potentials，VEMP）是在强声或骨导振动的刺激下引出，在紧张的胸锁乳突肌或眼部下斜肌表面记录到的来源于球囊或椭圆囊的抑制性负电位，分颈源性肌源诱发电位（cVEMP）和眼源性肌源诱发电位（oVEMP）两种。VEMP 可通过测量前庭丘脑反射间接测得，该反射通过前庭内侧核和前庭脊髓外侧束传递，用于评估前庭功能。

（一）目的

评估前庭功能。

（二）评估

1. 评估环境。是否适宜操作。

2. 评估病人。病人合作程度。

（三）计划

1. 操作者准备。着装整洁，洗手，戴口罩。

2. 用物准备。诱发电位仪。

3. 环境准备。病人进入测试室，请无关人员回避。

4. 辨识病人。向病人及家属解释测试的目的及过程，取得同意并配合。

（四）实施

1. 开机，进入电生理检查，选择肌源性诱发电位检查项。

2. 处理病人皮肤，连接好电极及受试者记录点，并测试皮肤电极阻抗是否合格（图 2-22）。

3. 测试颈源性肌源诱发电位时，让病人转头使胸锁乳突肌保持紧张；测试眼源性肌源诱发电位时，让病人向上看使眼下斜肌保持紧张。

4. 查看显示器波形确认是否连接正常，查看病人肌肉紧张程度是否符合要求，开始检查获取波形。

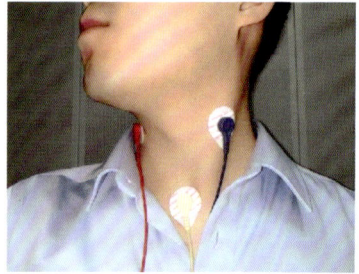

▲ 图 2-22　前庭诱发肌源性电位

5. 当记录颈源性肌源诱发电位（cVEMP）时，可以记录到短潜伏期的双向电位（$P_{13} \sim N_{23}$）（图 2-23）。当记录眼源性肌源诱发电位（oVEMP）时，可以记录到短潜伏期的双向电位（$N_{10} \sim P_{15}$）（图 2-24）。

(1) 波幅的不对称性：cVEMP 通常有较大的幅度（$50 \sim 100 \mu V$），oVEMP 振幅比 cVEMP 振幅要小（$1 \sim 10 \mu V$），分析左侧和右侧的 $P \sim N$ 幅度是否对称，不对称性的计算公式如下。

$$不对称性比率（\%）=100（A_L - A_S）/（A_L + A_S）$$

A_L 是较大振幅，A_S 是较小振幅。

(2) 潜伏期的不对称性：分析左侧和右侧的 P_1 潜伏期是否对称。

(3) 反应阈值：cVEMP 的阈值偏低，往往提示某种前庭疾病。

（五）评价

1. 电极连接正常。

2. 可用于前庭球囊或椭圆囊功能异常病人的前庭功能评估。

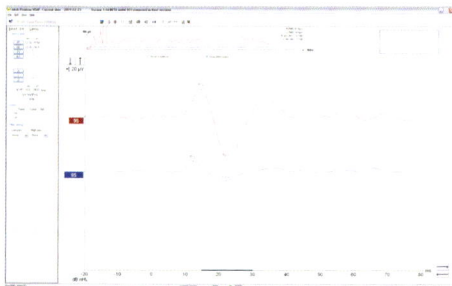

▲ 图 2-23　病人的 cVEMP 波形图

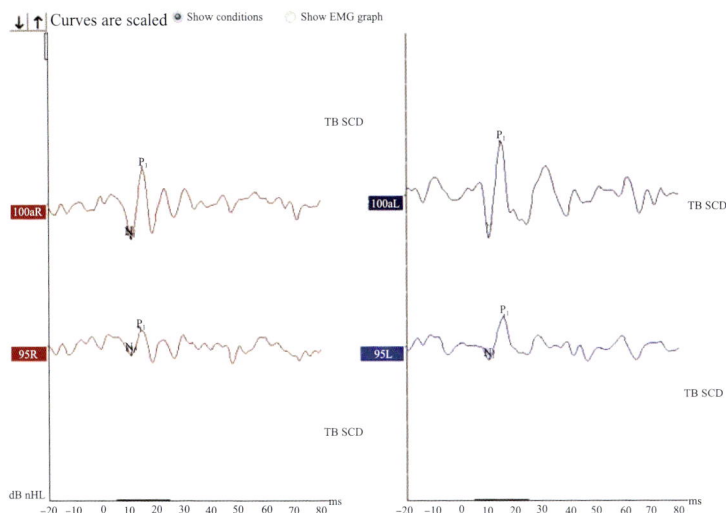

▲ 图 2-24 病人的 oVEMP 波形图

（六）健康教育

1. 告知病人配合方法。

2. 与病人及家属进行沟通以取得配合。

（七）注意事项

1. 准确指导病人配合测试，记录并分析 VEMP 波形。

2. 结合其他测试结果与 VEMP，评估平衡系统。

参考文献

[1] 吴子明，刘博 . 实用眩晕诊疗手册 . 2 版 [M]. 北京：科学出版社，2017.

练习题

（一）填空题

1. 计算气导平均听阈时，是计算 500Hz、1000Hz、_____、4000Hz。

2. 中耳峰值在＜-100dapal 时，鼓室图形判断为 _____ 型。

3. 游戏测听（PA）临床上主要用于 _____ 至 _____ 的小儿，并没有年龄的上限。

4. 行为观察测听（BOA）临床上主要用于 _____ 的婴幼儿。

5. 听力损失大于 _____ 时，耳声发射一般不能引出。

6. 能引出的 _____ 最小声音强度即为 ABR 阈值。

7. 经典的 _____ 波形是在 100ms 扫描时间内恒定的 4 个相间隔 25 ms 的准正弦波。

8. 耳鸣检查是主观行为测试，测试包括确定 _____、_____ 及 _____。

9. 新生儿听力筛查的目的包括 _____、_____、_____。

10. 新生儿听力筛查环境噪声要求低于 _____。

11. 临床常用的前庭功能检查项目包括 _____、_____、_____、_____、_____、_____、_____、_____ 等。

12. 仰卧位检查时根据单侧刺激时眼震反应的 _____、_____、_____ 及 _____ 差别大小来判断左、右半规管的功能。

13. 前庭诱发的肌源性电位测试的目的是 _____。

14. 测试眼源性肌源诱发电位时，让病人向上看使 _____ 保持紧张。

（二）选择题

A1 型题（单句型最佳选择题）：每道试题由 1 个题干和 5 个供选择的备选答案组成。题干以叙述式单句出现，备选答案中只有 1 个是最佳选择，为正确答案，其余 4 个均为干扰答案。干扰答案或完全不正确，或部分正确。

1. 中度听力损失为（　　　）

A. 26～40dB HL　　　　B. 41～60dB HL

C. 61～80dB HL　　　　D. ≥81dB HL

E. 以上都不对

2. 混合性听力损失为（　　　）

A. 气导、骨导阈值都升高（≥25dB HL），且气骨导差＞10dB HL

B. 气导、骨导阈值都升高（≥25dB HL），且气骨导差＜10dB HL

C. 气导阈值升高（≥25dB HL），骨导阈值正常（≤25dB HL），且气骨导差＞10dB HL

D. 气导阈值正常（≤25dB HL），骨导阈值正常（≤25dB HL）

E. 以上都不对

3. 在听性脑干反应测试中，记录电极，参考电极，接地地极分别贴在哪个位置?（　　　）

A. 记录电极在额间，参考电极在鼻根，地极在耳垂

B. 记录电极在鼻根，参考电极在耳垂，地极在额间

C. 记录电极在耳垂，参考电极在额间，地极在鼻根

D. 记录电极在额间，参考电极在耳垂，地极在鼻根

E. 以上都不对

4. CM 没有以下哪个特点（　　　）

A. 忠实复制刺激声的声学波形　　　B. 无潜伏期

C. 幅度呈非线性变化　　　　　　　D. 有潜伏期

E. 以上都不对

（三）判断题：对一段叙述做出对（√）或错（×）的判断。

1. 重度听力损失为≥81dB HL。　　　　　　　　　　　　（　　　）

2. 传导性听力损失：气导阈值升高（≥25dB HL），骨导阈值正常（≤25dB HL），而且气骨导差＞10dB HL。　　　　　（　　　）

3. 视觉强化测听（VRA）是通过给予刺激声和视觉奖励的训练方式，使小儿建立起对刺激声的条件反射，临床上可用于八九岁的孩子。　　　　　　　　　　　　　　　　　　　（　　　）

4. 中耳传声放大系统受损时，一般记录不出耳声发射。（　　　）

5. 40Hz AERP 不受睡眠、觉醒状态，镇静药和全身麻醉药物影响。　　　　　　　　　　　　　　　　　　　　　　　（　　　）

6. ASSR 受睡眠、觉醒状态，年龄，不同刺激声等影响。

（　　）

7. 耳鸣检查前无须检查病人的鼓膜情况。　　　　　（　　）

8. 听力筛查未通过的患儿需在 3 个月内进行诊断性检查。

（　　）

9. 前庭功能仰卧位检查只需操作者认真操作，病人不需配合。

（　　）

10. 测试颈源性肌源诱发电位时，让病人转头使胸锁乳突肌保持紧张。　　　　　　　　　　　　　　　　　　　（　　）

参考答案

（一）填空题

1. 2000Hz

2. C

3. 2 岁半；6 岁

4. 6 个月以内

5. 40dB

6. V 波

7. 40Hz AERP

8. 受试者耳鸣主调；响度；残余抑制试验

9. 早发现；早诊断；早干预

10. 45dB（A）

11. 眼震电图；凝视稳定性；平滑跟踪；扫视眼动系统；位置性和变位性检查；半规管功能；双温检查；转椅检查；视觉感知检查；姿势描记术

12. 潜伏期；眼震强度；持续时间；眼震方向；两侧反应

13. 评估前庭功能

14. 眼下斜肌

（二）选择题

A1 型题

1. B　　　 2. A　　　 3. D　　　 4. D

（三）判断题

1. ×　2. √　3. ×　4. √　5. ×　6. √　7. ×　8. √　9. ×　10. √

第二节　鼻科常用检查

鼻科常用的专科检查包括嗅觉功能检测、鼻阻力测定、鼻声反射、皮肤点刺试验。

一、嗅觉功能检测

嗅觉是人体原始的感觉功能之一，具有辨别气味、增进食欲、识别环境及报警等作用，人体的嗅区黏膜分布在上鼻甲内侧面和与其对应的鼻中隔部分，小部分可延伸至中鼻甲内侧面和与其对应的鼻中隔部分。

（一）目的

检查鼻腔嗅觉功能，评价病人嗅觉损失的程度。

（二）评估

1. 评估环境。是否适宜操作。

2. 评估病人。

(1) 了解病人病情、合作程度及嗅觉状况。

(2) 向病人讲解嗅觉功能检测的目的、操作方法和注意事项。

（三）计划

1. 操作者准备。着装整洁，洗手、戴口罩。

2. 用物准备。嗅觉试剂盒（图 2–25）、

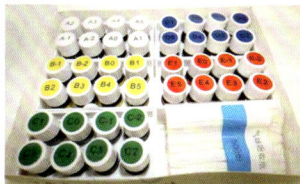

▲ 图 2–25　嗅觉功能检测试剂盒

试剂条、密封容器、笔、标记表格。

3. 环境准备。安全，安静，整洁。

4. 辨识病人。向病人及家属解释检测的目的及过程，取得同意并配合。

（四）实施

1. 初步评估病人的嗅觉损失程度后，用大蒜、菠萝、薄荷、生姜、玫瑰花五种不同的气味测试病人嗅觉，从低浓度向高浓度逐步进行，记录病人的感知阈和认知阈，再将其数值相加除以五，得出嗅觉损失程度。必要时可嘱病人堵住一侧鼻孔，两侧分别测试。

2. 结果判断。<1.0 为正常。1.2～2.5 为轻度损害，2.6～4.0 为中度损害，4.1～5.5 为重度损害，>5.5 为完全丧失。

（五）评价

1. 病人无不适主诉。

2. 操作者动作轻柔、准确、规范。

3. 与病人沟通时语言规范。

（六）健康教育

讲解影响嗅觉功能异常的原因及注意事项等。

（七）注意事项

1. 检测当日停用减充血药或抗过敏药物喷鼻，以免影响检测效果。

2. 保持测试环境安静、通风，以免影响病人对气味的识别。

3. 若测试时间较长，应让病人中场休息后再进行，以免因嗅觉疲劳影响结果。

4. 测试应避免在饭后进行，因饱腹时嗅敏度降低。

二、鼻阻力测定

呼吸时气流在鼻腔的阻力称为鼻阻力，是衡量鼻通气度的客观指标。

（一）目的

1. 评估病人鼻气道阻力大小，鼻气道狭窄级别等。

2. 判定病情，指导治疗方案。

3. 对手术疗效进行评估，提供针对性用药指征。

（二）评估

1. 评估环境。是否适宜操作。

2. 评估病人。

(1) 评估病人病情、合作程度及鼻腔状况。

(2) 向病人讲解鼻阻力检测的目的，操作方法和注意事项。

（三）计划

1. 操作者准备。着装整洁，洗手、戴口罩。

2. 用物准备。手消液、鼻阻力检测仪（图 2-26）、75% 乙醇、无菌棉块。

3. 环境准备。安全，安静，整洁。

4. 辨识病人。向病人及家属解释检测的目的及过程，取得同意并配合。

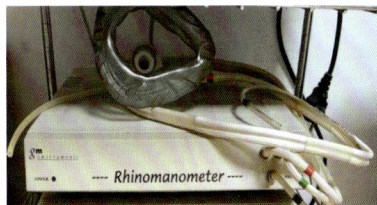

▲ 图 2-26　鼻阻力检测仪

（四）实施

1. 受试者安静休息 15min，摘去眼镜。

2. 将鼻阻力检测仪开机，预热 5min。

3. 选择大小合适的鼻塞，塞入非测量侧的鼻前孔，既不能使鼻腔漏气又不能使鼻翼变形。

4. 将面罩严密扣住口鼻，勿挤压鼻翼及鼻腔的其他部位。

5. 嘱受试者闭口平静呼吸，机器自动测试。

6. 同样方法检测对侧鼻腔。

7. 双侧鼻腔检测完成后，综合测试曲线形成检查结果。

（五）评价

1. 病人无不适主诉。

2. 操作者动作轻柔、准确、规范。

3. 与病人沟通时语言规范。

（六）健康教育

告知病人影响鼻腔阻力的原因及影响因素等。

（七）注意事项

1. 根据病人鼻腔选择大小合适的鼻塞。

2. 面罩需扣紧无缝隙，无漏气现象，以免影响检测结果。

3. 指导病人平静呼吸，若呼吸较弱，曲线达不到75Pa压差标准，可嘱病人适当加大呼吸力度。

4. 检测前24h禁止使用鼻喷剂。

三、鼻声反射

鼻声反射为一客观的测定方法，可以准确反映鼻腔的几何形态。

（一）目的

1. 定量判断鼻腔及鼻咽腔容积、最小横截面积。

2. 对鼻腔及鼻咽部疾病的病变程度、疗效，甚至疾病性质做出客观的评价。

（二）评估

1. 评估环境。是否适宜操作。

2. 评估病人。

(1) 评估病人病情、合作程度及鼻腔状况。

(2) 向病人讲解鼻声反射检测的目的，操作方法和注意事项。

（三）计划

1. 操作者准备。着装整洁，洗手、戴口罩。

2. 用物准备。手消液、鼻声反射检测仪（图2–27）。

3. 环境准备。安全、安静、整洁。

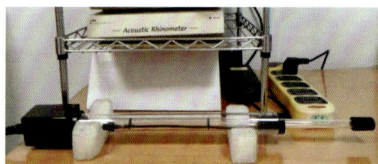

▲ 图2–27　鼻声反射检测仪

4. 辨识病人。向病人及家属解释检测的目的及过程，取得同意并配合。

（四）实施

1. 受试者安静休息15min。

2. 开机，校正机器。

3. 受试者面向检测者，嘱病人测量时保持稳定直立坐位；同一受试者重复测量时尽量保持相同的体位及头位。

4. 选择合适的鼻腔探头与声波管连接，分别置于病人左、右鼻孔外，与鼻前孔密切接触，勿紧压鼻孔致鼻腔变形，亦勿松动致声波泄漏，以免影响检测结果。

5. 分别记录声波图形。

6. 为了使鼻腔探头与鼻前孔密切接触，可适当调整声波管的方向和角度，但声波管的长轴应尽量与鼻梁保持平行；同一受试者重复测量时应尽量保持声波管的方向不变。

7. 受试者闭口、屏住呼吸。

8. 开始测量，声波反射至少 4 次后停止。

9. 必要时可重复测量，连续两次的测量结果之间的变异系数应 $< \pm 10\%$。

10. 保存结果。

（五）评价

1. 病人无不适主诉。

2. 操作者动作轻柔、准确、规范。

3. 与病人沟通时语言规范。

（六）健康教育

告知病人鼻声反射检测过程及配合要点、注意事项等。

（七）注意事项

1. 检测前 24h 禁止使用喷鼻剂。

2. 鼻腔探头务必与病人鼻孔完全衔接、无漏缝。

3. 同侧鼻腔测试差值至少 2 次不超过 $\pm 10\%$ 方可采用。

4. 检测报告需标明最小横截面积（minimum cross-sectional area, MCA）及其距鼻前孔距离（distance between the nostril to minimum cross-sectional area, MD），以及距鼻前孔一定距离的鼻腔横截面积（cross-sectional area, CA）。

5. 距离鼻孔一定距离的鼻腔容积（nasal volume, NV），0～5cm 鼻腔的容积由于没有受到鼻窦开口的影响，故较为准确，且鼻腔充血状态的改变主要表现在此区域，因此结果中应将此数据给出。

6. 相关正常值。鼻腔容积（NV）：成人，4.49～15.39cm³；儿童少年（3—15 岁），9.175～17.213 cm³；鼻咽部容积（nasopharyngeal volume，NPV）：成人，52.645 cm³，儿童少年（3—15 岁），22.158～52.228 cm³。

四、皮肤点刺试验

皮肤点刺试验是将少量高度纯化的过敏原液体滴于病人前臂内侧，再用特制点刺针轻轻地刺入皮肤表层。如病人对该过敏原过敏，则会于15min 内在点刺部位出现类似于蚊虫叮咬的红肿块，病人有点刺部位皮肤颜色改变或痒感，出现上述反应基本能够确定过敏性疾病的存在。

（一）目的

1. IgE 介导的变应性疾病的诊断。

2. 结合病人病史，可以做出过敏原的确诊。

（二）评估

1. 评估环境。安全，安静，整洁。

2. 病人评估。

(1) 了解病人病情、合作程度。

(2) 观察病人手臂皮肤状态、过敏史及 1 周内用药情况。

(3) 向病人讲解皮肤点刺试验的目的，操作方法和注意事项。

（三）计划

1. 操作者准备。着装整洁，洗手、戴口罩、帽子。

2. 用物准备。手消液、点刺针、皮肤点刺实验液（图 2-28）、垫巾、面巾纸、消毒棉签、75% 乙醇、尺子、锐器盒、检查报告单。

3. 环境准备。安全、安静、整洁。

4. 辨识病人。向病人及家属解释试验的目的及过程，取得同意并配合。

（四）实施

1. 核对病人信息。

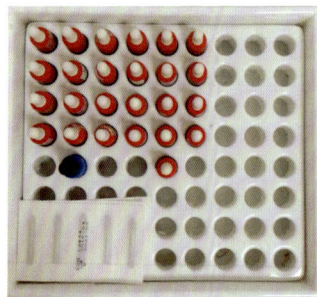

▲ 图 2-28　皮肤点刺试验液

2. 试验部位为前臂掌侧皮肤，病人手臂放松，前臂平置于桌面。

3. 对前臂皮肤无须进行特殊准备，如室内外温差较大时，需让病人适应室内温度。

4. 用生理盐水或 75% 乙醇清洁试验部位皮肤，至少等 2min，直至皮肤血流恢复正常。

5. 点刺试验时，为了确定病人的皮肤反应性，必须用生理盐水和组胺进行对照试验。每次用吸管吸一滴试液，滴在皮肤上的标记线旁边，相邻的标记部位距离 4cm。

6. 用点刺针垂直通过滴在皮肤上的试液，快速刺入皮肤，或用点刺针呈锐角通过滴在皮肤上的试液，平刺入皮肤，然后稍微提起针尖，使针尖下面有少量试液进入皮肤。尽可能避免点刺出血。

7. 在反应正常时，皮肤上的残留试液可在 5~10min 后拭去，如反应强烈应立即拭去。

8. 点刺后 15~20min 观察试验结果。

（五）评价

1. 病人有不适主诉。

2. 操作者动作轻柔、准确、规范。

3. 与病人沟通时语言规范。

（六）健康教育

1. 讲解过敏性鼻炎发病常见症状，如鼻塞、流涕、头痛、鼻痒等。

2. 尽量避免接触过敏原，花粉季节戴口罩减少过敏原的接触。

3. 室内尽量不养宠物，避免宠物毛发过敏。

4. 避免接触灰尘、粉尘等过敏性物质。

5. 规范使用鼻喷激素。

6. 免疫治疗。

（七）注意事项

1. 病人至少提前 1 周禁止服用抗组胺药、感冒药及含有维生素 C 成分的药物。

2. 试验前 1 天不应使用全身性皮质激素，并避免在点刺部位使用皮质激素油膏。

3. 宜在基本无临床症状时进行检测。

4. 应备有生理盐水及组胺液体作阴性及阳性对照。

5. 结果为阴性时，应继续观察 3~4 天，必要时，3~4 周后重复试验。

6. 有过敏休克史者禁止行此试验。

7. 应备有肾上腺素注射液，以抢救可能发生的过敏性休克。

8. 妊娠期尽量避免此试验。

练习题

（一）填空题

1. 人体的嗅区黏膜分布在 _____ 和与其对应的 _____ 部分，小部分可延伸至中鼻甲内侧面和与其对应的鼻中隔部分。

2. 为了不影响嗅觉功能检测结果，病人检测当日禁用 _____ 或 _____ 等喷鼻。

3. 鼻阻力是衡量 _____ 的客观指标。

4. 鼻阻力测定时通常嘱病人平静呼吸，若呼吸较弱，曲线达不到 _____ 压差标准，可嘱病人适当加大呼吸力度。

5. 鼻声反射开始测量后，声波反射至少 _____ 后停止。

6. 鼻声反射同侧至少两次测试差值不超过 _____ 方可采用。

7. 皮肤点刺试验时用 _____ 或 _____ 清洁试验部位皮肤。

8. 皮肤点刺试验前，病人至少提前 _____ 禁止服用抗组胺药、感冒药及含有维生素 C 成分的药物。

（二）选择题

A1 型题（单句型最佳选择题）：每道试题由 1 个题干和 5 个供选择的备选答案组成。题干以叙述式单句出现，备选答案中只有 1 个是最佳选择，为正确答案，其余 4 个均为干扰答案。干扰答案或完全不正确，或部分正确。

1. 嗅觉是人体原始的感觉功能之一，（　　）不属于嗅觉的作用。

A. 辨别气味　　　　　　B. 增进食欲

C. 识别环境　　　　　　D. 报警作用

E. 以上都不对

2. 鼻声反射的目的不包括（　　　）

A. 定量判断鼻腔及鼻腔容积

B. 定量判断鼻腔最小横截面积

C. 评价鼻腔疾病的病变程度

D. 评价鼻咽部疾病的病变程度

E. 以上都不对

（三）判断题：对一段叙述做出对（√）或错（×）的判断。

1. 嗅觉测试结果不受吃饭影响。　　　　　　　　　　（　　　）

2. 鼻阻力测试前 24h 不得使用任何鼻喷药物。　　　（　　　）

3. 鼻声反射可以准确反映鼻腔的几何形态。　　　　（　　　）

4. 用生理盐水或 75% 乙醇溶液清洁点刺试验部位皮肤后，可以马上进行试验。　　　　　　　　　　　　　　　　　（　　　）

5. 妊娠期也可以行皮肤点刺试验。　　　　　　　　（　　　）

参考答案

（一）填空题

1. 上鼻甲内侧面；鼻中隔

2. 减充血剂；抗过敏药物

3. 鼻通气度

4. 75Pa

5. 4 次

6. ±10%

7. 生理盐水；75% 乙醇

8. 1 周

（二）选择题

1. E　　　　2. E

（三）判断题

1. ×　　　2. √　　　3. √　　　4. ×　　　5. ×

第三节　咽喉科常用检查

咽喉科常用专科检查包括多导睡眠监测、呼吸机压力滴定检查、24h 咽喉 pH 监测。

一、多导睡眠监测

多导睡眠监测（polysomnography，PSG）是临床客观记录睡眠期间的睡眠结果、鼾声、口鼻气流、胸腹运动、心电图（electrocardiogram，ECG）、血氧饱和度等信号，用于判读是否符合睡眠呼吸暂停低通气综合征等相关睡眠疾病的监测技术。

（一）目的

1. 进行睡眠相关呼吸障碍（sleep-related breathing disorder，SRBD）和发作性睡病的诊断。

2. 气道正压（continuous positive airway pressure，CPAP）压力滴定、异态睡眠的评估。

3. 评价手术及口腔矫治器（oral appliance，OA）治疗效果。

4. 判断是否有睡眠相关疾病，如发作性睡眠、睡眠行为异常、睡眠期癫痫、不宁腿综合征和睡眠周期性肢体运动等。

（二）评估

1. 环境评估。监测室内温度调节在 23～26℃，保持适宜的湿度，灯光不能太亮，暗暖色灯光病人容易入睡，房间内安装隔光隔热的窗帘，保持室内安静或是可以在入睡前放缓慢轻音乐。

2. 病人评估。

(1) 了解病人睡眠习惯，生活节律，如是否长期上夜班，是否有跨时差的情况，老年病人是否有睡眠时相前移综合征，青少年是否有睡眠时相后遗症等情况。

(2) 了解病人是否服用影响睡眠的药物，如长期服用苯二氮䓬类或巴比妥类药物，病人睡眠梭形波大量增加，二期睡眠延长，如长期服用抗抑郁焦虑的药物睡眠监测也会受到影响。

(3) 了解病人疾病史，如有骨折或行动不便者对其检查有不同的安排，或如哮喘，心肺功能不全者进行睡眠监测是否安全，安装心脏起搏器是否对检查机器有干扰，家族遗传是否有癫痫，梦游症等存在安全隐患的情况。

（三）计划

1.病人准备。

(1) 病人监测前 1 周内勿服用地西泮、酒、浓茶等影响睡眠的药物或食物。

(2) 监测多在夜间进行，监测当日病人需做好个人卫生，洗脸洗头洗澡，勿涂抹油脂类护肤品，女士勿涂抹指甲油，男士刮胡须。

(3) 嘱病人监测当日白天勿睡，如有午休或白天嗜睡的情况，请坚持勿睡，以免影响夜间睡眠，进而影响监测结果。

2.用物准备。调试监测设备及软件；准备监测所需物品，如清洁的电极线、胸腹呼吸传感器、血氧传感器、口鼻气流计、胶布、纱布、磨砂膏、导电膏、热敏、尺子、腿动（不宁腿综合征）等。

3.操作者准备。着装整洁，洗手、戴口罩。

（四）实施

1.以国际 10—20 脑电连接方式为标准安装脑电电极，包括脑电、眼电、下颌肌电。

2.安装好所有脑电电极后，让病人做好睡前准备（如去洗手间等）。

3.去脂准备后安装其他导联如心电、腿动、血氧饱和、胸腹式呼吸、口鼻气流、热敏。

4.所有导连连接完毕后，开机调试（图 2-29）。

5.完成设备定标，生物定标后，开始数据信号采集记录。

6.严密观察病人夜间睡眠时数据采集情况，晨起停止数据采集记录，关机，撤掉病人全身电极线。

7. 进行数据分析，生成报告（图 2-30）。

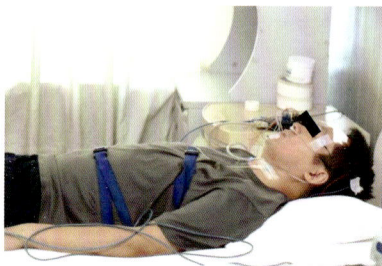

▲ 图 2-29　多导睡眠监测（一）

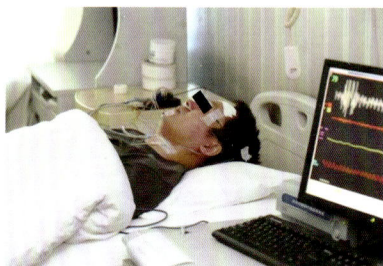

▲ 图 2-30　多导睡眠监测（二）

（五）评价

1. 各导联线连接准确。

2. 导联连接后病人无不适，可床上翻身活动。

3. 病人监测当晚睡眠情况正常或稍有差别，能较真实反应平时睡眠状态。

（六）健康教育

1. 告知病人监测目的及过程，消除病人的紧张情绪，取得病人配合。

2. 为病人连接监测设备过程中，注意与病人的沟通，告知病人连接导联的目的及方法，使其放松。

3. 评估病人安装电极线后的舒适度，如有不适进行调整，以保证监测质量。

4. 告知病人监测过程中可以翻身活动，并按照自己平时习惯的睡眠姿势休息，无须一直平躺。

5. 监测结束后，告知病人贴电极的电极膏为水溶性的，没有不良反应，可直接清洗。

6. 肥胖病人行睡眠监测时，建议留 1 位陪护，告知有呼吸暂停的危险，夜间尽量选择侧卧。

（七）注意事项

1. 病人监测当日禁止饮酒及服用影响睡眠的药物。

2. 监测过程要严密观察，以免导联线脱落，监测数据不完整。

3. 监测过程中保持手机及其他电子物品关机，避免干扰。

参考文献

[1] 童茂荣，裴兰，童茂清，等.多导睡眠图学技术与理论 [M].北京：人民军医出版社，2004.

[2] Richard B. Berry MD. 高和，等.睡眠医学基础 [M].北京：人民军医出版社，2014.

[3] None.Practice Parameters for the Indications for Polysomnography and Related Procedures[J].Sleep, 1997, 20(6): 406–422.

[4] Iber C, Ancoli-Israel S, Chesson A, et al. The American Academy of Sleep Medicine (AASM) Manual for the Scoring of Sleep and Associated Events: Rules, Terminology and Technical Specifications[J]. 2007.

[5] Jasper H H .The 10–20 electrode system of the International Federation[J]. Electroencephalography and Clinical Neurophysiology, 1958, 10: 370–375.

二、呼吸机压力滴定检查

压力滴定检查是指在为已确诊的睡眠呼吸暂停低通气综合征病人长期佩戴持续正压通气治疗仪前，测定可以使病人上呼吸道畅通，消除呼吸暂停、低通气和缺氧所需的理想压力。

（一）目的

在可靠客观的监测条件下，获得能够使病人上呼吸道通畅，消除呼吸暂停、低通气、鼾声等的理想压力。

（二）评估

1. 环境评估。周围环境应保持安静，温湿度适宜，检查室内干净、整洁。

2. 病人评估。

(1) 了解病人病情、睡眠监测结果、平时的睡眠时间、1 周内的睡眠情况、合作程度等。

(2) 向病人讲解呼吸机（CPAP）压力滴定的目的，操作方法及滴定期间的注意事项。

（三）计划

1. 病人准备。

(1) 指导病人至少 1 周内保持规律的睡眠，检查当日禁止午睡，禁止食用浓茶、咖啡、酒等影响睡眠的饮品。

(2) 病人检查前需洗澡、洗头，女士勿涂抹指甲油，男士刮胡须。

(3) 病人检查前勿服用安定等镇静催眠的药物，如需服用，请告知值班医护人员。

2. 用物准备。调试好检查设备及软件；准备好无创通气治疗仪，监测设备电极、胸腹传感器、血氧传感器、湿化器、管道、面罩、尺子、胶布、导电膏、磨砂膏、心电电极片、无菌纱布等。

3. 操作者准备。着装整洁，洗手、戴口罩。

（四）实施

1. 携用物至病人床旁。

2. 手动调压按照国际 10—20 脑电连接方式安装电极线。

3. 安装完所有脑电电极后，给病人试用面罩或鼻罩。

4. 连接其余导联，如心电，口鼻气流、血氧饱和度，胸腹运动传感器，腿动等。

5. 连接压力滴定所用治疗仪，并给病人试戴，询问病人戴机感受。

6. 连接导联完毕，检查无误后，开机调试设备（图 2–31）。

7. 进行设备定标和生物定标。

8. 开机采集数据信息。

（五）评价

1. 为病人连接检查设备时，注意与病人沟通，使病人了解导线及电极的作用，了解无创正压通气治疗的目的及意义。

2. 了解病人连接电极后的舒

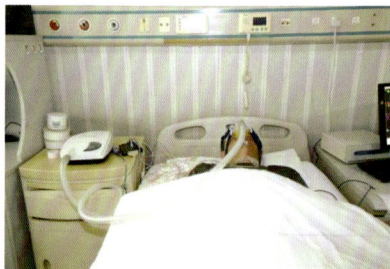

▲ 图 2–31　呼吸机压力滴定检查

适程度，如有不适给予调节，保证监测质量。

3. 了解病人佩戴的鼻面罩松紧度是否适宜，过松容易漏气，过紧影响舒适度。

4. 滴定检查前，应让病人戴好面罩，连接好呼吸机，试戴20～30min，病人自觉戴机适应后正式开始滴定检查。

（六）健康教育

1. 告知病人压力滴定检查过程中可以左、右翻身侧卧。

2. 告知病人佩戴无创正压呼吸机（CPAP）治疗时，不要说话或打电话，尽量闭嘴用鼻呼吸。因张口时从鼻腔进入的气体会从口腔排出，呼吸机会自动判断为大量漏气，从而加大压力给予补偿，引起病人不适。

3. 无法适应鼻面罩的病人，可选用口鼻面罩或是鼻导管给予试用。

4. 告知病人如夜间突然醒来，感觉风量较大，憋气不适等，及时呼叫值班人员，给予调节呼吸机压力。

（七）注意事项

1. 滴定检查前注意事项。

(1) 认真检查上气道，特别是鼻腔、鼻咽部及鼻周围皮肤，有无损伤及出血等。如鼻腔通气差，应给予相应治疗后再进行压力滴定检查。

(2) 检查人员提前给予病人试戴，并做好充分的解释，可帮助病人消除紧张情绪，提高病人检查的依从性。

(3) 根据病人鼻部大小选择合适的鼻罩。

2. 滴定检查期间注意事项。

(1) 严密观察病人呼吸，血氧饱和度变化情况，避免因首次使用持续正压通气治疗仪，造成病人血液中二氧化碳浓度降低，氧浓度增高严重而引发的意外。做好检查期间辅助氧疗，避免病人持续低氧状态或是慢性肺疾病引起的通气比例失调。

(2) 注意心电图情况，有严重心律失常时应立即通知值班医生，给予处理，避免意外发生。

(3) 注意病人睡眠情况，避免发生坠床等意外事件。

(4) 注意所有采集信号是否正常，如有异常随时调整，以免影响数据分析。

3. 滴定检查后注意事项。

(1) 了解病人戴机后的自我感觉，是否有头晕，胸闷等不适。

(2) 观察病人是否有眼部不适，如面罩漏气会导致眼部结膜炎，因此滴定检查前根据病人鼻部大小选择合适的面罩是非常重要的。

(3) 注意观察病人鼻部及面部情况，是否有红肿，破损等现象。如病人对面罩材质过敏，可发生过敏性皮炎。

参考文献

[1] Jasper H H .The 10–20 electrode system of the International Federation [J]. Electroencephalography and Clinical Neurophysiology, 1958, 10: 372–375.

[2] Richard B.Berry MD, 高和, 等 . 睡眠医学基础 [M]. 北京 : 人民军医出版社 , 2014.

[3] Kushida CA, Littner MR, Hirshkowitz M, et al. Practice parameters for the use of continuous and bilevel positive airway pressure devices to treat adult patrents with sleep-related breathing disorders[J]. Sleep, 2006, 29: 375–380.

[4] Morgenthaler T I, Kapen S, Lee-Chiong T, et al.Practice parameters for the medical therapy of obstructive sleep apnea[J]. Sleep, 2006, 29(8): 1031–1035.

[5] Desai H, Patel A, patel P, et al. Accuracy of auto-titrating CPAP to estmate the residual apnea-hypopnea index in patients with obstructive sleep apnea on treatment with auto-titrating CPAP[J]. Sleep Breath, 2009, 13: 383–390.

三、24 小时咽喉 pH 监测

咽喉 pH 监测是反流性咽喉炎的诊断和鉴别诊断的金标准，也是咽喉反流疾病的客观诊断手段，可以准确记录病人 24h 咽喉动态 pH 及发现咽喉反流事件，为进一步诊疗提供重要依据。

（一）目的

1. 明确各种咽喉部疾病与食管反流的关系。

2. 抗酸药物治疗前后的评估。

（二）评估

1. 环境评估。安全，安静，整洁。

2. 病人评估。

(1) 了解病人病情、疾病史，合作程度。

(2) 向病人介绍 24h 咽喉 pH 监测的目的，操作方法及注意事项。

（三）计划

1. 操作者准备。着装整洁，洗手，戴口罩、帽子。

2. 用物准备。单通道 pH 电极导管（图 2–32），pH 监测设备、2 节 5 号电池、pH=4 和 pH=7 的定标液（图 2–33）、清水、胶布。

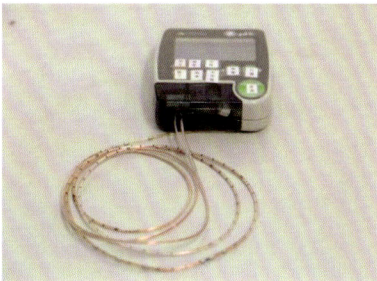

▲ 图 2–32　单通道 pH 电极导管

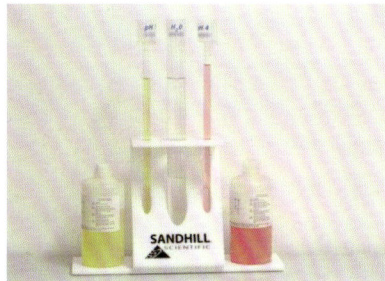

▲ 图 2–33　pH=4 和 pH=7 的定标液

（四）实施

1. 将设备连接计算机及相应软件，在 pH=4 和 pH=7 的定标液中定标。

2. 用 1% 的麻黄碱和 1% 的丁卡因对鼻腔进行收缩及表面麻醉后，将单通道 pH 电极导管置于食管下括约肌（Les）以上 5cm 处，该部位的确定对监测的准确性十分重要。

3. 将 pH 电极导管固定于面颊部，连接监测仪开始记录。

4. 记录完毕，将记录仪与计算机连接，输入数据，根据临床需求分析 24h pH 变化情况。

（五）评价

1. 给病人佩戴监测设备过程中，应与病人保持沟通，使病人了解安装 pH 监测设备的目的、意义及重要性。

2. 了解病人佩戴咽喉 pH 监测仪的感受，如有不适，应及时给予调节，提高病人舒适度，以保证监测质量。

（六）健康教育

1. 告知病人咽喉反流会刺激咽喉部黏膜，出现反复咳嗽，习惯性清嗓，咽干及咽痒等不适症状。

2. 如有咽喉反流病史，可在睡前 2h 禁止进食，避免夜间反流发生。

3. 告知病人行 24h 咽喉 pH 监测期间，宜清淡饮食，禁止食用酸性食物、碳酸饮料、乳酸奶、果汁、橘子、柠檬水等。

（七）注意事项

1. 监测前注意事项。

(1) 监测病人需进行血源性传播疾病的相关检查，防止交叉感染。

(2) 监测前 1 周需停用以下药物：质子泵抑制药（奥美拉唑）、抗酸药物、胃动力药、镇静药、镇痛药、硝酸甘油等，如病情需要不能停用请说明。

(3) 监测前需禁食、水 4h 以上，以免插电极导管时引起呕吐导致误吸，同时可避免胃内食物对胃酸的中和作用。

(4) 有腐蚀性食管炎者禁忌插电极导管。

(5) 国内常用 pH 电极为单极单晶锑电极，需要同时使用体外参考电极，结合玻璃电极则无须用参考电极。

2. 监测中注意事项。

(1) pH 监测 24h 内清淡饮食，禁止食用酸性食物、碳酸饮料、乳酸奶、果汁、橘子、柠檬水。

(2) 禁止吸烟、饮酒，佩戴监测设备期间请勿沐浴，以免设备受潮引起故障。

(3) 佩戴监测设备休息及睡眠时，避免反复躺下坐起，避免半躺半卧于床头。确定需要休息时躺于枕头上，左、右卧位，平卧位，俯卧位均可。休息结束，起身或平躺都需按下相应按键记录。

(4) 佩戴设备期间请注意保护设备，勿碰，勿摔，轻拿轻放。

参考文献

[1] 刘红丹，王磊，王刚，等. Ryan 指数在诊断咽喉反流性疾病中的探讨 [J]. 中华耳鼻咽喉头颈外科杂志，2017.

[2] 王晓晔，叶京英，韩德民. 全天咽喉 pH 监测在诊断反流性咽喉疾病中的作用 [J]. 中华耳鼻咽喉头颈外科杂志，2007, 42(11): 834-838.

练习题

（一）填空题

1. 多导睡眠监测是临床客观记录睡眠期间的睡眠结果，_____、_____、_____、_____、_____ 等信号，用于判读是否符合睡眠呼吸暂停低通气综合征等相关睡眠疾病的监测技术。

2. 准备睡眠监测时所需物品，包括清洁的电极线、_____、_____、_____、_____、_____、_____、_____ 腿动（不宁腿综合征）等物品。

3. 咽喉 pH 监测是 _____ 的诊断和鉴别诊断的金标准，也是 _____ 的客观诊断手段，可以准确记录病人 24h 咽喉动态 pH 及发现咽喉反流事件，为进一步诊疗提供重要依据。

4. 为已确诊的睡眠呼吸暂停低通气综合征病人长期佩戴持续正压通气治疗仪前，测定可以使 _____，消除呼吸暂停、_____ 和 _____ 所需的理想压力。在可靠客观的监测条件下，获得能够使病人 _____，消除 _____、低通气、鼾声的理想压力。

（二）选择题

A1 型题（单句型最佳选择题）：每道试题由 1 个题干和 5 个供选择的备选答案组成。题干以叙述式单句出现，备选答案中只有 1 个是最佳选择，为正确答案，其余 4 个均为干扰答案。干扰答案或完全不正确，或部分正确。

1. 病人，男，45 岁。长期打鼾，有呼吸暂停，白天嗜睡，来睡眠中心就诊，体格检查显示：体重指数（BMI）= $32kg/m^2$，接下来建议病人做（　　）检查。

A. 多导睡眠监测

B. 24h 咽喉 pH 监测

C. 呼吸机压力滴定检查

D. 以上 3 项都做

E. 以上都不做

A3 型题（病例组最佳选择题）：试题结构是开始叙述一个以病人为中心的临床情景，然后提出 2～3 个相关问题，每个问题均与开始的临床情景有关，但测试要点不同，且问题之间相互独立。

（1～2 题共用题干）

病人，男，75 岁。最近发生左侧脑血管意外，目前右侧肢体瘫痪，配偶发现病人伴有严重打鼾及呼吸暂停，检查病人伴有偏瘫及中度肥胖。

1. 建议病人进行（　　）检查。

A. 多导睡眠监测

B. 24h 咽喉 pH 监测

C. 呼吸机治疗

D. 以上 3 项都做

E. 以上都不做

2. 进行处理时应该注意（　　）

A. 严密观察，以免电极线脱落，监测数据不完整。

B. 禁强酸性食物

C. 检查面罩是否漏气

D. 病人是否服用胃动力药物

E. 以上都不对

X 型题：无排列规律的多重选择题，答案可有一个或多个。

1. 病人，女，50 岁。主诉：近 5 年睡眠打鼾，声音响亮，影响爱人休息。病人精神状态好，来睡眠中心就诊，病人否认白天嗜睡，食欲好，但饭后伴有打嗝，反流，体重较前无变化（BMI）= $31 kg/m^2$，病人月经情况无变化（已绝经），建议病人应该进行（　　）处理。

A. 多导睡眠监测

B. 24h 咽喉 pH 监测

C. 呼吸机压力滴定检查

D. 以上 3 项都做

E. 以上都不做

（三）简答题

1. 多导睡眠监测的注意事项有哪些？

2. 多导睡眠监测的目的是什么？

3. 如何给咽喉反流病人做健康教育？

4. 呼吸机压力滴定检查后的注意事项是什么？

参考答案

（一）填空题

1. 鼾声；口鼻气流；胸腹运动；心电图（ECG）；血氧饱和度

2. 胸腹呼吸传感器；血氧传感器；口鼻气流计；胶布；纱布；磨砂膏；导电膏；热敏；尺子

3. 反流性咽喉炎；咽喉反流疾病

4. 上气道畅通；低通气；缺氧；上呼吸通畅；呼吸暂停

（二）选择题

A1 型题　　1. A

A3 型题　1. A　　2. A

X 型题　1. AB

（三）简答题

1. (1) 病人监测当日禁止饮酒及服用影响睡眠的药物。

(2) 监测过程要严密观察，以免导联线脱落，监测数据不完整。

(3) 监测过程中保持手机及其他电子物品关机，避免干扰。

2. (1) 进行睡眠相关呼吸障碍和发作性睡病的诊断。

(2) 气道正压（CPAP）压力滴定、异态睡眠的评估。

(3) 评价手术及口腔矫治器（OA）治疗效果。

(4) 判断是否有睡眠相关疾病，如发作性睡眠、睡眠行为异常、睡眠期癫痫、不宁腿综合征和睡眠周期性肢体运动等。

3. (1) 告知病人咽喉反流会刺激咽喉部黏膜，出现反复咳嗽、习惯性清嗓，咽干及咽痒等不适症状。

(2) 如有咽喉反流病史，可在睡前 2h 禁止进食，避免夜间反流发生。

(3) 告知病人行 24h 咽喉 pH 监测期间，宜清淡饮食，禁止食用酸性食物、碳酸饮料、乳酸奶、果汁、橘子、柠檬水等。

4. (1) 了解病人戴机后的自我感觉，是否有头晕、胸闷等不适。

(2) 观察病人是否有眼部不适，如面罩漏气会导致眼部结膜炎，因此滴定检查前根据病人鼻部大小选择合适的面罩是非常重要的。

(3) 注意观察病人鼻部及面部情况，是否有红肿、破损等现象。如病人对面罩材质过敏，可发生过敏性皮炎。

第四节　内镜检查

内镜相关检查，包括多功能纤维鼻咽镜检查、硬质耳内镜检查、电视鼻内镜检查、内镜下难置性胃管置入、内镜下活检术配合、内镜下双极电凝止血、内镜下鼓膜置管、内镜清洗及消毒。

一、多功能纤维鼻咽镜检查

多功能纤维鼻咽镜检查适用于对鼻咽及喉咽结构的检查。

（一）目的

1. 了解鼻咽及咽喉结构、外观形态、功能改变等。

2. 鼻腔异物及喉腔异物观察及处理。

（二）评估

1. 评估病人。

(1) 了解病人的病情，合作程度。

(2) 向病人解释操作目的，操作方法及注意事项，缓解病人紧张情绪。

2. 评估环境。清洁、安静、安全。

（三）计划

1. 操作者准备。着装整洁，洗手，戴口罩、手套、帽子。

2. 用物准备。多功能纤维鼻咽镜主机＋光源、手消液、纤维内镜、1% 麻黄碱、1% 丁卡因、生理盐水纱布、酒精纱布。

（四）实施

1. 操作者打开内镜主机光源，连接多功能纤维鼻咽镜。

2. 用 1% 麻黄碱喷鼻，1% 丁卡因喷鼻及咽腔，进行表面麻醉。

3. 通过纤维鼻咽镜检查鼻咽、咽腔情况，明确病变部位等。

4. 双手持镜直视引导下经鼻检查鼻咽、喉咽结构及病变部位等（图 2-34）。

5. 清洗内镜，严格按照内镜清洗消毒规范进行内镜清洗、消毒，备用。

（五）评价

病人是否顺利完成鼻咽喉镜检查。

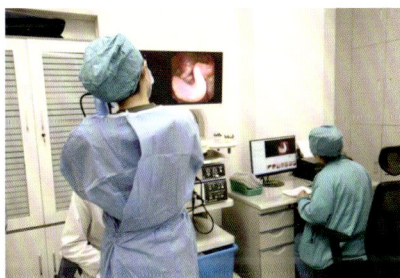

▲ 图2-34 多功能纤维鼻咽镜检查

（六）健康教育

告知病人检查时配合操作者做低头、抬头、吞咽等动作的必要性。

（七）注意事项

检查后嘱病人禁食、禁水 2h，以免引起呛咳。

二、硬质耳内镜检查

硬质耳内镜检查是在硬性耳内镜直视下检查外耳道及鼓膜情况。

（一）目的

1. 观察外耳道及鼓膜情况。

2. 术前评估，协助临床做好术前准备。

（二）评估

1. 评估病人。

(1) 了解病人的病情，合作程度。

(2) 向病人解释查看鼓膜的目的，操作方法及注意事项。

2. 评估环境。清洁、安静、安全。

（三）计划

1. 操作者准备。着装整洁，洗手，戴口罩、帽子、手套。

2. 用物准备。硬质耳内镜主机 + 光源、硬质耳内镜、手消液。

（四）实施

1. 打开内镜主机光源，连接耳内镜。

2. 手持镜直视引导下观察耳道及鼓膜结构，给予鼓膜留像（图 2–35）。

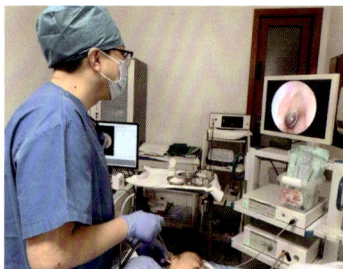

▲ 图 2–35　硬质耳内镜检查

（五）评价

鼓膜成像是否清晰完整。

（六）健康教育

告知病人配合操作的必要性。

（七）注意事项

1. 鼓膜检查前，需先清理耳道耵聍及干痂。

2. 如耳道狭窄的病人，告知病人检查时会有不适感，嘱病人配合。

三、电视鼻内镜检查

电视鼻内镜检查是对鼻腔结构进行肉眼观察的一种方法。

（一）目的

1. 了解鼻腔结构及外观形态。

2. 鼻腔病变观察。

3. 内镜下鼻出血及各种异物取出。

（二）评估

1. 评估病人。

(1) 了解病人的病情，合作程度，适当解释，缓解病人焦虑情绪。

(2) 向病人解释操作目的，操作方法及注意事项。

2. 评估环境。清洁、安静、安全。

（三）计划

1. 操作者准备。着装整洁，洗手，戴口罩、帽子、手套。

2. 用物准备。鼻内镜主机＋光源、鼻内镜、手消液、注射器、盐水、1% 丁卡因和 1% 麻黄碱棉片、吸收性明胶海绵、金霉素眼药膏等。

（四）实施

1. 操作者打开内镜主机光源，连接鼻内镜。

2. 用麻黄碱和丁卡因棉片对病人鼻腔黏膜进行收缩及表面麻醉。

3. 持镜直视引导下检查鼻腔（图 2-36）。

4. 通过鼻内镜检查鼻腔情况，明确病变部位等。

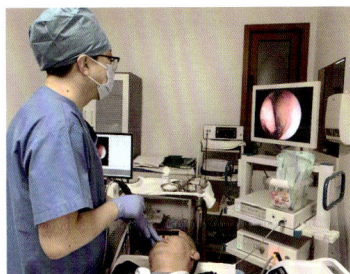

▲ 图 2-36　电视鼻内镜检查

5. 清洗内镜，严格按照内镜清洗消毒规范进行内镜清洗、消毒，备用。

（五）评价

病人能否配合鼻内镜检查。

（六）健康教育

告知病人检查过程中配合操作者的必要性。

（七）注意事项

1. 病人检查时，嘱病人头位固定，以免造成黏膜擦伤。

2. 检查后如有少量血性物属正常现象，嘱病人勿用力擤鼻。

四、内镜下难置性胃管置入

内镜引导下胃管置入主要用于常规情况下置管困难，如下咽肿瘤、下咽异物、喉肿瘤较大影响病人进食，需要留置胃管进行营养支持的病人。

（一）目的

1. 使难置性胃管顺利置入，提高留置胃管成功率。

2. 减轻对病人病变部位的损伤。

（二）评估

1. 病人评估。

(1) 了解病人的病情，合作程度。

(2) 向病人解释留置胃管的目的，操作方法及注意事项。

2. 环境评估。清洁、安静、安全。

（三）计划

1. 操作者准备。着装整洁，洗手，戴口罩、帽子、手套。

2. 用物准备。纤维鼻咽镜＋主机＋光源、纤维鼻咽镜、手消液、胶布、注射器、听诊器、盐水、带导丝的胃管、液状石蜡。

（四）实施

1. 打开内镜主机光源，连接纤维内镜。

2. 通过纤维内镜观察喉腔及下咽情况，评估病人留置胃管风险，制订留置方案。

3. 评估后，一人持镜直视引导，一人手持带导丝的胃管进行操作，胃管置入到下咽后，嘱病人低头并做吞咽动作。根据病人身高给予留置胃管长度 45～55cm。

4. 胃管置入后评估胃管是否在胃内。

(1) 注射器往胃管内注入空气，听诊器听是否有气过水声。

(2) 注射器抽吸，看是否有胃内容物吸出。

(3) 将胃管末端放入水瓶内，确认是否有气泡逸出。

(4) 纤维喉镜进入主气道观察主气道内是否有胃管。

5. 操作完毕，给予胃管固定并做好标记。

6. 清洗内镜，严格按照内镜清洗消毒规范进行内镜清洗、消毒，备用。

（五）评估

评估胃管是否在胃内。

（六）健康教育

1. 讲解留置胃管的目的。

2. 胃管在胃内会有不适感，如不适感强烈，请及时告知医护人员给予处理。

3. 与病人沟通使用语言规范。

（七）注意事项

1. 每次注入饮食前，需回抽胃内容物，注入饮食前后均要用温水冲洗胃管。

2. 胃管内注入饮食应少量多次，速度适中。

3. 每次注入饮食后，固定好胃管，防止胃管脱出。

五、内镜下活检术配合

活检是对疾病检查及诊断方法之一，有助于疾病的明确诊断，为病人进一步治疗提供依据。

（一）目的

1. 对肿物进行精确定位。

2. 钳取少量组织进行病理诊断。

（二）评估

1. 评估病人。

(1) 了解病人的病情，合作程度，适当解释，缓解病人焦虑情绪。

(2) 了解病人病史、用药史，口服抗凝药时间，以确定病人在内镜引导下进行活检的安全性。

(3) 向病人解释活检的目的，操作方法及注意事项。

2. 评估环境。清洁、安静、安全。

（三）计划

1. 操作者准备。着装整洁，洗手、戴口罩、帽子、手套。

2. 用物准备。多功能纤维鼻咽镜主机＋光源、手消液、注射器、多功能纤维鼻咽镜、一次性活检钳、1% 丁卡因、1% 麻黄碱、装有标本固定液的活检标本瓶等。

（四）实施

1. 操作者打开内镜主机光源，连接纤维内镜。

2. 通过内镜查找病变部位，钳取组织送检。

3. 钳取后，观察病变部位出血情况。

4. 操作中注意观察病人反应，有不适及时处理。

5. 清洗内镜，严格按照内镜清洗消毒规范进行内镜清洗、消毒，备用。

（五）评价

病人能否顺利配合活检操作。

（六）健康教育

1. 告知病人活检过程及可能出现的不适症状，请病人做好心理准备。

2. 告知病人活检当日需要禁食、水 4h 以上，以免活检过程中呕吐引起误吸。

（七）注意事项

1. 向病人及家属解释活检时可能出现的情况及不适，征得病人及家属同意并签字后，方可实施此项操作。

2. 60 岁以上病人需评估心脏情况，可行心电图检查。

3. 对于口服抗凝药的病人，需要相关科室会诊后，停用抗凝药 1 周以上，方可进行组织活检。

4. 活检术后需要禁食水 2h，饮食宜取清淡、温凉的软食。

5. 活检结束后，口腔内会有少量血性分泌物，属正常现象。如发现出血量较大，请及时就诊。

6. 活检检查当天应禁止驾驶机动车。

7. 如活检后有发热现象，请及时就诊。

8. 拿到活检病理结果后，应及时就诊，确定下一步治疗方案。

六、内镜下双极电凝止血

鼻出血是耳鼻喉科常见的临床急症之一，可由鼻部疾病引起，也可由全身疾病所致，鼻出血多为单侧，少数病人可双侧同时出血。一般情况下因鼻腔局部因素引起的出血在临床上较为多见。

（一）目的

在鼻内镜引导下观察鼻腔出血点及治疗，在临床上进行鼻腔出血点视觉成像，并给予相应的处理和治疗。

（二）评估

1. 病人评估。

(1) 了解鼻腔结构、进行鼻腔疾病观察、内镜下鼻出血的治疗。

(2) 了解病人的病情，合作程度，向病人解释双极电凝止血的优点，操作方法及注意事项，缓解病人及家属焦虑情绪。

2. 评估环境。清洁、安静、安全。

（三）计划

1. 操作者。着装整洁，洗手，戴口罩、帽子，必要时穿戴隔离衣、防护眼罩。

2. 用物准备。鼻内镜主机＋光源、手套、手消液、鼻内镜、双极电凝仪、1% 丁卡因、1% 麻黄碱棉片、金霉素眼药膏等。

（四）实施

1. 打开内镜主机光源，连接鼻内镜。

2. 通过鼻内镜检查鼻腔情况，查找出血点，定位出血点。

3. 评估后，手持镜直视引导下，用麻黄碱和丁卡因棉片进行黏膜表面麻醉，连接双极电凝，给予局部电凝治疗。

4. 治疗后，局部会有烧灼后的白色假膜及少量干痂，表面给予涂金霉素眼药膏保护创面，并告知病人不能硬物触碰鼻腔。

5. 清洗内镜，严格按照内镜清洗消毒规范进行内镜清洗、消毒、备用。

（五）评价

鼻出血是否得到有效控制。

（六）健康教育

1. 告知病人保持鼻腔黏膜湿润，切勿挖鼻、用力擤鼻。

2. 嘱病人控制血压，保持大便通畅。

3. 口服抗凝药病人，请相关科室会诊，评估是否需要更换抗凝药。

（七）注意事项

1. 向病人及家属解释电凝时可能出现的情况及不适，征得病人及家属同意并签字后，方可以实施此项治疗。

2. 告知病人治疗当天禁止用热水洗澡，防止血管扩张再次出血。

七、内镜下鼓膜置管

在耳内镜引导下予以鼓膜成像，在临床上进行鼓膜及耳道视觉成像，清楚耳道结构及清理耳道内分泌物，并在耳内镜下进行活检及鼓膜置管等治疗。

（一）目的

1. 提高鼓膜置管成功率。

2. 改善听力，方便冲洗，治疗耳内科疾病等。

（二）评估

1. 病人评估。

(1) 了解病人的病情，合作程度。

(2) 向病人解释鼓膜置管的目的，操作方法及注意事项。

2. 环境评估。清洁、安静、安全。

（三）计划

1. 操作者。着装整洁，洗手，戴口罩、帽子。

2. 用物准备。耳内镜主机＋光源、硬质耳内镜、手套、手消液、注射器、盐水、鼓膜通气管、穿刺针、地塞米松注射液等。

（四）实施

1. 打开内镜主机光源，连接耳内镜。

2. 通过耳内镜观察耳道及鼓膜结构，评估鼓膜置管的风险，制订置管方案。

3. 评估后，一手持镜直视引导，先用穿刺针抽出耳内积液，然后注射温盐水冲洗鼓室，之后鼓室内给予注射用地塞米松注射液，后另一手持麦粒钳钳夹鼓膜通气管，再鼓膜穿刺，置入鼓膜通气管，确认鼓膜置管在理想位置。

4. 清洗内镜，严格按照内镜清洗消毒规范进行内镜清洗、消毒，备用。

（五）评价

置管过程是否顺利。

（六）健康教育

1. 鼓膜置管后，嘱病人洗澡时耳道不能进水，防止鼓室内感染。

2. 鼓膜置管一般会在 1～3 个月自行脱落，如不能自行脱落，可复查时在内镜下取出。

（七）注意事项

1. 向病人及家属解释鼓膜穿刺置管时可能出现的情况及不适，得到病人及家属的认同并签字后，方可实施此项操作。

2. 鼓膜穿刺冲洗时，注入的盐水及地塞米松注射液温度在 36～38℃，避免引起眩晕。

3. 鼓膜通气管置入后需评估病人舒适程度。

八、内镜清洗及消毒

内镜检查是耳鼻咽喉头颈外科诊断、治疗中不可或缺的一项工作，按照内镜清洗消毒规范进行内镜清洗、消毒，是内镜检查最基本的行为规范。

内镜清洗消毒技术是通过净水、酶液、邻苯二甲醛的处理将内镜上的微生物彻底清洗消除的方法。

（一）目的

清除内镜上的致病微生物，防止交叉感染。

（二）评估

1. 了解病人病情、病史、感染史。

2. 环境安静、消毒设备安全、内镜清洁。

（三）计划

1. 操作者准备。洗手、戴口罩、帽子、防水围裙、防水靴、防护眼镜等（图 2-37）。

2. 用物准备。生理盐水纱布、碘棉签、方纱等（图 2-38）。

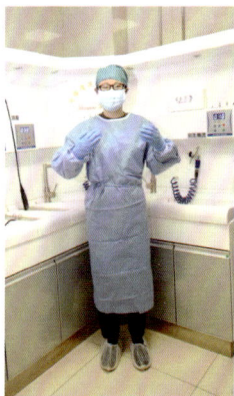

▲ 图 2-37　内镜清洗及消毒操作者准备

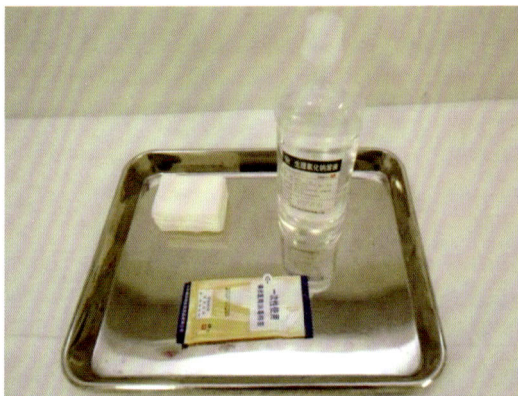

▲ 图 2-38　内镜清洗及消毒用物

（四）实施

1. 将使用过的内镜，放置污物治疗车上，上盖清洁治疗巾，通过污物通道送至内镜消毒间。

2. 测漏，净水初洗。

3. 用酶液浸泡 10min。

4. 用净水清洗。

5. 用邻苯二甲醛浸泡 5～10min。

6. 用净水终洗。

7. 干燥处理后挂镜柜内存储内镜，备用。

（五）评价

做好内镜消毒、维护，延长内镜使用年限。

（六）注意事项

1. 内镜分为软式内镜和硬质内镜，消毒时，在保护内镜的前提下，清除内镜上致病菌，动作要轻柔。

2. 内镜检查前，病人需出示近 3 个月血源性传播疾病的检查结果。

3. 做好内镜使用、清洗、消毒记录，登记病人姓名、性别、诊断、门诊号、血清四项结果、内镜编号等信息。

4. 内镜消毒室应定期做好台面、地面、空气消毒，每 3 个月进行内镜消毒监测。

练习题

（一）填空题

1. 多功能纤维鼻咽镜检查后需要禁食水 _____ 小时。

2. 硬质耳内镜检查是在硬质耳内镜直视下予以鼓膜成像，在临床上应用于检查 _____ 。

3. 鼻内镜检查前需要用 _____ 和 _____ 棉片进行黏膜收缩及表面麻醉。

4. 内镜引导下留置胃管的目的包括 _____ 和 _____ 。

5. 病人活检当日需要禁食、禁水 _____ 小时。

6. 临床上鼻出血可由 _____ 引起，也可由 _____ 所致。

7. 鼻出血多为 _____ 发病。

8. 鼓膜置管一般会在 _____ 自行脱落。

9. 内镜清洗消毒可以清除内镜上的 _____ ，防止交叉感染。

10. 内镜检查前，病人需出示近 3 个月 _____ 检查结果。

11. 内镜分为 _____ 和 _____ 。

（二）选择题

A1 型题（单句型最佳选择题）：每道试题由 1 个题干和 5 个供选择的备选答案组成。题干以叙述式单句出现，备选答案中只有 1 个是最佳选择，称为正确答案，其余 4 个均为干扰答案。干扰答案或是完全不正确，或是部分正确。

1. 多功能纤维鼻咽镜检查前黏膜表面麻醉药选择（　　　）

A. 普鲁卡因　　　　　　　　B. 丁卡因

C. 利多卡因　　　　　　　　D. 麻黄碱

E. 以上都不对

2. 鼻内镜检查的目的不包括（　　　）

A. 了解鼻腔结构及外观形态

B. 鼻腔疾病观察

C. 内镜下鼻出血的检查及治疗

D. 内镜下各种异物取出

E. 以上都不对

3. 成人留置胃管长度为（　　　）

A. 20～25cm　　　　　　　　B. 30～35cm

C. 40～45cm　　　　　　　　D. 45～55cm

E. 以上都对

4. 内镜下活检当日需要禁食水多长时间（　　　）

A. 1h　　　　　　　　　　　B. 2h

C. 3h　　　　　　　　　　　D. 4h

E. 以上都不对

5. 青少年鼻出血多发于（　　　）

A. 嗅裂区　　　　　　　　　B. 鼻中隔后端

C. 吴氏区　　　　　　　　　D. 利氏区

E. 以上都不对

6. 鼓膜穿刺冲洗时，注入的盐水及地塞米松注射液温度在（　　　），避免引起眩晕。

A. 36～38℃　　　　　　　　B. 25～30℃

C. 20～30℃　　　　　　　　D. 25～35℃

E. 以上都可以

（三）判断题：对一段叙述做出对（√）或错（×）的判断。

1. 鼓膜检查前，无须清理耳道耵聍及干痂。　　　　　（　　　）

参考答案

（一）填空题

1. 2

2. 鼓膜及外耳道情况

3. 麻黄碱；丁卡因

4. 使难置性胃管顺利置入，提高留置胃管成功率；减轻对病人病变部位的损伤

5. 4

6. 鼻部疾病；全身疾病

7. 单侧

8. 1～3 个月

9. 致病微生物

10. 血源性传播疾病

11. 软式内镜；硬质内镜

（二）选择题

1. B　　　　2. E　　　　3. D　　　　4. D　　　　5. D　　　　6. A

（三）判断题

1. ×

第五节　耳聋基因检测

一、耳聋基因检测

耳聋基因诊断又称耳聋分子诊断或 DNA 诊断，是通过分子生物学和分子遗传学的技术，检测耳聋相关基因分子结构水平和表达水平是否异常，从而对耳聋的病因做出判断。

（一）目的

明确耳聋分子病因、筛查出耳聋基因携带高危人群，评估高危家庭生育聋儿的风险，减少子代耳聋的发生，从而减少聋人家庭的经济及精神负担。

（二）评估

通过受检者听力学、影像学、耳聋家族史等情况，综合评估遗传风险。

（三）计划

以下人群可进行基因检测。

1. 耳聋病人及其主要家庭成员。

2. 育有耳聋孩子的听力正常的父母。

3. 拟应用氨基糖苷类药物治疗的人群。

4. 正常孕妇。

5. 新生儿。

（四）实施

1. 正常人群 / 孕妇及配偶。行筛查，不需空腹，检测者抽静脉血6～10ml。

2. 先天性耳聋家族。

(1) 本人听力正常者：同正常人群检测方案。

(2) 本人听力异常 / 聋哑者：需行听力检查和颞骨 CT；不需空腹，本人及家族成员各抽静脉血 6～10ml。

3. 已生育聋儿家庭。携带聋儿听力报告及影像学资料（CT/MRI）；不需空腹，聋儿及父母各抽静脉血 6～10ml。

（五）评价

1. 明确病因，可以明确受检者的基因是否有致聋性。

2. 耳聋基因筛查可以指导再生育的家庭优生优育，减少聋儿出生。

（六）注意事项

1. 耳聋基因诊断对于待检测者而言，只需采集外周血或足跟血或口腔黏膜脱落上皮，由专业人员提取 DNA 进行检测（图 2-39 和图 2-40）。

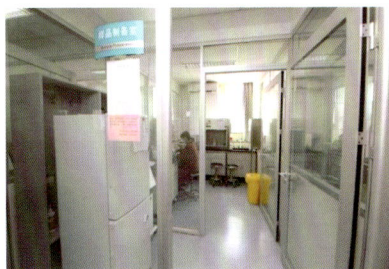

▲ 图 2-39　耳聋基因检测（一）

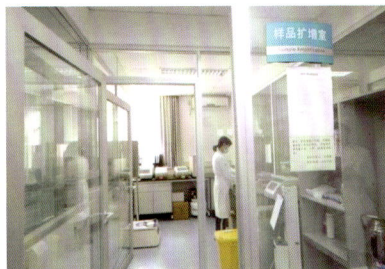

▲ 图 2-40　耳聋基因检测（二）

2. 对于有耳聋产前诊断需求的孕妇而言，在 B 超引导下取胎儿的羊绒毛膜、羊水或脐带血，交由专业人员提取 DNA 进行检测。

（七）健康教育

1. 对于基因携带的家庭应做遗传咨询。

2. 检查报告出来后，建议病人咨询耳科遗传学专家。

参考文献

[1] 戴朴，袁永一. 耳聋基因诊断与遗传咨询 [M]. 北京：人民卫生出版社，2018.

练习题

（一）填空题

1. 对于有耳聋产前诊断需求的孕妇而言，在 B 超引导下取胎儿的 _____、_____ 或 _____，交由专业人员提取 DNA

进行检测。

2. 耳聋基因诊断是通过 _____ 和 _____ 的技术，检测耳聋相关基因分子结构水平和表达水平是否异常，从而对耳聋的病因做出判断。

（二）选择题

A1 型题（单句型最佳选择题）：每道试题由 1 个题干和 5 个供选择的备选答案组成。题干以叙述式单句出现，备选答案中只有 1 个是最佳选择，称为正确答案，其余 4 个均为干扰答案。干扰答案或完全不正确，或部分正确。

1. 已生育聋儿家庭做基因检测时，下列哪项不是必需的（　　）

A. 聋儿听力报告

B. 聋儿影像学资料（CT/MRI）

C. 聋儿及父母各抽静脉血 6～10ml

D. 不需空腹

E. 需空腹

（三）判断题：对一段叙述做出对（√）或错（×）的判断。

1. 耳聋基因诊断可以明确耳聋分子病因，减少子代耳聋的发生，从而减少聋人家庭的经济及精神负担。　　　　　　　（　　）

2. 口腔黏膜脱落上皮可以进行耳聋基因诊断。　　　　（　　）

参考答案

（一）填空题

1. 羊绒毛膜；羊水；脐带血

2. 分子生物学；分子遗传学

（二）选择题

1. E

（三）判断题

1. √　　2. √

第六节　听觉辅助检查

一、声源定位测试

声源定位是听者对声源空间位置的判定，包括声源的方位角位置、声源与听者的距离及运动声源的运动速度的判定。

（一）目的

反映受试者在安静环境下所能判断水平方位各个角度声音来源的角度辨别阈值，了解声源定位能力正常与否以及能力损失的程度与性质，并作为诊断和处理依据。

（二）评估

1. 评估环境是否适宜操作。

2. 评估病人耳道，检查鼓膜情况，并观察受试者是否主动、准确地配合声源定位测试，是否能听到声音做出反应，并坚持把检查做完。

（三）计划

1. 操作者准备。着装整洁，洗手，戴口罩。

2. 用物准备。检查用椅，测听仪，测听检查单。

3. 环境准备。关闭门窗，调室温，请无关人员回避，保持安静等。

（四）实施

1. 扩音器设置。扩音器一共 12 个，每个扩音器在距离受试者头部正中 1m 的位置呈扇形排列，每个间隔 15°，从偏离 187.5° 的位置开始设置 1 号扩音器（位于受试者的右手边）。受试者背对扩音器，面向显示屏 / 键盘 / 鼠标。所有扩音器均与受试者耳部在同一水平高度，同时扩音器根据弧度调整面向角度。可从天花板悬吊一个回形针或类似物，有助于确定受试者处于中心位置，确保头部正中距离每个扩音器均为 1m 远（图 2-41）。

2. 校验

(1) 打开 i-CAST，选择利用 MOTU 声音定位，然后选择 Advanced/Setup ASIO Controls（图 2-42）。

(2) 确认打开 MOTU。将声压计放在距离扩音器 1m 远的同样高度；

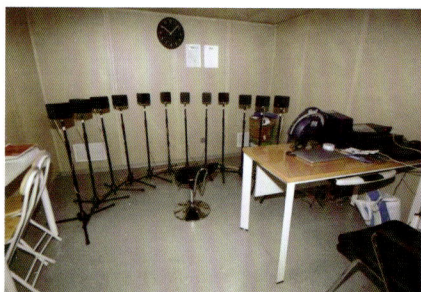

▲ 图 2-41 扩音器设置

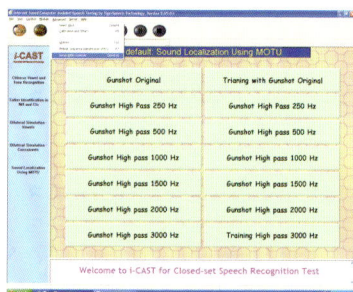

▲ 图 2-42 声源定位测试（一）

确认声压计已选择 slow response 及 A-weighting。

① 通过勾选激活方法 "ASIO-based Sound"。

② 在 "频率" 框输入 "0"（Hz）。

③ "0" 表示将播放言语形成（speech-shaped）的噪声；如果输入其他＞0 的数值，那么就播放对应的频率。如果你想使用其他的文件进行校验，那么在校验文件对话框上传你需要的文件，并激活 "使用以下文件进行校验"。

④ 选择输出通道。

⑤ 激活循环播放。

⑥ 校准响度默认值为 65dB；校准后声压计也应该显示这个数值。

⑦ 实际输出响度默认值亦为 65dB。校验后，可以在该对话框中输入任何需要的数值，其单位为 SPL。

⑧ 点击播放：声音会从 1 号扩音器输出。调整功放的通道音量直到声压计读数显示为 65dB。

⑨ 点击停止、暂停播放。对每个扩音器重复以上步骤进行校验（图 2-43）。

3. 声源定位测试

(1) 打开 i-CAST。校验（图 2-44）。

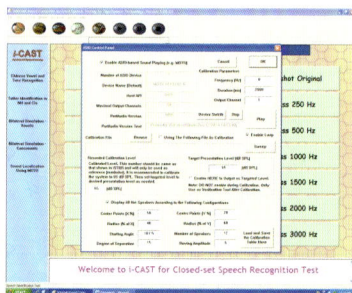

▲ 图 2-43 声源定位测试（二）

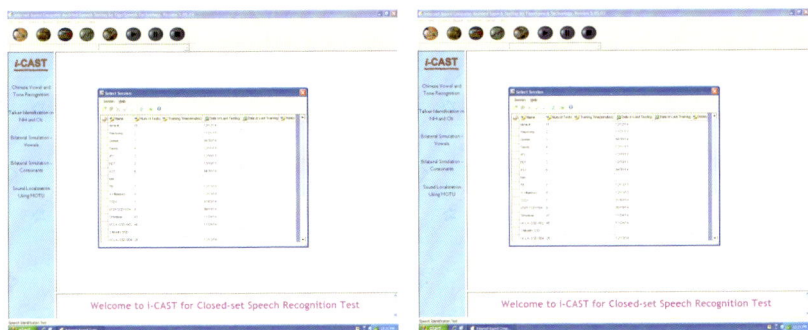

▲ 图 2-44　声源定位测试（三）

可以从下拉菜单中选择以前的课程，也可以点击"新课程"创建新课程（1），命名课程并从课程表单中选择新建课程。也可以点击"新课程"创建新课程（1），命名课程并从课程表单中选择新建课程。

(2) 确认 MOTU 打开。选择高级 / 设置 ASIO。

①激活 "ASIO-based Sound"。

②系统校验响度默认值为 65dB；校准后声压计也应该显示这个数值。

③实际输出响度默认值亦为 65dB。校验后，可以在该对话框中输入任何需要的数值，其单位为 SPL。

④在浮动幅度输入 "6" dB。这将使实际输出响度（65dB）在 ±3dB 范围内变化。虽然这样可能使定位任务变难，但可以防止聆听者只依靠扩音器间的响度差异来进行定位（图 2-45）。

4. 选择 Sound Localization with MOTU，然后 Gunshot Original（图 2-46）。

5. 选择 Control/ 预览语音进行刺激声预览（图 2-47）。

6. 点击播放，枪声会依次从 1 号播放到 12 号扩音器，同时屏幕会标出播放声音的扩音器，整个系列播放两遍（图 2-48）。

7. 点击开始进行测试，测试开始后测试界面变全屏显示。如果想回到菜单，点击 Esc。每次系统随机选择扩音器进行播放。要求受试者选出最接近播放声音的扩音器，如果不能确定就根据猜测选择。每轮测试共24个播放音（每个扩音器播放2遍）（图2-49）。

8.测试结束，结果会以混淆矩阵表显示。你可以点击 File/Print 打印结果，用于报告的得分为 RMS error。混淆矩阵每行显示的是实际播放的扩音器，每列显示的是受试者选择的扩音器。以下图2-50为例，1号扩音器（187.5°）播放了2次，也被选择了2次。3号扩音器（217.5°）播放了2次，但受试者均选择了4号扩音器（232.5°）。由于扩音器间隔为15°，RMS error 在下图中显示12.62就意味着聆听者的定位误差在相邻1个扩音器以内。

（五）评价

1.声源定位反应病人主观声源定位能力。

2.声源定位测试时要随时评估病人配合的准确度。

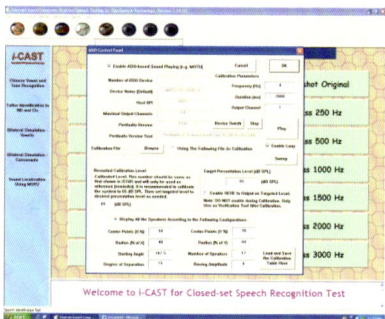

▲ 图2-45　声源定位测试（四）

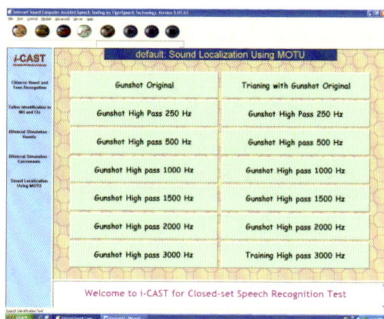

▲ 图2-46　声源定位测试（五）

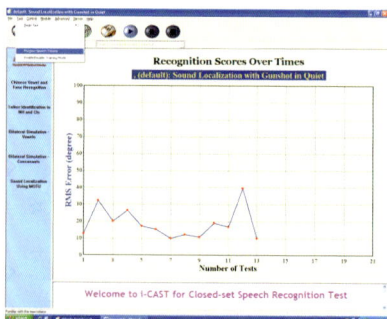

▲ 图2-47　声源定位测试（六）

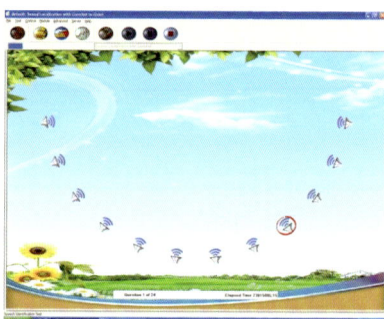

▲ 图2-48　声源定位测试（七）

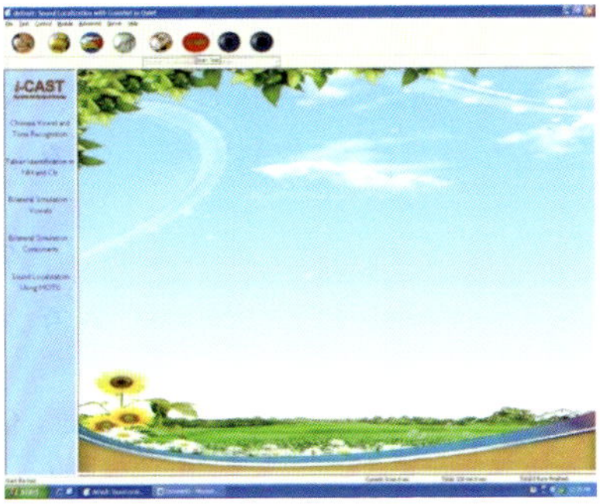

▲ 图 2-49　声源定位测试（八）

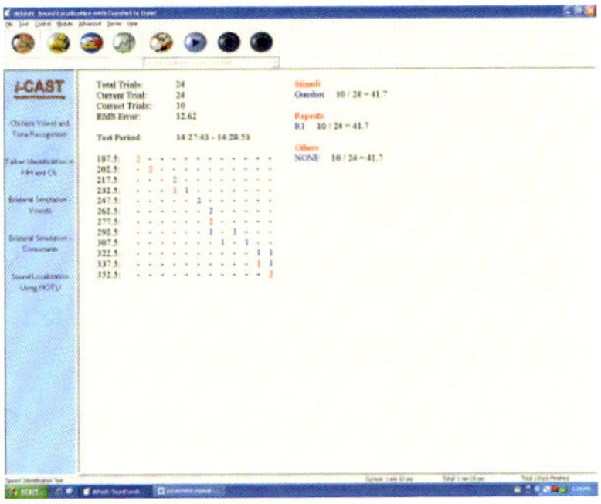

▲ 图 2-50　声源定位测试（九）

（六）健康教育

1. 告知病人正确配合方法。

2. 教会病人测试过程中的配合。

（七）注意事项

1. 测试仪器是否运转良好。

2. 环境需安静，注意控制背景噪声，使受试者集中注意力。

3. 向病人解释并取得充分配合。

4. 测试过程中适当与病人交流以取得更好地配合。

参考文献

[1] Carlile S, Leung J. The perception of auditory motion [J]. Trends Hear, 2016. 20: 1.

[2] 俞倩，李佳楠，杨仕明 . 声源定位测试的研究现状 [J]. 中华耳科学杂志，2016, 14(4): 545-548.

二、咽鼓管功能检测

咽鼓管功能检测（tubomanometry，TMM），主要用于检测咽鼓管功能。咽鼓管是连接鼻咽部和中耳鼓室腔的通道样结构，是中耳通气引流的唯一通道，其主要功能是平衡中耳与外界大气压力和引导中耳内分泌物流入鼻咽部。

（一）目的

反映受试者在做含水吞咽动作时，受到来自外界给予鼻腔的30mbar、40mbar、50mbar压力时咽鼓管的开放及压力变化情况。

（二）评估

1.评估病人耳道，检查鼓膜情况，并观察病人是否能准确地配合完成检查。

2.评估环境是否适宜操作。

（三）计划

1.操作者准备。着装整洁，洗手，戴口罩。

2.用物准备。TMM设备、TMM测试软件、鼻压管、耳压管、鼻塞、耳塞、电耳镜、膝状镊、酒精纱布、饮用水。

3.环境准备。关闭门窗，调室温，请无关人员回避，保持安静等。

（四）实施

1.将TMM设备相关配件连接完毕，包含鼻压管、耳压管两根软管及相关鼻塞、耳塞配件。

2.连接TMM设备，开机，打开测试软件。

3.新建病例。

4.了解病人病情，检查外耳道及鼓膜情况，选择检查模式。

5.病人端坐，抬头挺胸。

6.将耳塞塞入病人外耳道，通过软件观察耳压变化基线平稳即为耳塞塞紧（图2-51）。

7.嘱病人含一小口水勿咽下。

8.将机器压力调节至30mbar，将鼻塞塞紧，嘱病人将口中水一次咽下，头部动作不宜过大（图2-52）。

9.观察软件曲线，待曲线自动标示停止后，重新标注P1、C1、C2三个标注点，软件读出R值。

10.如耳塞、鼻塞漏气，病人配合不佳导致检测不成功，可重复以上动作。

11.重复以上步骤，继续测试40mbar、50mbar两个压力。

12.根据R值及病人主诉，完成ETS分值表格，测试完毕。

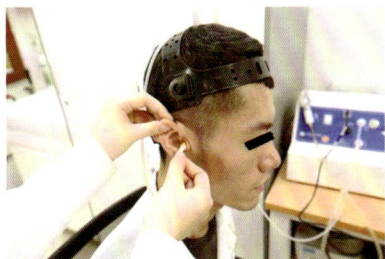

▲ 图 2-51　咽鼓管功能检测（一）

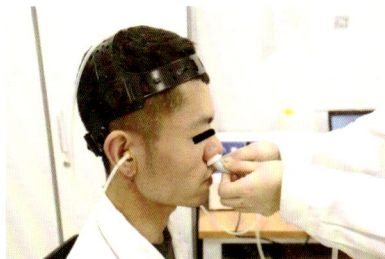

▲ 图 2-52　咽鼓管功能检测（二）

（五）评价

1. 判断病人在检查过程中的配合情况。

2. 判断病人的咽鼓管功能情况。

（六）健康教育

1. 告知病人正确的测试方法，以取得配合。

2. 教会病人测试过程中准确完成吞咽动作。

（七）注意事项

1. 测试过程中，病人含水吞咽时，水量宜少，避免呛咳。

2. 机器使用频率不高时，请注意 TMM 关机保护。

3. 机器测试间隙，请将压力调节至 30mbar 上下。

4. 耳塞、鼻塞一人一用，按要求清洁、消毒。

5. 安装测试软件的计算机勿连接互联网，操作系统不要进行日常更新，如软件操作故障，及时联系工程师维护。

三、助听器验配

耳聋病人通过佩戴助听器改善其弱听状况，使之在不损伤残余听力和保证舒适的前提下能够听见声音，听清语言。

（一）目的

1. 改善耳聋病人弱听状态。

2. 帮助耳聋病人参与社会活动，提高生存质量。

（二）评估

1. 评估环境是否适宜操作。

2.根据病人的病情、年龄及问诊、查体情况，以及外耳道检查、听力学检查、影像学检查结果，综合评估病人是否适宜佩戴助听器。

(1) 外耳道检查：耳道是否畅通，耳道内是否有耵聍，是否有外耳、中耳疾病，如有应先行治疗处理。

(2) 听力学检查：包括纯音测听、声导抗、行为测听、视觉强化测听、耳声发射、40Hz 诱发电位、ABR、ASSR、言语识别率测试。

(3) 影像学检查：CT、MRI。

（三）计划

1.操作者准备。着装整洁，洗手，戴口罩。

2.用物准备。助听器、各型耳塞、调试软件。

3.环境准备。关闭门窗，调室温，请无关人员回避，保持安静等。

（四）实施

1.成人助听器验配试听流程。

(1) 根据病人听力状况及病人需求推荐适合的助听器（包括助听器性能与样式）。

(2) 试听（距离病人 1～3m 正常音量交谈）

① 助听器增益补偿适当，音量适中：用正常音量讲话（约 60dB），病人听到的感觉应不大不小，音量适合。

② 评价声音的动态范围是否恰当，小声听得到，大声受得了：分别用小声讲话和很大的声音来测试病人的反应。

③ 评价助听后音质是否自然、有无失真状况：声音被助听器放大后，病人听到的声音是否有变粗、变细、变尖等不正常状况。

④ 评价助听后噪声状况：佩戴助听器后，被放大的环境噪声是否能够听到，听到是否可以接受。

⑤ 评价助听后堵耳效应状况，自己说话的感觉：病人耳道被助听器耳塞塞住后，病人听到自己说话的声音变粗、变闷，这种情况能否接受。

⑥ 评价助听后言语分辨率状况：根据病人听力损失程度以及各频率损失状况，用相似频率的字、词、句子测试病人佩戴助听器后听清楚的程度。

(3) 根据病人的反馈，以及操作者的观察评估以上六项结果，对助听器的放大参数、耳塞进行相应调整，直至病人获得满意的听力。

2. 儿童助听器验配流程。

(1) 根据患儿听力状况及患儿家属要求推荐适合的助听器。

(2) 依据听力测试结果设置助听器放大参数，给予适当的增益补偿。

(3) 佩戴助听器后观察患儿反应。

注意：对于初次佩戴助听器的患儿要考虑到听力测试结果和真实听力可能存在的误差，为了避免由于增益过高导致残余听力损伤，应先给予低于理论值 2～5dB 的增益。佩戴一段时间后通过观察患儿的反应再做相应调整。

（五）评价

1. 成人助听器效果评估。

(1) 真耳分析评估（real ear measurement，REM）。

(2) 问卷评估。

2. 儿童助听器效果评估。

(1) 林氏六音。

(2) 询问家属。

(3) 声场评估。

(4) 真耳分析评估（REM）。

（六）注意事项

1. 助听器适应过程。

佩戴助听器应从安静环境慢慢过渡到嘈杂环境，佩戴时间应从短时间慢慢过渡到长时间，循序渐进，慢慢适应。

(1) 第 1 周，在安静环境下，每天佩戴 1～2h 熟悉声音，辨别声音。

(2) 第 2～4 周，在安静环境下，每天佩戴 3～5h 练习与他人交谈。

(3) 第 5～6 周，可在较嘈杂的环境下，每天佩戴 6～8h 与他人交流。

(4) 第 6 周后，可在任意环境下佩戴 8h，甚至 1 天。

2. 佩戴后的跟踪。

助听器从佩戴之日起的第 3 周、第 6 周、第 6 个月应回访病人的佩戴状况。回访内容依据时间包括佩戴的舒适状况，音量大小是否适合，音质是否正常，言语是否清晰等。如出现问题应返回处理。

3. 儿童言语康复。

对于<2岁半的语前聋患儿，佩戴助听器后，应告知患儿家长在家进行听声、辨声、言语康复训练的方法及其重要性。而对于2岁半以上的患儿在佩戴助听器后，不仅要在言语康复中心训练，还要配合家庭言语康复训练，这样才能有效地恢复患儿的言语功能。

（七）健康教育

1. 适于佩戴助听器的人群。

(1) 感音神经性聋、传导性聋、混合性聋。

(2) 经治疗无法恢复的永久性耳聋。

(3) 单侧及不对称耳聋。

(4) 老年性聋、先天性聋等。

2. 病人需每年复测听力一次，如听力有变，应调整助听器参数。

四、取制耳印

取制耳印是制作耳模和定制式助听器必不可少的环节，耳印是制作耳模和定制式助听器的耳形样本。

（一）目的

1. 制取外耳道耳印，便于制作个性化助听器耳塞。

2. 提高助听器佩戴的舒适度。

（二）评估

1. 评估环境是否适宜操作。

2. 评估病人耳道，检查鼓膜情况，并观察受试者是否主动、准确地配合制取耳模。

（三）计划

1. 操作者准备。着装整洁，洗手，戴口罩。

2. 用物准备。耳印材料、注射器、无菌脱脂棉、丝线。

3. 环境准备。关闭门窗，调室温，请无关人员回避，保持安静等。

（四）实施

1. 向病人描述取印过程，取得配合。

(1) 取印时头部固定不动，不说话、不做咀嚼和吞咽动作。

(2) 如需制作密封程度高的耳模，可采用张嘴取耳印的方式。

2. 检查耳道。

(1) 耳道有手术史者，根据情况慎取或禁取耳印。

(2) 耳道耵聍过多时给予清除后再取。

(3) 有外耳道疾病时治疗康复后再取。

(4) 耳毛过多，需先剪除。

3. 取印。

(1) 根据耳道大小选择适合棉片，棉片应完全堵住耳道。避免耳印材料碰到鼓膜。

(2) 所需棉片深度为

① 耳模：超过耳道 S 弯的第二弯 2mm。

② 耳道 / 耳内式助听器：超过耳道 S 弯的第二弯 2mm。

③ 深耳道助听器：超过耳道 S 弯的第二弯 5mm。

(3) 根据耳道大小取适量耳印材料，将 A、B 两种材料按 1∶1 的比例迅速混合均匀。

(4) 用注射器将混合好的材料均匀注入病人外耳道、耳甲腔、耳甲艇处（图 2-53）。

(5) 等候 4～5min，待耳印材料硬化后，轻拉病人耳郭使耳印松动，使空气进入耳道，缓慢取出耳印。

(6) 取出耳印后要再次检查耳道。查看棉片或耳印材料是否完整取出，如有遗留在耳道内及时清理。

（五）评价

1. 评价耳印是否合格（图 2-54）。

(1) 耳印表面平滑，无气孔，无明显的凹陷。

(2) 外耳道口完整，耳轮脚完整有曲度，耳屏清晰，耳甲腔完整。

(3) 耳印的长度符合规定要求。

2. 耳印制取后病人外耳道无充血不适。

3. 制取过程与病人沟通语言规范。

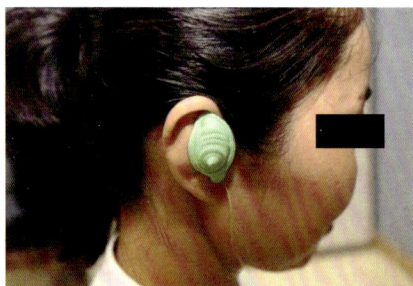

▲ 图 2-53　取制耳印

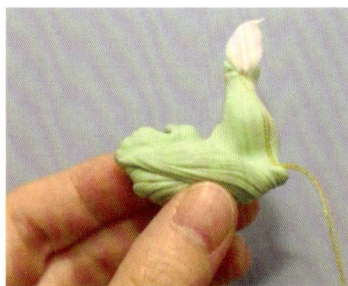

▲ 图 2-54　合格的耳印

（六）健康教育

1. 告知病人制取耳印的过程及注意事项，以取得合作。

2. 注意制取过程中与病人的沟通，使病人配合制取合格的耳印。

（七）注意事项

1. 耳印制取需满足下列要求。

(1) 密封：阻断声音回路，避免声反馈。

(2) 固定：固定助听器，使助听器不易脱落。

(3) 改善：改善助听器的声学效果。

2. 如取出耳印不合格需重复制取时，单耳每日限制在两次内，因取模次数过多会造成耳道皮肤充血。

五、人工耳蜗临床应用

人工耳蜗的基本结构包括体外部分和植入部分，体外部分包括麦克风、言语处理器、发射线圈及连接导线。植入部分包括接收线圈、刺激器和电极（图2-55）。

人工耳蜗基本工作原理：方向性麦克风接收声音后，将信号传到言语处理器，言语处理器将声音信号放大、过滤、数字化、并选择有用的信息按一定

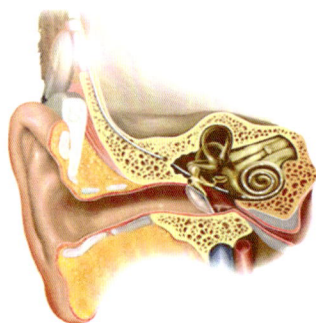

▲ 图 2-55　人工耳蜗植入部分

的言语处理策略进行编码，将编译后信号传至头件的发射线圈。皮外发射线圈和埋植于皮下的接收线圈以无线电波的方式实现信号的传送、接收。植入体接收无线信号将其转为电信号传至耳内电极，并由电极直接刺激听神经纤维，最后大脑将电信号识别为声音而产生听觉。

（一）目的

人工耳蜗植入术前评估及术后调机。

（二）评估

人工耳蜗术前评估包括以下几步。

1. 病史采集。通过询问病史了解听力损失可能的发病原因，重点了解听力损失的病因和发病过程。详细了解病人的听力史、耳鸣与眩晕史、耳毒性药物接触史、噪声显露史、全身急慢性感染史、耳科既往史、听力损失家族史、助听器配戴史、发育因素（全身或局部的发育畸形、智力发育等）和其他病因（如癫痫和精神状况等）。听力损失患儿还应包括母亲妊娠史、生产史、小儿生长史、言语发育史等。此外还应了解病人的言语—语言能力（如发音清晰度、理解能力、表达能力等）及改善交流的愿望。

2. 听力学评估。

(1) 纯音测听：包括气导和骨导阈值。6 岁及以下小儿可采用小儿行为测听法，包括行为观察、视觉强化测听和游戏测听。

(2) 声导抗测试：包括鼓室图和镫骨肌反射。

(3) 听觉诱发电位：包括听觉脑干反应（ABR）、40 Hz 听觉事件相关电位或听性稳态反应（auditory steady-state response，ASSR），以及耳蜗微音电位检查。

(4) 耳声发射：畸变产物耳声发射或瞬态诱发耳声发射。

(5) 言语测听：可分为言语识别率和言语识别阈测试，根据病人的年龄和言语认知水平选用适宜的开放式和（或）闭合式言语测试材料。

(6) 助听效果评估：助听器优化选配后的助听听阈测试和（或）言语识别测试。

(7) 耳科检查，包括耳郭、外耳道和鼓膜等。

(8) 前庭功能检查有眩晕病史，但能配合检查。

纯音测听结果可靠、重复性好，能够反映从外耳到听觉中枢整个听觉传导通路的情况，它的频率特异性好是目前任何客观听力检查无可比拟的。但纯音测听作为主观反映，需要受试者对测试做出配合，因此，其结果会受到受试者动机和反应能力等非听性因素的影响。与言语测试相比，纯音测听不能评估言语交流能力。与 ABR 相比，不能对感音神经性耳聋进行定位诊断。此外，小儿的年龄、智力、交往能力、言语发育决定着小儿行为测听要比成人面临更多的困难和挑战。因此，需要更全面的客观检查来帮助定性定位，如声导抗、DPOAE、ABR、40Hz AERP、ASSR 等。

3. 医学评估。一般状况检查包括血压、心率、呼吸、心脏、肺、肝脏、肾脏、皮肤、神经系统在内的全身物理检查，心肝肾等主要脏器的血液生化检查，还有心电图，胸部 X 线片等常规术前检查。

4. 影像学评估。高分辨率 CT 能良好地反映外、中、内耳的骨性解剖结构。MRI 能清晰地显示脑脊液、神经结构和内耳膜迷路的淋巴液。目前这两种检查已是人工耳蜗植入的术前常规检查，可排除颞骨骨性和膜性结构的病变。

5. 心理发育评估。主要进行的是心理智能测试。医护人员及康复人员了解小儿心理智能水平，有利于合理确定今后听力语言康复教育的速度、内容。家长了解小儿智力水平，有利于对人工耳蜗植入建立合理的期望值。

（三）计划

病人实施人工耳蜗植入术（图 2-56 和图 2-57）后，需进行人工调机才能实现听力重建，调机一般分为开机和随访调机两种形式。

1. 人工耳蜗开机。一般在人工耳蜗植入术后 2～4 周，术后开机需要听力学专业人员为人工耳蜗术后病人激活人工耳蜗系统，保证病人在安全并可接受的刺激水平下重新建立听觉。

2. 人工耳蜗随访调机（图 2-58）。随访调机是通过调整人工耳蜗系统，使得电刺激的范围与人工耳蜗系统使用者的自身听觉动态范围得到最接近的映射（mapping），使使用者逐步适应之后获得最优听觉补偿。随访调机通常在开机后的 1 个月、2 个月、3 个月、6 个月及 12 个

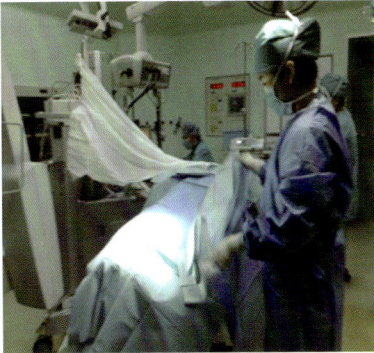

▲ 图 2-56　人工耳蜗植入术（一）

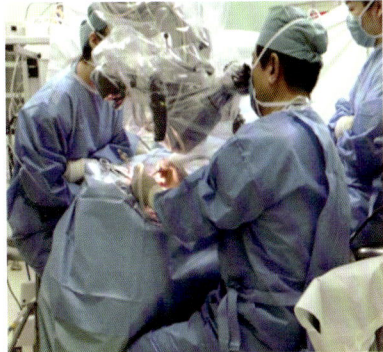

▲ 图 2-57　人工耳蜗植入术（二）

月进行，之后建议使用者每年调机 1 次，或根据使用情况安排调机。

（四）实施

人工耳蜗植入术的常规方法是通过打开面神经隐窝经圆窗或圆窗龛前下植入耳蜗电极入鼓阶，至目前为止国内外进行人工耳蜗植入术时基本上均选用此方法。手术后病

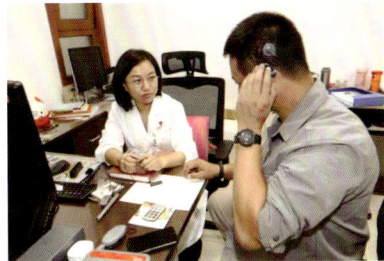

▲ 图 2-58　人工耳蜗随访调机（一）

人需要拍摄内听道矢状位 X 线片，经调机师确认人工耳蜗电极完全植入耳蜗内后，进行人工耳蜗调机的预约。调机流程大致为以下几步。

1. 连接设备。

2. 新建或读取病人数据。

3. 阻抗测试。

4. 创建程序，选择语言编码策略。

5. 设定 T 值。

6. 设定 M 值或 MCL 值或 C 值。

7. 激活程序。

8. 程序存储等。

其中 T（threshold）值是能产生听觉感受的最小电刺激量。M 值、

MCL 值或 C 值都是指舒适阈值，M（most comfortable）值是产生最舒适听觉感受的电刺激强度。MCL（maximum comfort level）值是产生最舒适听觉感受时的最大电刺激强度。C（comfortable）值是产生舒适听觉感受的电刺激量。成年病人可将自己对声音的舒适感进行描述，反馈给调机师（图 2-59）。

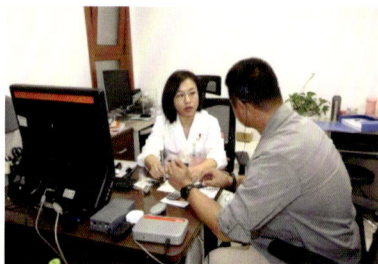

▲ 图 2-59　人工耳蜗随访调机（二）

（五）评价

1. 人工耳蜗调机后助听听阈评估。

2. 人工耳蜗调机后言语识别能力评估，对于不能配合的婴幼儿可以采用问卷评估。

3. 人工耳蜗病人回归正常社会的生活质量状况评估。

（六）健康教育

1. 告知人工耳蜗病人定期维护和检测人工耳蜗处理器。

2. 指导病人，尤其是患儿在调机过程中配合完成行为测听及进行各项评估。

3. 科学的言语康复训练。人工耳蜗植入技术是听障儿童回到有声世界的基础，植入术后进行科学的言语康复训练是使其回归社会的必备条件。听障儿童植入人工耳蜗后需进行科学的言语康复训练来重新培养、建立听觉言语系统，这是一个长期的过程，此期间需要病人家庭的大力支持。家长是听障儿童最亲近的人，可以承担一部分康复训练师的职能，但要扮演好这个角色，在术前即应开始学习人工耳蜗知识，最好参与康复中心的家长培训班进行系统学习。家长根据术前儿童的基础，建立好康复训练起点，术后及时进入角色。在康复训练的过程中，家长要有合理的期望值。因每位听障儿童术前情况各有不同，这就造成了术后康复时间有长有短、术后进步有快有慢的情况。

（七）注意事项

1. 定期检查人工耳蜗调机硬件设备是否运转良好。

2. 及时更新人工耳蜗调机软件，保持与目前的处理器设备同步。

3. 人工耳蜗调机环境需安静，避免影响受试者注意力，调机过程中注意与病人的互动。

4. 开机时耐心向病人解释人工耳蜗的杂音、失真等问题。

5. 密切观察小儿调机时的反应，以防刺激声过大引起不适。

参考文献

[1] 杨仕明，侯昭晖，李佳楠. 疑难复杂人工耳蜗植入术中 CT 导航 [J]. 中国医学文摘 (耳鼻咽喉科学)，2015, 30(5): 245–248.

[2] 韩东一. 人工耳蜗植入的有关问题 [J]. 中华耳鼻咽喉头颈外科杂志，2004, 39(10): 577–578.

[3] 郗昕. 人工耳蜗植入后听力言语康复研究进展 [J]. 中华耳科学杂志，2015, 13(4): 562–567.

[4] 刘军，李万鑫. 遗传性耳聋的人工耳蜗植入康复 [J]. 中国听力语言康复科学杂志，2016, 14(1): 1–6.

[5] 于丽玫，李佳楠，王丽燕，等. 儿童诺尔康人工耳蜗植入者术后长期康复效果分析 [J]. 中华耳鼻咽喉头颈外科杂志，2015, 50(8): 646–650.

[6] 刘军，冀飞，李万鑫. 重度 – 极重度感音性聋老年人人工耳蜗植入的初步探讨 [J]. 山东大学耳鼻喉眼学报，2017, 31(5): 10–15.

[7] 辜萍，戴朴，马崇智. 人工耳蜗电极设计策略和临床应用 [J]. 中华耳科学杂志，2016, 14(2): 282–286.

[8] 陈艾婷，王倩，冀飞，等. 人工耳蜗调机流程 [J]. 中国听力语言康复科学杂志，2017, 15(2): 145–148.

[9] 屈歌，于萍，李佳楠，等. 人工耳蜗植入者音乐感知研究进展 [J]. 中华耳科学杂志，2015, (4): 742–745.

[10] 钟玲玲，郭维维，杨仕明. Waardenburg 综合征与前庭障碍的关系 [J]. 中国听力语言康复科学杂志，2016, 14(1): 41–44.

[11] 冀飞，王倩，陈艾婷，等. 听神经病病人人工耳蜗植入术后效果回顾和追踪 [J]. 中华耳鼻咽喉头颈外科杂志，2018, 53(3): 196.

[12] 张森，洪梦迪，王青春，等. 低龄人工耳蜗植入病人术后开机时间的初步探讨 [J]. 中国听力语言康复科学杂志，2018, v.16; No.88(3): 79–82.

[13] 万建见，刘万红. 人工电子耳蜗植入术后电极阻抗和 T/C 值变化的临床研究 [J]. 世界最新医学信息文摘，2018, 18(27): 2.

六、助听器和人工耳蜗效果评估和测试

病人选配助听器或人工耳蜗植入开机前后，对其效果的评估和测试。评估分为听觉能力和语言能力评估。

（一）目的

1.助听前评估是明确听力损失程度和性质，了解其特点，对康复辅具选择提供指导，预判康复效果，为选择合适的干预手段提供依据。

2.助听后评估可以验证助听效果，检查装置的功能状态，用于咨询、验证及评价听力言语康复成效。

（二）评估

1.评估病人佩戴的助听器或人工耳蜗是否正常工作，设置的程序、音量、灵敏度是否正常。

2.病人能否配合测试，例如能否利用助听装置对测试声音做出反应。

3.根据病人的听觉能力和语言水平选择合适的测试方式和材料。

（三）计划

1.操作者准备。着装整洁，洗手，必要时戴口罩。

2.用物准备。测试用声场或耳机、检查用椅，测听仪，测听检查单。

3.环境准备。关闭门窗，调室温，请无关人员回避，保持安静等。

（四）实施

1.听觉能力评估。助听装置效果的听觉能力评估，通常采用数量评估、听觉能力功能评估和问卷评估方法进行综合评价。

(1) 数量评估：一般指助听听阈测试，是初步确定听力损失经过助听补偿后的音频感受范围是否在正常人听觉言语区域，判断该听障儿童佩戴的助听设备是否合适，并对其助听效果做出定量评价（图2-60和图2-61）。采用的是啭音或窄带噪声，选择的给声频率范围为250～4000Hz（也可扩展至8000Hz）。值得注意的是助听听阈评估虽然可以评估助听装置的听力补偿情况。但是这类检查无法判断助听装置能否听清、听懂语言。

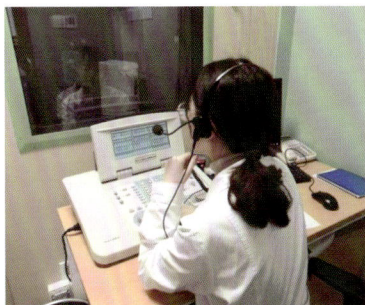

▲ 图 2-60 助听效果评估

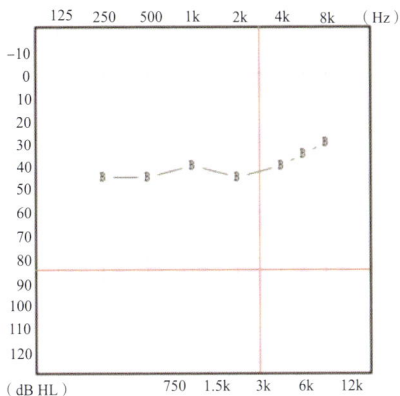

▲ 图 2-61 言语香蕉图或纯音听力图

(2) 听觉能力功能评估：语言能力是了解听觉径路全过程的方法，可以进一步明确助听设备为佩戴者提供帮助的程度。功能评估只有用言语声或复合音作为测试音测听才能实现。目前开发了多款适合不同年龄、不同水平的听障病人的测试材料。常用的有以下几种。

① 林氏六音测试：测试选用 /u/、/a/、/i/、/s/、/sh/、/m/ 6 个音作为测试音，考察病人的察觉或识别能力及助听后的变化。

② 解放军总医院评估材料（郗昕等）：安静及噪声环境下汉语普通话测试（心爱飞扬）包括单音节、双音节、语句识别等。

③ 中国听力语言康复研究中心评估材料（孙喜斌等）：听障儿童听觉能力评估材料包括适合 6 岁以下儿童的自然环境声识别、语音识别、数字识别、声调识别、单音节词（字）识别、双音节词识别、三音节词识别、短句识别、选择性听取等 9 个方面内容。

④ 华西医院评估材料（郑芸等）：普通话早期言语感知测试（mandarin early speech perception test，MESP），包括言语声察觉、节律感知、声调识别等。

(3) 问卷评估：问卷类评估工具侧重于考察病人的听觉表现，用于不能主动配合测试的低龄听障儿童的能力评价。通过访问家长或老师对听障儿童日常的表现进行测试。

① 有意义听觉整合问卷（meaningful auditory integration scale，MIAS），

和修正对 MAIS 修订的婴幼儿有意义听觉整合量表（infant-toddler meaningful auditory integration scale，IT-MAIS），适用于评估 2 岁及以下的儿童。

② Littl-Ears 小龄儿童听觉发展问卷（Littl-Ears auditory questionaire）。

③ 家长对儿童听觉 / 口语表现的评估问卷（parents' evaluation of aural/oral performance of children，PEACH）。

④ 教师对儿童听觉 / 口语表现的评估问卷（teachers' evaluation of aural/oral performance of children，TEACH）

⑤ 听觉行为分级标准（categories of auditory performance，CAP）等。

(4) 组合测试：上面介绍的问卷评估方法和测验评估方法都是从某一角度对病人助听装置佩戴后的听觉能力进行评估，有时难以全面反映病人的听觉发展状况，或者不能满足病人听觉不断进步的需求。为此，一些研究者开始考虑将不同类型的评估方法有机组合起来，从而形成了许多听觉评估系统或体系。目前国际上常用的包括美国听力障碍研究中心的 CID 测试组（Central Institute for the Deaf，CID Geers，1994）、印第安纳大学的 IU 测试组（Indiana University school of Medicine，IU Kirk，2000）、CDaCI 测试层级（The Childhood Development after Implantation，CDaCI）等。

2. 语言能力评估。语言评估是实施语言训练的基础，语言能力评估包含针对语音、语义、语法和语用几个方面的测量和评价。其主要目的是对病人的语言能力进行鉴别与诊断，为后续干预提供依据以及对干预效果进行评价。语言评估有定量评估与非定量评估。

(1) 非定量评估：非定量评估主要通过观察、记录、分析日常言语表现，对照言语、语言发展的阶段性标志进行主观判断。定量评估可采用语言样本分析或使用标准评估工具。

(2) 定量评估方法。

① 语言样本分析法：语言样本分析法是评估口语能力的方式之一，在许多国家对于语言障碍病人的鉴别和评估包含标准化测验和口语语言样本的分析。评估者诱发病人的语言，如请病人回答感兴趣的、开放式的问题、讨论病人喜欢的主题、假装进行游戏活动等。然后选择至少

50～100 句话语作为语言样本。一份好的语言样本应该能说明病人所发展出来的语言形式、语言内容、语言使用、说话速度、序列组织能力。

② 标准化评估工具：由于不同语种的差异，国外已经发展出的语言测试材料并不适合以汉语普通话为母语的中国听障儿童使用。目前我国可使用的儿童语言能力评估工具也较为有限，近些年不少机构开始致力于研发工作，但大多还未得到广泛应用。近 20 年来，在康复机构和特教系统普遍使用的听障儿童语言能力评估工具是由中国聋儿康复研究中心孙喜斌等专家编著的《听力障碍儿童语言能力评估标准》。"听障儿童语言能力评估"是该套工具的重要组成部分。以此为例做构架介绍（表 2-1）。

(3) 认知及心理水平评价：研究显示，在中度和极重度听障儿童中，患多重残疾的比例高达 25%，其中 9% 伴学习困难，8% 伴智力障碍，4% 伴视力障碍，4% 伴情绪或行为障碍。听障病人中常见的认知和心理障碍还有精神发育迟滞、注意力缺陷多动障碍、孤独症、发育性迟缓等。对听障病人进行认知及心理水平评价是听力和语言评价的必要补充。对了解听障病人的个体差异，制订康复计划，实现医疗和教育的精准性尤为关键。国内常见的评估方法如下。

① 中国婴幼儿精神发育量表：中国婴幼儿精神发育量表（mental development scale of Chinese infant，MDSCI），用于对 0—3 岁婴幼儿进行精神发育能力评估；推理功能区（practical reasoning）测定病人的逻辑推理能力。

② 希 - 内学习能力评估：包括以下 12 项测试。

- 穿珠：手眼协调及伴随记忆。
- 记颜色：辨色及色彩记忆。
- 辨认图画：知觉辨别，图形比较。
- 看图联想：认识环境，思维联想。
- 折纸：手眼协调及伴随记忆。
- 短视觉记忆力：注意力及短期记忆力。
- 摆方木：空间定向及手眼协调。
- 完成图画：分析综合、知觉想象。

表 2-1 听力障碍儿童语言能力评估标准

康复级别	语音清晰度（%）	词汇量（个）	模仿句长（字）	听话识图	看图说话	主题对话	语言年龄（岁）
四	简单发音	20	1～2	事物的名称	事物的名称、简单行动	理解"呢"	1
三	30%～64%	200	3～5	动作、外形、机体感觉	事件中的主要人物和行动	理解"谁""哪个"和"哪儿"	2
二	65%～85%	1000	6～7	个性品质、表情情感	主要人物和主要情节	什么时候，什么地方	3
一	86%～97%	1600	8～10	事件、情景	百字以内的简单故事	怎么，怎么样，为什么	4

- 记数字：数字记忆力。
- 迷方：距离知觉、实物测量。
- 图画类推：类同、比较及概念联想。
- 空间推理：图形组合、抽象推理。

该量表各项内容都是聋儿日常生活中接触到的内容。操作时趣味性较高，能维持聋儿较长时间的兴趣。目前在我国部分地区用以对聋儿智力评估及分析，为康复训练和教学计划提供咨询，对康复效果进行评估，也可作为各级聋校或语训部筛查合适学员的工具。

③中国修订韦氏幼儿智力量表：中国修订韦氏儿童智力量表（chinese wechsler intelligence scalefor children，C-WISC）适用于 4—6 岁的儿童。

④克氏孤独症行为量表：克氏孤独症行为量表（clancy autism behavior scale，CABS）为国内外使用比较多的孤独症筛查量表之一。

（五）评价

1. 需要病人尽可能地配合（图 2-62）。

2. 用于助听装置佩戴前后的疗效对比。

3. 跟踪助听干预病人的听力语言发展变化。

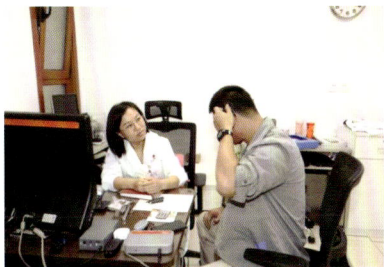

▲ 图 2-62　助听器和人工耳蜗效果评估与测试

（六）健康教育

1. 对病人的听力语言发展水平进行量化。

2. 评价助听装置是否调试佩戴有效。

3. 跟踪听力语言发展变化，评价康复手段是否有效有无疏漏。

（七）注意事项

1. 测试需在隔音室进行。

2. 因病人的听力和语言发展水平不同，需要家长或家属充分、真实地反馈。

3. 需要病人配合测试，如不能配合需要降低测试材料难度。

4. 若病人注意力不集中，不能配合测试时需要分次、分段测试。

参考文献

[1] 王直中，曹克利. 人工耳蜗植入原理与实践 [M]. 北京：人民卫生出版社，2003.

[2] 李绍珠. 聋儿早期康复教育理论与方法 [M]. 南京：南京大学出版社，1993.

[3] 孙喜斌. 听觉功能评估标准及方法 [M]. 上海：华东师范大学出版社，2007.

[4] 黄昭明. 言语功能评估标准及方法 [M]. 上海：华东师范大学出版社，2007.

[5] 黄昭明. 言语障碍的评估与矫治 [M]. 上海：华东师范大学出版社，2007.

[6] 卢晓月. 听力语言康复专业教材 [M]. 北京：新华出版社，2004.

练习题

（一）填空题

1. 声源定位测试共有 _____ 个扩音器，每个间隔角度为 _____ 度。

2. 声源定位测试中各扩音器距离受试者的距离为 _____ 米。

3. 声源定位测试中每轮测试共有 _____ 个播放音，即每个扩音器播放 _____ 遍。

4. 声源定位测试开始前的校验需勾选激活 _____。

5. 咽鼓管的主要功能是 _____ 和 _____。

6. 咽鼓管功能检测的目的是反映受试者在做含水吞咽动作时，受到来自外界给予鼻腔的 _____、_____、_____ 压力时咽鼓管的开放及压力变化情况。

7. 判断病人是否需要佩戴助听器，需要完成的检查包括 _____、_____ 及 _____。

8. 助听器从佩戴之日起的 _____、_____、_____ 应回访病人的佩戴状况。

9. 耳印材料硬化需要 _____。

10. 人工耳蜗的基本结构包括体外部分和植入部分，体外部分包括 _____、_____、_____ 及 _____。植入部分包括 _____、_____、_____。

11. 人工耳蜗调机通常分为 _____ 和 _____ 两种形式。

12. 助听器是对 _____ 病人进行的听力干预补偿装置。

13. 常见的对感音神经性聋的病人的佩戴的装置有 _____ 和 _____。

14. 评估助听器和人工耳蜗效果的评估分为 _____ 和 _____。

15. 评估助听器和人工耳蜗效果时的数量评估一般是指 _____ 测试。

（二）选择题

A1 型题（单句型最佳选择题）：每道试题由 1 个题干和 5 个供选择的备选答案组成。题干以叙述式单句出现，备选答案中只有 1 个是最佳选择，称为正确答案，其余 4 个均为干扰答案。干扰答案或完全不正确，或部分正确。

1. 声源定位测试时，受试者耳部应与所有扩音器的关系是（ ）

A. 高于所有扩音器

B. 高于部分扩音器

C. 低于所有扩音器

D. 与所有扩音器在同一水平高度

E. 以上都不对

2. 声源定位正式测试时，各扩音器播放的顺序是（ ）

A. 从 1 号至 12 号顺序播放

B. 从 12 号至 1 号顺序播放

C. 随机播放

D. 跳跃播放

E. 以上都不对

3. RMS error =12.62 意味着聆听者的定位误差在相邻（　　　）个扩音器以内。

A. 1　　　　　　B. 2　　　　　　C. 3　　　　　　D. 4

E. 以上都不对

4. 声源定位测试结果混淆矩阵中，行和列分别表示的是（　　　）

A. 受试者选择扩音器、实际播放扩音器

B. 实际播放扩音器、受试者选择扩音器

C. 受试者选择扩音器、受试者选择扩音器

D. 实际播放扩音器、实际播放扩音器

E. 以上都不对

5. 声源定位能力测试为（　　　）

A. 主观测试　　　　　　　　　　B. 主客观相结合测试

C. 客观测试　　　　　　　　　　D. 配合度测试

E. 以上都不对

6. 咽鼓管功能检测仪器在测试间隙时，应将压力调节至（　　　）上下。

A. 30mbar　　　　　　　　　　B. 40mbar

C. 50mbar　　　　　　　　　　D. 以上都可以

E. 以上都不对

7. 对于初次佩戴助听器的患儿要考虑到听力测试结果和真实听力可能存在的误差，为了避免由于增益过高导致残余听力再次损伤，应先给予低于理论值（　　　）的增益。

A. 2～5dB　　　　　　　　　　B. 6～8dB

C. 7～9dB　　　　　　　　　　D. 3～4dB

E. 以上都不对

8. 人工耳蜗基本工作原理中用来接收声音的装置为（　　　）

A. 方向性麦克风　　　　　　　　B. 电极

C. 接收线圈　　　　　　　　D. 电池舱

E. 言语处理器

9. 人工耳蜗植入手术后一般几周对病人进行开机（　　　）

A. 5～6个星期　　　　　　　B. 4～6个星期

C. 2～3个星期　　　　　　　D. 2～4个星期

E. 3～6个星期

10. 人工耳蜗手术通过打开面神经隐窝经圆窗或圆窗龛前下将人工耳蜗电极植入（　　　）

A. 鼓阶　　　　　　　　　　B. 前庭阶

C. 中阶　　　　　　　　　　D. 半规管

E. 椭圆囊

11. 助听器和人工耳蜗的助听听阈效果评估是在（　　　）场地进行的。

A. 出诊的诊室　　　　　　　B. 临床治疗室

C. 病人的家中　　　　　　　D. 隔声测听室

E. 以上均可

12. 以下哪项是对佩戴助听器或人工耳蜗病人进行的听觉能力的评估（　　　）

A. 克氏孤独症行为量表　　　B. 希－内学习能力评估

C. 韦氏幼儿智力量表　　　　D. 语言清晰度测试

E. MAIS问卷

A2型题（病例摘要型最佳选择题）：试题结构是由1个简要病历作为题干、5个供选择的备选答案组成，备选答案中只有1个是最佳选择。

1. 病人，男，22岁。佩戴助听器15年，听力波动性下降，语后聋，目前完成病史采集及听力学评估，除听力问题，全身无其他病症，双侧极重度感音神经性聋，目前助听器补偿效果不佳，医生建议人工耳蜗植入，术前评估还应进行何项检查（　　　）

A. 前庭功能检查　　　　　　B. 影像学检查

C. X 线片   D. 耳鸣匹配检查

E. 咽鼓管功能测试

2. 患儿，男，2 岁。13 月龄时完成人工耳蜗植入和开机，目前能听到各种环境声响，听语言声只能对自己的名字有固定的明确反应，不能配合主观听力测试。言语表达仅限于咿呀发音无有意义的表达阶段，若对该病人进行听力语言评估，应该可以使用的测试材料是（   ）

A. IT-MAIS 问卷   B. MAIS 问卷

C. 助听听阈评估   D. "心爱飞扬"言语测试材料

E. 林氏六音

A3 型题（病例组型最佳选择题）：试题结构是开始叙述一个以病人为中心的临床情景，然后提出 2～3 个相关问题，每个问题均与开始的临床情景有关，但测试要点不同，且问题之间相互独立。

（1～3 题共用题干）

患儿 1 岁 6 个月，女，出生听力筛查未能通过，佩戴助听器 3 个月未见对声音有反应，未见其他异常，现来医院就诊。

1. 针对该病人，适合其年龄的主观听力测试方法为（   ）

A. 游戏测听   B. 行为观察

C. 视觉强化测听   D. 听觉诱发电位测试

E. 声导抗测试

2. 为判断其内耳骨性解剖结构是否发育正常，适合选择的影像学检查为（   ）

A. MRI   B. X 线片

C. PET   D. 超声测试

E. CT

3. 该患儿开机 3 个月后对其康复效果进行测听，适于患儿年龄的评估工具是（   ）

A. 听觉诱发电位评估   B. IT-MAIS 问卷评估

C. 开放式言语识别率测试   D. 声导抗测试

E. 纯音测试

B 型题（标准配伍题）：给出 5 个备选答案，提出至少 2 道试题，为每一道试题选择一个与其关系密切的答案。在一组试题中，每个备选答案可以选用一次，也可以选用数次，但也可以一次不选用。

（1～3 题共用备选答案）

A. 超过耳道 S 弯的第二弯 2mm

B. 超过耳道 S 弯的第二弯 5mm

C. 深度无所谓

D. 超过耳道 S 弯的第二弯 4mm

E. 超过耳道 S 弯的第二弯 3mm

制取耳印时应根据耳道大小选择适合的棉片，棉片应完全堵住耳道，避免耳印材料碰到鼓膜。

1. 耳模所需棉片深度为（   ）

2. 耳道 / 耳内式助听器所需棉片深度为（   ）

3. 深耳道助听器所需棉片深度为（   ）

（4～6 题共用备选答案）

A. M 值   B. C 值

C. T 值   D. MCL 值

E. Impedance Measurement 值

4. 对人工耳蜗植入病人进行 mapping 调机，电极刺激阈值为（   ）

5. 对人工耳蜗植入病人进行 mapping 调机，电极刺激舒适阈值为（   ）

6. 进行人工耳蜗 mapping 调试前，需要对电极测试（   ）

X 型题：无排列规律的多重选择题，答案可有一个或多个。

1. 属于人工耳蜗植入术前听力学评估的选项为（   ）

A. 声导抗   B. DPOAE

C. ABR   D. 40Hz AERP

E. ASSR

2. 以下不是人工耳蜗植入术后常规调机时间点的是（   ）

A. 开机 1 个月   B. 开机 2 个月

C. 开机 3 个月   D. 开机 10 个月

E. 开机 7 个月

3. 对助听器或人工耳蜗使用者进行的听觉能力评估包括(   )

A. 林氏六音   B. 助听听阈评估

C. 希 – 内学习能力测试   D. "心爱飞扬"言语测试材料

E. 语音清晰度测试

4. 林氏六音测试所采用的语音包括（   ）

A. /u/   B. /a/   C. /i/   D. /s/

E. /m/

（三）判断题：对一段叙述做出对（√）或错（×）的判断。

1. 佩戴助听器第一周，在安静环境下，每天佩戴 1～2 小时熟悉声音，辨别声音。   （   ）

2. 调机师应该定期检查人工耳蜗调机硬件设备是否运转良好。
                                                   （   ）

3. 调机时对于电刺激声大小没有限制。   （   ）

4. 人工耳蜗调机环境需安静，避免影响病人注意力，注意与病人的互动。   （   ）

5. 助听器和人工耳蜗效果评估和测试只用于佩戴后的效果评估。   （   ）

6. 助听听阈测试中采用的是啭音或窄带噪声，选择的给声频率范围为 250～4000Hz（也可扩展至 8000Hz）。   （   ）

（四）案例题：由一个病例和多个问题组成。先提供一个模拟临床情景的病例，每道案例分析题一般有 3 个以上问题。

1. 患儿，男，3 岁，确诊为极重度感音神经性耳聋，术前佩戴助听器一年，补偿效果较差。可以说爸爸、妈妈，抱抱等简单的词语，配合能力较好。行双侧人工耳蜗植入术后，来到听觉植入中心进行人工耳蜗调试，请问：

(1) 对该病人选择何种行为测听方式进行助听听阈的测试？

(2) 调机师开机可以选用何种方法判断患儿的人工耳蜗电极位置？

(3) 对该患儿的家长可以给出哪些康复建议？

参考答案

（一）填空题

1. 12；15

2. 1

3. 24；2

4. ASIO-based Sound

5. 平衡中耳与外界大气压力；引导中耳内分泌物流入鼻咽部

6. 30mbar；40mbar；50mbar

7. 外耳道检查；听力学检查；影像学检查

8. 第 3 周；第 6 周；6 个月

9. 4～5min

10. 麦克风；言语处理器；发射线圈；连接导线；接收线圈；刺激器；电极

11. 开机；随访调机

12. 听力损失

13. 人工耳蜗；助听器

14. 听觉能力评估；语言能力评估

15. 助听听阈

（二）选择题

A1 型题

1. D	2. C	3. A	4. B	5. A
6. A	7. A	8. A	9. D	10. A

11. D　　　12. E

A2 型题　1.B　　　2.A

A3 型题　1. C　　　2. E　　　3. B

B 型题　　1. A　　　2. A　　　3. B

　　　　　4. C　　　5. ABD　　6. E

X 型题　　1. ABCDE　　　　2. DE

　　　　　3. ABD　　　　　4. ABCDE

（三）判断题

1. √　　2. √　　3. ×　　4. √　　5. ×　　6. √

（四）案例题

1. (1) 儿童游戏测听。

(2) 内听道矢状位 X 线片或 CT。

(3) 人工耳蜗植入技术是听障儿童回到有声世界的基础，植入术后进行科学的言语康复训练是使其回归社会的必备条件。听障儿童植入人工耳蜗后需进行科学的言语康复训练来重新培养、建立听觉言语系统，这是一个长期的过程，此期间需要病人家庭的大力支持。家长是聋儿最亲近的人，可以承担一部分康复训练师的职能，但要扮演好这个角色，在术前即应开始学习人工耳蜗知识，最好参与康复中心的家长培训班进行系统学习。家长根据术前儿童的基础，建立好康复训练起点，术后及时进入角色。在康复训练的过程中，家长要有合理的期望值。因每个聋儿术前情况各有不同，这就造成了术后康复时间有长有短、术后进步有快有慢的情况。

第3章 耳鼻咽喉头颈外科常用治疗技能

第一节 耳科常用技能

一、外耳道滴药

耳部滴药是指将滴耳剂滴入耳道内以治疗外耳道炎及中耳炎的一种方法，此外，如遇盯聍栓塞、外耳道异物取出困难时，也可通过耳部滴药的方法软化盯聍，或使植物性异物脱水、动物性异物淹毙，将盯聍或异物顺利取出。

（一）目的

1. 治疗外耳道炎及中耳炎。

2. 消炎、镇痛。

3. 软化盯聍。

4. 麻醉或杀死外耳道昆虫等异物。

（二）评估

1. 评估病人。

(1) 了解病人病情、合作程度及外耳道情况。

(2) 向病人讲解外耳道滴药的目的、操作方法及注意事项。

2. 评估环境。安全、安静、清洁。

（三）计划

1. 操作者准备。着装整洁，洗手、戴口罩。

2. 用物准备。治疗盘、无菌棉签、无菌棉球、滴耳液、3% 过氧化氢溶液、手消液、医嘱单（图 3-1）。

3. 查看药液的名称、浓度、剂量、有效期，检查药液质量。

4. 二人查对。

（四）实施

1. 把用物放入托盘内，携用物至操作台。

2. 核对病人床号、姓名、腕带等信息，向病人解释操作目的，以取得配合。

3. 协助病人取坐位或卧位，头偏向健侧，患耳向上。

4. 先用卷棉子或专用细棉签蘸 3% 过氧化氢溶液并拭净外耳道分泌物，擦干外耳道。

5. 轻拉耳郭（小儿应将耳郭向下牵拉，成人则向后上牵拉），充分显露外耳道。

6. 再次核对病人姓名、药液名称、药液温度。

7. 将药液顺外耳道后壁缓缓滴入 2～3 滴后（图 3-2），轻压耳屏数次（图 3-3），利用外耳道空腔气压的变化，驱使药液进入中耳腔。

8. 嘱病人保持体位 10min，充分按压耳屏，使药液与耳道充分接触。

9. 将无菌棉球塞入外耳道口，以免药液流出（图 3-4）。

10. 协助病人取舒适体位，询问病人有无眩晕、心慌等不适，并交代注意事项。

11. 整理用物，洗手。

（五）评价

1. 病人无不适主诉。

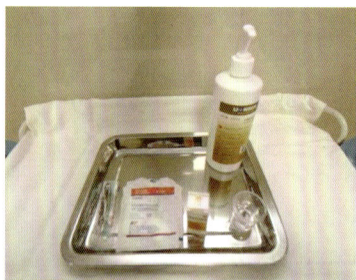

▲ **图 3-1** 外耳道滴药用物

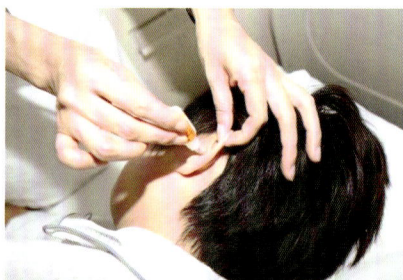

▲ **图 3-2** 将药液顺外耳道后壁缓缓滴入

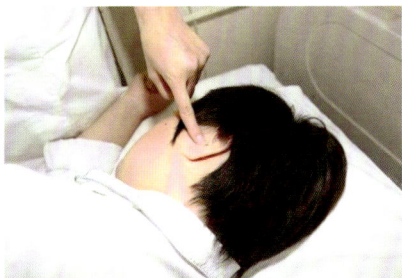

▲ 图3-3 轻压耳屏

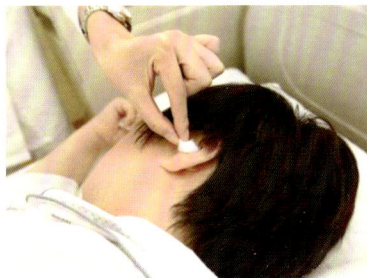

▲ 图3-4 防止药液外溢

2. 操作时动作是否轻柔、准确、规范。

3. 与病人沟通时语言是否规范。

（六）健康教育

1. 介绍耳部简单解剖和功能。

2. 介绍常用滴耳剂作用及适应证（表3-1）。

表3-1 常用滴耳剂作用及适应证

药 名	作 用	适应证
诺氟沙星滴耳液	抗菌、消炎	中耳炎、外耳道炎及鼓膜炎
氧氟沙星滴耳液	喹诺酮类广谱抗生素，对革兰阳性菌和革兰阴性菌及厌氧菌均有很强的抗菌活力	急、慢性化脓性中耳炎、外耳道炎、骨膜炎
3% 硼酸溶液、75% 乙醇溶液	消毒、止痒	慢性化脓性中耳炎及外耳道感染
2% 酚甘油	消炎、镇痛、止痒	急性鼓膜炎、未穿孔的急性化脓性中耳炎及急性弥漫性外耳道炎
3%～5% 碳酸氢钠滴耳液	利用其膨胀发酵作用、软化耵聍	耵聍栓塞

111

（七）注意事项

1. 滴药时要顺外耳道后壁缓缓滴入药液，然后按压耳屏数次，以造成外耳道空腔气压的变化，驱使药液进入中耳腔。

2. 患耳滴药后，患耳朝上侧卧 10min，使药液在外耳道存留一定时间，以达到治疗目的。然后塞一消毒棉球于外耳道口。

3. 如有耵聍栓塞，可直接滴入药液，每次滴药量不宜溢出外耳道口，3 天后行外耳道冲洗（有中耳炎或鼓膜穿孔者不宜冲洗）或取出。

4. 外耳道昆虫类异物，可滴入乙醚、75% 乙醇或氯仿（有鼓膜穿孔不用）使其麻醉，或滴入植物油，使其窒息，然后冲出或取出。

5. 滴耳药液温度不可太低，可置于温水中或握于手中加温，否则可刺激内耳发生眩晕。

6. 成人滴药时操作者将患耳向后上轻拉（小儿向后下方牵拉）以便拉直外耳道，使药液顺利进入外耳道。

7. 患耳滴药后会有轻度不适症状，属正常现象，不要紧张。如有特殊病情变化，及时就诊。

参考文献

[1] 周颖, 刘新颖. 耳鼻咽喉头颈外科常见疾病照护与康复指导手册 [M]. 北京：人民卫生出版社, 2021.

二、外耳道冲洗

（一）目的

1. 清除外耳道深部不易取出的微小异物。

2. 清除软化的耵聍栓。

（二）评估

1. 评估病人。

(1) 了解病人病情、合作程度及耳部状况。

(2) 向病人讲解外耳道冲洗的目的、操作方法及注意事项。

2. 评估环境。安全、安静、清洁。

（三）计划

1. 操作者准备。着装整洁，洗手、戴口罩。

2. 用物准备。手消液、清洁治疗巾、温生理盐水、3%过氧化氢溶液、冲洗器、注射器、弯盘、无菌棉签、耳镜、膝状镊、额镜（图3-5）。

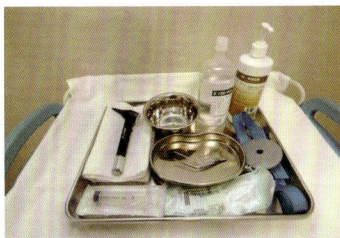
▲ 图3-5　外耳道冲洗用物

3. 按医嘱配制好冲洗液，并调试好温度。

4. 二人查对。

（四）实施

1. 把用物放入托盘内，携用物至操作台。

2. 核对病人床号、姓名、腕带等信息，向病人解释操作目的，以取得配合。

3. 协助病人取坐位，患耳正对操作者，如为小儿，由家患固定（图3-6）。

4. 查患耳解剖情况，患侧颈肩部围以治疗巾，耳垂下方置弯盘。

5. 再次核对病人姓名、药液名称、药液温度等。

6. 操作者左手向后上轻拉患耳郭（小儿向后下方牵拉），右手持盛有冲洗液的冲洗器，沿外耳道后壁轻轻加压推入，冲洗液借回流力量，将异物及耵聍冲洗出（图3-7）。

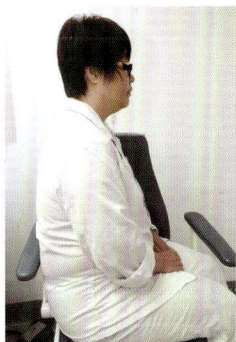
▲ 图3-6　体位

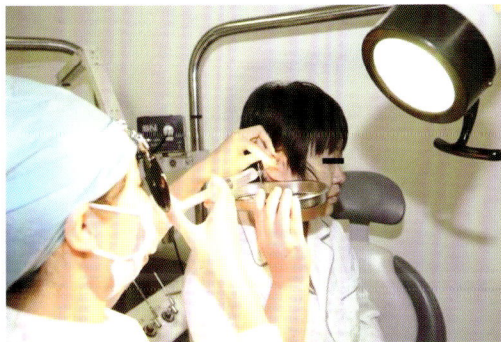
▲ 图3-7　操作过程

7. 异物及耵聍完全冲出后，用无菌棉签拭干外耳道（图3-8），检查鼓膜及外耳道情况（图3-9），必要时用消炎药滴耳。

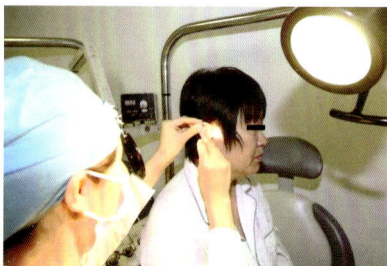

▲ 图3-8　保持外耳道干燥

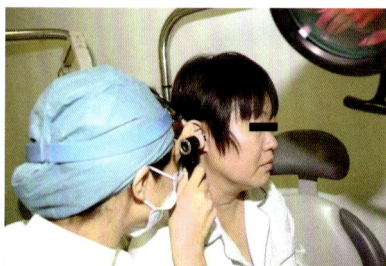

▲ 图3-9　检查治疗情况

8. 协助病人取舒适体位，询问病人有无眩晕、心慌等不适，并交代注意事项。

9. 整理用物，洗手。

（五）评价

1. 病人无不适主诉。

2. 操作者动作是否轻柔、准确、规范。

3. 操作者与病人沟通语言是否规范。

（六）健康教育

介绍外耳道冲洗的目的、原因、适应证、禁忌证、注意事项。

（七）注意事项

1. 耳道冲洗液的温度应与体温相近，不可过热或过凉，过冷、过热均可引起眩晕。

2. 冲洗器头宜放置在外耳道的外 1/3 处，对着外耳道后上壁注入冲洗液时用力不可过猛也不可将冲洗器头紧塞外耳道内，以致水不能流出，而胀破鼓膜，更不能正对鼓膜冲击，以免损伤鼓膜。

3. 如为活的昆虫类异物，先用酒精、油剂、乙醚滴耳待其灭活后再冲洗。

4. 坚硬而嵌塞较紧的耵聍，先用 3%～5% 碳酸氢钠溶液润化后再冲洗。

5. 外耳道深部不宜取出的微小异物或耵聍栓需由专科工作人员处理冲洗或取出（病人不能自行处理）。

参考文献

[1] 周颖，刘新颖. 耳鼻咽喉头颈外科常见疾病照护与康复指导手册 [M]. 北京：人民卫生出版社，2021.

三、剪耳毛

剪耳毛法是耳科手术前皮肤准备的一种方法，安全性好，并且具有良好的效果。通过剪耳毛，使外耳道在显微镜下更加清晰，不仅为术者提供了良好的手术视野，而且能够有效减少术后感染。

（一）目的

1. 耳部手术前准备，使手术视野清楚。

2. 便于消毒和操作，减少术后并发症。

（二）评估

1. 评估病人。

(1) 了解病人病情、合作程度及病人耳部状况。

(2) 向病人讲解剪耳毛的目的、操作方法及注意事项。

2. 评估环境。安全、安静、清洁。

（三）计划

1. 操作者准备。着装整洁，洗手、戴口罩、戴手套。

2. 用物准备。治疗盘，无菌弯头眼科剪 1 把，凡士林少许，75% 乙醇、无菌棉签，棉球，额镜，手消液（图 3-10）。

3. 二人查对。

（四）实施

1. 把用物放入托盘内，携用

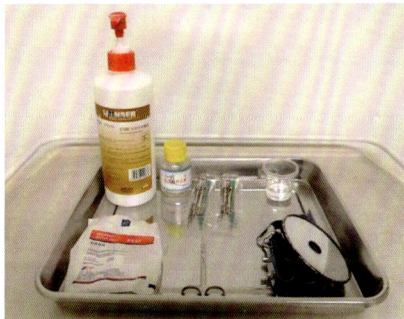

▲ 图 3-10　剪耳毛用物

物至操作台。

2. 核对病人床号、姓名、腕带等信息，向病人解释操作目的，以取得配合。

3. 协助病人取坐位，患耳正对操作者。

4. 操作者戴额镜，聚光于患耳外耳道口。

5. 再次核对病人，用酒精棉签清除外耳道分泌物。

6. 剪刀刃上涂少许凡士林，以便黏住剪下的耳毛。

7. 用左手拇指和示指将耳郭向后上方提拉（小儿向后下方），将外耳道拉直。右手持剪刀齐耳毛根部剪去耳毛，用蘸有凡士林的棉签蘸净耳毛，直到全部剪净（图 3-11）。

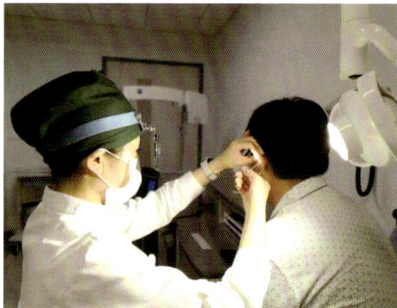

▲ 图 3-11　剪耳毛

8. 再次酒精棉签清洁外耳道。

9. 协助病人取舒适体位，询问病人有无疼痛、眩晕等不适，并交代注意事项。

10. 整理用物，洗手。

11. 在医嘱本上签名并注明时间。

（五）评价

1. 病人无不适主诉。

2. 操作者动作是否轻柔、准确、规范。

3. 操作者与病人沟通语言是否规范。

（六）健康教育

介绍剪耳毛的目的、原因、适应证、注意事项。

（七）注意事项

1. 视病人外耳道情况可佩戴一次性护理手套。

2. 剪刀刃上凡士林涂抹要少而均匀，以免过多黏于外耳道壁不利于操作。

3. 尽量使用弯头眼科剪刀，避免刺破外耳道皮肤。

4.操作后观察病人外耳道情况，告知病人如有不适，立即通知医护人员。

参考文献

[1] 周颖，刘新颖.耳鼻咽喉头颈外科常见疾病照护与康复指导手册[M].北京：人民卫生出版社，2021.

四、外耳道异物

外耳道异物指因各种原因留存于外耳道内的异物，包括耵聍。外耳道异物可分为动物性（如昆虫等）、植物性（如谷粒、豆类、小果核等）及非生物性（如石子、铁屑、玻璃珠）三类。因异物大小、种类不同，可发生外耳道炎、鼓膜损伤等并发症，故需尽早治疗。

（一）目的

取出外耳道异物，防止鼓膜穿孔导致中耳损伤所致的听力下降或丧失。

（二）评估

1.评估病人。

(1) 了解病人病情、合作程度及病人耳部状况，重点检查外耳道和鼓膜，耳内镜或耳显微镜检查异物的性质、大小和位置，以及鼓膜是否有穿孔。

① 有无明确的异物进入史。

② 详细询问异物的大小、种类和生物学特性。

③ 评估病程长短，动物性异物病程多较短，植物性或耵聍等异物病程可较长，病程较长的异物常伴外耳道炎。

④ 有无取出失败和挖耳病史，因可能改变异物位置和形态，以及形成外耳道肉芽的可能。

(2) 向病人讲解耳道冲洗的目的、操作方法及注意事项。

2.评估环境。安全、安静、清洁。

（三）计划

1. 操作者准备。着装整洁，洗手、戴口罩。

2. 用物准备。根据不同的异物准备不同物品。

3. 二人查对。

（四）实施

1. 把用物放入托盘内，携用物至操作台。

2. 核对病人床号、姓名、腕带等信息，向病人解释操作目的，以取得配合。

3. 异物未过外耳道峡部、未嵌顿于外耳道者，可用耵聍钩直接钩出。

4. 活动性昆虫类异物，应先用油类、乙醇等滴入耳内，或用浸有乙醚（或其他挥发性麻醉药）的棉球置于外耳道数分钟，将昆虫麻醉或者杀死后用镊子取出或冲洗排出。

5. 被水泡胀的豆类异物，先用 95% 乙醇溶液滴耳，使其脱水收缩后，再行取出。

6. 如异物较大，且嵌顿于外耳道深部，需于局部麻醉或全身麻醉下取出异物，必要时行耳内切口，甚至需凿出部分骨性外耳道后壁，以利异物取出。

7. 幼儿病人宜在短暂全身麻醉下取出异物，以免因术中不合作造成损伤或将异物推向深处。

8. 外耳道继发感染者，应先行抗感染治疗，待炎症消退后再取异物；或取出异物后积极治疗外耳道炎。

9. 询问病人有无耳痛、眩晕、心慌等不适，并交代注意事项。

10. 整理用物，洗手。

（五）评价

1. 成功取出异物。

2. 操作者动作是否轻柔、准确、规范。

3. 操作者与病人沟通语言是否规范。

（六）健康教育

1. 小而无刺激性的非生物性异物可无症状，或其刺激外耳道会有不适，也可撞击鼓膜，引起"轰轰样"噪声，儿童不会诉说，常以手抓挠患耳，若因感染引起疼痛，会伴有哭闹。

2. 活动性昆虫等动物性异物进入外耳道后可爬行骚动，病人常奇痒难忍，引起剧烈耳痛和反射性咳嗽，有翅膀的昆虫不断扑动，引起耳内轰响，使病人惊恐不安，甚至损伤鼓膜。

3. 豆类植物性异物如遇水膨胀，阻塞外耳道，可引起耳闷胀感、耳痛及听力下降，并继发外耳道炎，外耳道疼痛会剧烈，儿童常哭闹不止，手抓挠患耳。

4. 锐利坚硬的异物可损伤鼓膜，异物刺激外耳道和鼓膜偶尔可引起反射性咳嗽或眩晕，有的异物被耵聍包绕形成耵聍栓塞。

（七）注意事项
与急性外耳道炎、急性中耳炎、急性乳突炎相区分。

参考文献

[1] 韩东一，肖芳 . 耳鼻咽喉头颈外科学 [M]. 北京：人民卫生出版社，2016.

[2] 孔维佳 . 耳鼻咽喉头颈外科学 . 3 版 [M]. 北京：人民卫生出版社，2006.

五、耳后注射

耳后注射用于治疗突发性耳聋、耳鸣。

（一）目的
耳后注射是用大剂量激素冲击疗法，改善耳周微循环，达到治疗和改善耳鸣、耳聋的治疗方法之一。

（二）评估
1. 评估病人。

① 评估病人病情，配合程度及焦虑状态。

② 评估病人耳后注射部位有无红肿、感染情况。

③ 向病人讲解耳后注射的目的、操作方法及注意事项。

2. 评估环境。安全、安静、清洁。

（三）计划

1. 操作者准备。着装整洁，洗手戴口罩、手套。

2. 用物准备。2ml 注射器、托盘、最小号头皮针（0.45×20TW SB）或 1ml 注射器针头、无菌棉球、碘棉签或酒精棉球（图 3-12）。

3. 查看药液的名称、浓度、剂量、有效期，检查药液质量。

4. 二人查对。

（四）实施

1. 把用物放入托盘内，携用物至操作台。

2. 核对病人床号、姓名、腕带等信息，向病人解释操作的目的，以取得配合。

3. 病人取端坐位，用碘棉签或酒精棉球消毒注射部位。

4. 用 2ml 注射器抽吸甲强龙（注射用甲泼尼松琥珀酸钠），更换 5 号针头（注射针规格 0.45×20TW SB）。

5. 再次核对病人姓名、药液名称等。

6. 在患侧耳后中上 1/3 交界处斜向外耳道后上方进针，当针头接触骨面时停止，缓慢推注药物（图 3-13）。

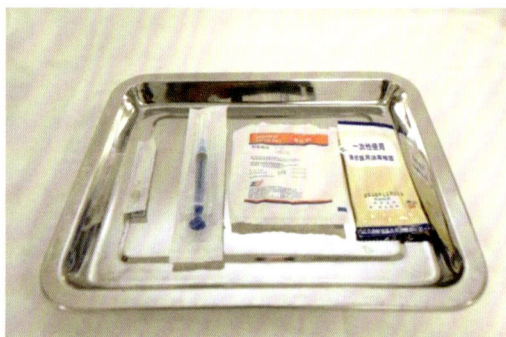

▲ 图 3-12　耳后注射用物　　　　▲ 图 3-13　耳后注射

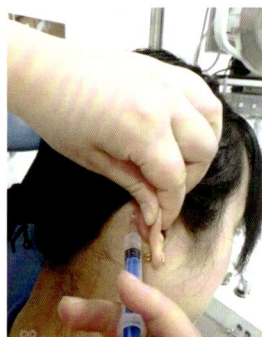

7. 注射完毕，拔出针头，用无菌棉球按压注射部位 5min。

8. 询问病人有无眩晕、心慌等不适，向病人交代注意事项，防感染。

9. 整理用物，洗手。

（五）评价

1. 注射后病人无胀痛及局部异常出血、无头晕、恶心等症状。

2. 操作者动作是否轻柔、准确、规范。

3. 操作者与病人沟通语言是否规范。

（六）健康教育

1. 告知病人注意避免长期接触噪声。

2. 清淡饮食，营养均衡，保持心情舒畅、避免焦虑状态。

3. 避免使用耳毒性药物加重听力损伤。

（七）注意事项

1. 注射后按压针注射部位 3～5min，按压时不要揉。

2. 耳后注射后 24h 内注射部位不要接触水。

参考文献

[1] 韩东一，肖芳. 耳鼻咽喉头颈外科学 [M]. 北京：人民卫生出版社，2016.

六、鼓膜穿刺抽液

鼓膜穿刺术是治疗分泌性中耳炎的一种手术方法，具有良好的治疗效果。

（一）目的

适用于化脓性中耳炎的鼓室积液。

（二）评估

1. 评估病人。

(1) 了解病人病情、合作程度及病人耳部状况。

(2) 向病人讲解鼓膜穿刺抽液的目的、操作方法及注意事项。

2. 评估环境。安全、安静、清洁。

（三）计划

1. 操作者准备。着装整洁，洗手、戴口罩。

2. 用物准备。75% 乙醇、棉签、鼓膜麻醉药、穿刺针、2ml 注射器、无菌棉球、药液（遵医嘱）、吸引器、额镜（图 3-14）。

3. 二人查对。

（四）实施

1. 把用物放入托盘内，携用物至操作台。

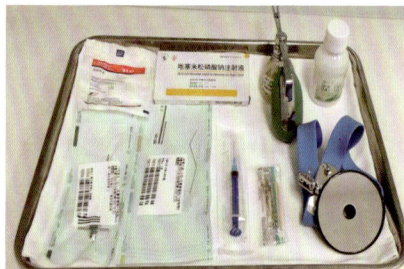

▲ 图 3-14　鼓膜穿刺抽液用物

2. 核对病人床号、姓名、腕带等信息，向病人解释操作目的，以取得配合。

3. 协助病人取坐位，患侧朝向操作者。

4. 清洁外耳道皮肤，鼓膜表面用 75% 乙醇消毒。

5. 鼓膜麻醉药麻醉鼓膜表面，10～15min 取出。

6. 再次核对病人信息及操作名称。

7. 取 2ml 注射器，更换针头为穿刺针后在鼓膜紧张部前下方刺入鼓室，固定针头，用注射器抽吸鼓室内积液。

8. 如果分泌物很黏稠，不易吸出时，可用无菌吸引管前端对准穿刺孔进行抽吸。

9. 抽吸后可遵医嘱用穿刺针注入抗生素，糜蛋白酶、透明质酸酶、醋酸可的松等药物，进行局部治疗。

10. 抽吸液体可按需要送检。

11. 穿刺后，外耳道口堵以无菌棉球，防止感染。

12. 协助病人取舒适体位，询问病人有无眩晕、心慌等不适，并交代注意事项。

13. 整理用物，洗手。

（五）评价

1. 病人无不适主诉。

2. 操作者动作是否轻柔、准确、规范。

3. 操作者与病人沟通语言是否规范。

（六）健康教育

鼓膜是高 9mm、宽 8mm、厚度 0.1mm 的外耳道与中耳股室之间的保护屏障。由于鼓膜厚度只有 0.1mm（极薄），病人坐立不稳或疼痛难忍（痛觉敏感）时，会造成不自觉地躲闪和移动，造成鼓膜穿刺点移动划伤鼓膜或穿刺针脱出，导致治疗失败及不良后果。故在穿刺操作前一定充分告知病人治疗过程，嘱病人避免不自觉地躲闪和移位，取得病人配合。

（七）注意事项

1. 此操作必须在无菌条件下进行。
2. 穿刺时勿刺入过深以致鼓室黏膜损伤。
3. 穿刺时病人耳部必须固定位置。
4. 穿刺前充分告知病人，并签署知情同意书。
5. 穿刺后注意外耳道清洁，洗澡时外耳道避免进水。

参考文献

[1]　周颖，刘新颖．耳鼻咽喉头颈外科常见疾病照护与康复指导手册 [M]．北京：人民卫生出版社，2021．

七、小耳畸形术后注水

皮肤软组织扩张术是临床重建外科中广泛应用的一种获得"额外"皮瓣的方法，是将皮肤软组织扩张器埋置于正常皮肤软组织下，通过注射壶向囊内注射液体，用以增加扩张器的容量使其对表面皮肤软组织产生压力，使组织和表皮细胞分裂增殖及细胞间隙增大，从而增加皮肤面积，利用新增加的皮肤软组织进行体表组织缺损的修复和器官再造的一种方法。耳郭再造手术的 I 期手术，即为"耳后皮肤扩张器埋置术"。此手术本身相对简单，但对后期影响较大，直接决定了 II 期手术能否进行及对再造耳郭的效果产生影响。因其属前期手术，且手术过程相对简单，所以专文讨论较少，多是在耳郭再造术时简单提及，事实上，因扩张器在体内携带时间长，容易导致感染、皮瓣坏死、扩张器破裂等并发症。

（一）目的

利用给扩张器内水囊注水，来扩张耳后皮肤。

（二）评估

1. 评估病人。

(1) 了解病人病情、合作程度及病人皮肤状况，评估病人有无外耳道、中耳、乳突感染等病灶（如外耳道胆脂瘤和中耳炎），如有病灶，需先处理病灶，待完全恢复至少6个月，再行耳后皮肤扩张器埋置术，进行注水扩张。

(2) 向病人讲解小耳畸形术后注水的目的、操作方法及注意事项。

2. 评估环境。安全、安静、清洁。

（三）计划

1. 操作者准备。着装整洁、洗手、戴口罩、戴手套。

2. 用物准备。无菌生理盐水、注射器、治疗盘、最小号头皮针（0.45×20TW SB）或1ml注射器针头、无菌棉球、碘伏棉球或酒精棉球（图3-15）。

3. 二人查对。

（四）实施

1. 把用物放入治疗盘内，携用物至操作台。

2. 核对病人床号、姓名、腕带等信息，向病人解释操作目的，以取得配合。

3. 用碘伏棉球或酒精棉球消毒扩张器注射壶表面。

4. 用注射器抽所需生理盐水（一般术后5~8天开始，每周注水3次，每次3~8ml）连接头皮针或者1ml的注射针头。

5. 再次核对病人信息及操作名称。

6. 将注射针头由扩张器注射壶中心刺入，查看连接管是否通畅，如连接管通畅，缓慢注入所需生理盐水（图3-16）。

7. 注水完毕，拔出针头，用无菌棉球按压注射部位5min。

8. 协助病人取舒适体位，询问病人有无不适，并交代注意事项。

9. 整理用物，洗手。

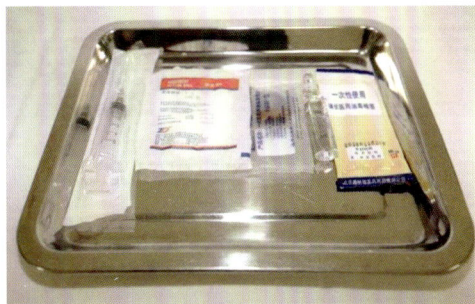

▲ 图 3-15　小耳畸形术后注水用物

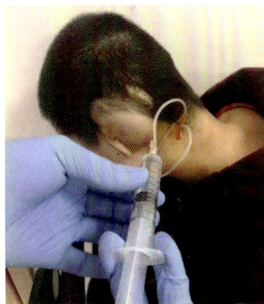

▲ 图 3-16　小耳畸形术后注水

（五）评价

1. 注水后病人无胀痛、无局部扩张皮瓣的异常血供、无破裂。

2. 病人无不适主诉。

3. 操作者动作是否轻柔、准确、规范。

4. 操作者与病人沟通语言是否规范。

（六）健康教育

先天性外耳畸形对病人外观的影响是显著的，会使病人和家属产生心理障碍，但病人和家属对此的反应是有差异的，病人随着年龄的增长，对外观会更加在意，重建耳郭正常形态是消除其心理障碍的重要手段。

（七）注意事项

1. 注水时观察皮肤颜色，根据病人有无胀痛、局部扩张皮瓣血供情况及软硬度判定是否停止注水，如轻压皮肤变白，松手后立即转红可停止注水。

2. 注水过程中局部扩张皮瓣如有苍白或疼痛，需尽快请医生处理。

3. 注水要循序渐进，一次水量不能太大，防止压力过大引起皮瓣缺血坏死、破裂穿孔，扩张器不扩张等。

4. 如扩张器因置入后破裂、漏水，或连接管扭曲压迫等，致生理盐水不能注入，一旦明确诊断破裂者应立即进行手术更换。

5. 注水后 1～2 天防止针眼进水、污染，避免引起感染。洗头可在下次注水前 1 晚，要选择温和型洗发水，可用婴儿洗发液。

参考文献

[1] 邹艺辉. 先天性中外耳畸形 [J]. 中华耳科学杂志, 2014.12(4): 531–536.
[2] 邹艺辉. 耳后皮肤扩张器置入及常见并发症处理 [J]. 中华耳科学杂志, 2014.12(4): 540–542.

八、先天性耳前瘘管脓肿切开引流

先天性耳前瘘管为第一、第二鳃弓的耳郭原基在发育过程中融合不全的遗迹，是一种临床上很常见的先天性外耳疾病。国内抽样调查，其发生率达 1.5%，平时多无症状，一旦发生感染，其主要治疗方法为切开排脓引流或手术。

（一）目的

引流感染形成的脓液，以促使感染区域的炎症消退及伤口愈合。

（二）评估

1. 评估病人。

(1) 了解病人病情、配合程度及病人耳部状况。

① 询问是否有糖尿病，高血压等疾病。

② 评估病人脓肿的面积。

③ 观察病人伤口有无破损。

(2) 向病人讲解耳前瘘管感染脓肿切开引流的目的、操作方法及注意事项。

2. 评估环境。安全、安静、清洁。

（三）计划

1. 操作者准备。着装整洁、洗手、戴口罩。

2. 用物准备。2ml 注射器、20ml 注射器、碘伏、无菌方纱、无菌手套、硫酸庆大霉素、利多卡因注射液、切开包（包内有刀片、刀柄 1 把、蚊式钳 1 把、耳用刮勺 1 把、膝状镊 2 把、橡皮引流条、弯盘 2 个、治疗巾、孔巾）、3% 过氧化氢（图 3-17）。

3. 查看药液的名称、浓度、剂量、有效期，检查药液质量。

4. 二人查对。

（四）实施

1. 把用物放入托盘内，携用物至操作台。

2. 核对病人床号、姓名、腕带等信息，向病人解释操作目的，以取得配合。

3. 协助病人取坐位，患耳朝向操作者。

4. 用碘棉签消毒皮肤。

5. 打开脓肿切开包，戴无菌手套，铺孔巾和治疗巾，装好刀片。

6. 再次核对病人信息及操作名称。

7. 抽吸利多卡因注射液 2ml，局部浸润麻醉。

8. 从上到下竖切口，用蚊式钳扩张切口，探查脓腔，打开分隔，放出脓液。

9. 再用耳用刮勺刮除脓肿腔内坏死组织及耳前瘘管内的白色皮脂样物。

10. 用注射器抽吸 3% 过氧化氢，从瘘管的皮肤开口处冲洗。

11. 用 0.9% 生理盐水冲洗 2～3 遍。

12. 用硫酸庆大霉素再次冲洗。

13. 放橡皮引流条（图 3-18），无菌纱布包扎。

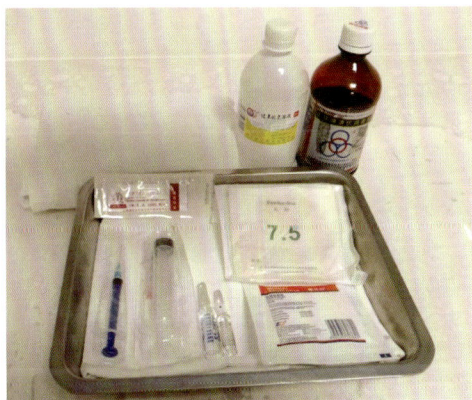

▲ 图 3-17　先天性耳前瘘管脓肿切开引流用物

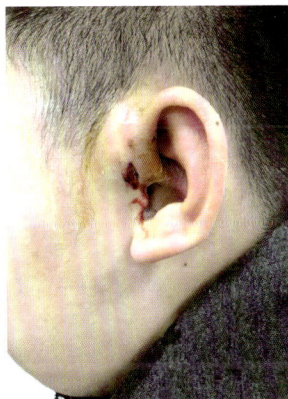

▲ 图 3-18　先天性耳前瘘管脓肿切开引流

14. 协助病人取舒适体位，询问病人有无眩晕、心慌等不适，并交代注意事项。

15. 整理用物，洗手。

（五）评价

1. 给予病人切开引流后感染得到控制。

2. 除疼痛外无其他不适主诉。

3. 操作者动作是否轻柔、准确、规范。

4. 操作者与病人沟通语言是否规范。

（六）健康教育

1. 积极锻炼身体，增强体质，预防感染，控制基础疾病。

2. 消除病人的焦虑、恐慌，自愿接受换药，有利于促进术伤口的早日治愈。

3. 嘱病人忌辛辣刺激性、硬性食物以减少过度咀嚼动作牵拉术耳。

4. 注意伤口的清洁、干燥，如有不适及时来院就诊。

（七）注意事项

1. 麻醉要往深部注射，以防用刮勺时病人会疼痛难忍。

2. 浅表脓肿切开应在波动最明显处；深部脓肿切口引流前应先行穿刺抽脓，并应以穿刺抽出脓液的针为引导切开脓肿。

3. 切开的切口要足够大，尽量取最低部位便于引流。

4. 3% 过氧化氢冲洗时，要从瘘管的皮肤开口处冲洗，以冲洗干净瘘管里面的分泌物，利于引流和愈合。

5. 为使瘘管里面的干酪样分泌物易冲出，用 0.9% 生理盐水冲洗时可用力加压冲洗。

6. 脓肿切开引流应遵循无菌操作原则，防止交叉感染。

7. 穿刺或切开引流时，均应取部分脓液做细菌培养和药敏试验。

8. 填入伤口的纱条在 24～48h 后取出或更换。

参考文献

[1] 石林 . 感染性先天性耳前瘘管手术方法探索 [J]. 中华临床医师杂志，2012, 6(1): 253–254.

[2] 冉丽茹 . 先天性耳前瘘管感染 78 例治疗的临床观察与分析 [J]. 延安大学报 , 2012, 10(1): 52–53.

[3] 周颖 , 刘新颖 . 耳鼻咽喉头颈外科常见疾病照护与康复指导手册 [M]. 北京 : 人民卫生出版社 , 2021.

九、耳郭假性囊肿穿刺

耳郭假性囊肿（习称耳郭浆液性软骨膜炎）是原因未明的耳郭腹侧面局限性囊肿，因其囊壁无上皮层，故称假性囊肿。病人以男性居多，发病年龄一般为 30—40 岁，多发生于一侧耳郭。耳郭假性囊肿是耳郭软骨内无菌性浆液渗出，使组织间出现反应性渗出液积聚，以致耳郭局限性隆起，常无明显病因，症状也不明显，可能与耳郭轻度外伤、局部刺激、揉搓有关，也可能与先天发育不良有关，遗留了潜在的组织间隙。

（一）目的
防止液体再生，促进囊壁粘连愈合，保持耳郭的解剖形态。

（二）评估
1. 评估病人。

(1) 了解病人病情、合作程度及病人耳部状况。

① 评估病人囊肿的面积，根据面积选择磁片的大小。

② 观察病人皮肤的温度，有无破损。

(2) 向病人讲解耳郭假性囊肿穿刺的目的、操作方法及注意事项。

2. 评估环境。安全、安静、清洁。

（三）计划
1. 操作者准备。着装整洁、洗手、戴口罩、手套。

2. 用物准备。圆形磁铁（根据囊肿面积选择）、5ml 注射器 2 个、碘棉签、酒精棉球、无菌方纱、无菌手套、地塞米松注射液（图 3–19）。

3. 查看药液的名称、浓度、剂量、有效期，检查药液质量。

4. 二人查对。

（四）实施

1. 把用物放入托盘内，携用物至操作台。

2. 核对病人床号、姓名、腕带等信息，向病人解释操作目的，以取得配合。

3. 协助病人取坐位，患耳朝向操作者。

4. 用碘棉签消毒外耳郭。

5. 再次核对病人信息及操作名称。

6. 用 5ml 注射器于囊壁最低点抽出囊液，留置针头于囊内。

7. 更换注射器，将 2ml 地塞米松注射液注入冲洗囊腔，抽净药物冲洗液直至囊壁塌陷。

8. 用乙醇棉球压迫针孔处。

9. 将无菌棉片折叠成需要的厚度，将圆形磁铁分别放置耳郭囊肿部位前后面吸附固定 48h（图 3-20）。

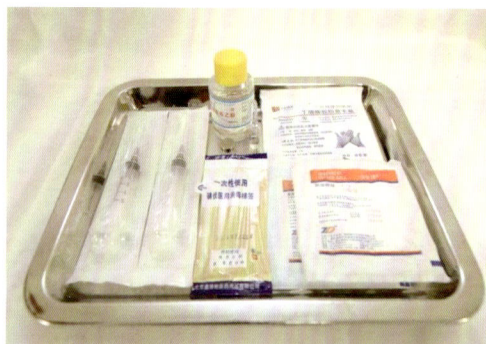

▲ 图 3-19 耳郭假性囊肿穿刺用物

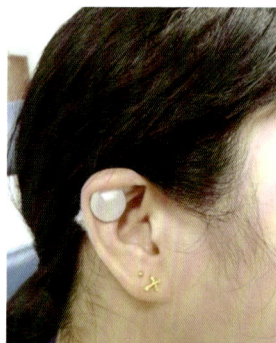

▲ 图 3-20 耳郭假性囊肿穿刺后磁铁固定

10. 协助病人取舒适体位，询问病人有无眩晕、心慌等不适，并交代注意事项。

11. 整理用物，洗手。

（五）评价

1. 病人无不适主诉。

2. 治疗效果评价

① 治愈：耳郭假性囊肿消失，耳郭外形正常，无特殊不适症状，随访期内无复发。

② 好转：耳郭假性囊肿基本消失，耳郭遗留轻度增厚。

③ 无效：耳郭假性囊肿治疗期内未消失或在随访期内复发。

3. 操作者动作是否轻柔、准确、规范。

4. 操作者与病人沟通语言是否规范。

（六）健康教育

耳郭假性囊肿是耳郭软骨内无菌性浆液渗出，使组织间出现反应性渗出液积聚，以致耳郭局限性隆起，常无明显病因，症状也不明显，可能与耳郭轻度外伤，局部刺激，揉搓有关，为避免复发，请勿经常揉搓耳郭。

（七）注意事项

1. 在磁铁压迫期间，如耳郭发热及耳郭皮肤变红，需放开磁铁，防止加压导致皮肤坏死。

2. 磁铁的吸附力可通过调整棉片的厚度调节，以不引起病人疼痛为度，最后可用创可贴辅助固定。

3. 对面积较大的囊肿，磁铁对压尽量靠近囊肿的上方，穿刺口留在外面有利于囊液引流。

4. 加压期间，防止磁铁移位、脱落。

5. 治疗时严格遵循无菌操作原则，48h 拆掉磁铁。

6. 嘱病人随诊，1 周后门诊复查，观察局部有无感染。

参考文献

[1] 黄选兆，汪吉宝，孔为佳 . 实用耳鼻咽喉头颈外科学 [M]. 北京：人民卫生出版社，2007.

[2] 刘厚健 . 地塞米松囊内注射加压包扎治疗耳郭假性囊肿 [J]. 世界最新医学信息文摘，2016, 16(32): 90–94.

[3] 郭宝凤, 唐婧, 袁晓辉. 磁铁吸附压迫联合穿刺抽液耳郭假性囊肿 68 例 [J]. 武警医学, 2017, 10(28). 1053–1054.

十、耳郭假性囊肿石膏固定

耳郭假性囊肿是指耳郭软骨夹层内的非化脓性浆液性囊肿, 并非肿瘤, 仅为软骨里面出现的囊肿, 病因尚不明确。多于外伤、感染后出现。

（一）目的

抑制液体渗出, 加压。

（二）评估

1. 评估病人。

(1) 了解病人病情、合作程度及病人耳部状况。

(2) 向病人讲解耳郭假性囊肿石膏固定目的、操作方法及注意事项。

2. 评估环境。安全、安静、清洁。

（三）计划

1. 操作者准备。着装整洁, 洗手、戴口罩。

2. 用物准备。医用石膏粉、换药碗 1 个、压舌板 1 块、地塞米松注射液 1 支、生理盐水 250ml、冷开水 100ml, 5ml 注射器 2 支, 无菌棉片 (图 3–21)。

3. 查看药液的名称、浓度、剂量、有效期, 检查药液质量。

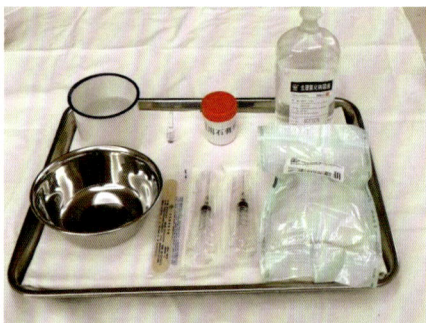

▲ 图 3–21　耳郭假性囊肿石膏固定用物

4. 二人查对。

（四）实施

1. 把用物放入托盘内, 携用物至操作台。

2. 核对病人床号、姓名、腕带等信息, 向病人解释操作目的, 以取得配合。

3. 协助病人取坐位或健侧卧位，患耳朝向操作者。

4. 常规消毒耳郭后，用无菌棉球轻轻塞住外耳道口。

5. 再次核对病人信息及操作名称。

6. 用5ml注射器抽吸地塞米松5mg备用，用另一支5ml注射器在囊肿最低处穿刺抽液，一边抽液，一边用另一只手压迫囊肿，尽量将液体抽吸干净。

7. 如液体呈胶冻状，应用无菌生理盐水稀释后抽出，取下注射器，不取穿刺针。

8. 再将抽吸好地塞米松的注射器，接在穿刺针上注入药液约0.3ml。

9. 将穿刺点用无菌小棉片压迫，助手（或病人）捏住穿刺点。

10. 操作者将适量医用石膏粉盛入无菌换药碗中，加适量冷开水，用压舌板搅拌成糊状。

11. 助手将调好的石膏粉糊缓缓倒入病人耳郭内，用压舌板将石膏涂抹成所需形状，待5min后石膏固定牢固，必要时用灯烤，促其凝固，压迫囊肿腔内液体继续渗出。

12. 协助病人取舒适体位，询问病人有无不适，并交代注意事项。

13. 整理用物，洗手。

（五）评价

1. 病人无不适主诉。

2. 操作者动作是否轻柔、准确、规范。

3. 操作者与病人沟通语言是否规范。

（六）健康教育

介绍耳郭假性囊肿石膏固定的目的、原因、适应证、禁忌证、注意事项。

（七）注意事项

1. 一般嘱病人7天复诊，如出现耳郭瘙痒等不适症状，随时就诊。

2. 如无不良反应，压迫10天取下石膏。

3. 石膏固定后同时口服抗生素，预防感染发生。

参考文献

[1] 周颖, 刘新颖. 耳鼻咽喉头颈外科常见疾病照护与康复指导手册 [M].
北京：人民卫生出版社, 2021.

十一、耳部加压包扎

耳部加压包扎法是耳科术后常用保护创面、加压止血方法。

（一）目的

1. 用于耳部伤口换药。

2. 达到止血、保护伤口、防止感染的目的。

（二）评估

1. 评估病人。

(1) 了解病人病情、合作程度及病人耳部状况。

① 伤口部位及伤口情况，有无潮湿、渗出、污染、松动。

② 伤口有无疼痛。

(2) 向病人讲解耳部加压包扎的目的、操作方法及注意事项。

2. 评估环境。安全、安静、清洁。

（三）计划

1. 操作者准备。着装整洁、洗手、戴口罩。

2. 用物准备。一次性换药盘（内含镊子、无菌方纱、无菌棉球）、碘伏消毒液、纱条、无菌方纱若干、纱布绷带、污物罐、手消液、无菌手套、胶带（图3-22）。

3. 二人查对。

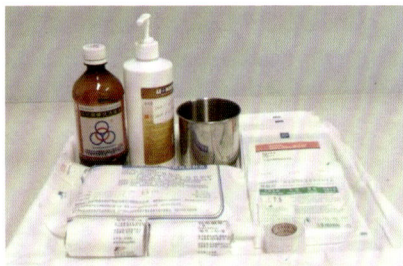

▲ 图 3-22　耳部加压包扎用物

（四）实施

1. 把用物放入托盘内，携用物至操作台。常规在换药室换药，病情不允许时可携用物至病人床旁。

2. 核对病人床号、姓名、腕带等信息，向病人解释操作目的，以取得配合。

3. 协助病人取坐位，患侧朝向操作者。不能取坐位者，将床头抬高，协助病人取侧卧或平卧位。

4. 显露患侧耳部伤口。

5. 打开一次性换药盘，用镊子将无菌方纱夹入换药盘内。

6. 碘伏消毒液倒入换药盘，夹取棉球消毒伤口，严格无菌操作。

7. 戴无菌手套。

8. 再次核对病人信息及操作名称。

9. 将无菌方纱打开呈单层状，松软状放置于耳部伤口处（图 3-23），逐渐向上叠加（图 3-24）。

10. 病人眉侧垂直放置纱条（图 3-25），采用纱布绷带包扎，顺着患侧耳郭方向缠绕绷带，头围最大径缠绕 2 圈，叠瓦状逐渐缠绕绷带（图 3-26），直至将无菌方纱完全包裹（图 3-27），末端胶带固定。

11. 将纱条两端打结，裸露出眉弓，对侧耳郭无压迫（图 3-28），松紧容纳一指适宜。

12. 协助病人取舒适体位，询问病人有无不适，并交代注意事项，嘱病人注意保持外层敷料清洁干燥。

13. 整理用物，洗手。

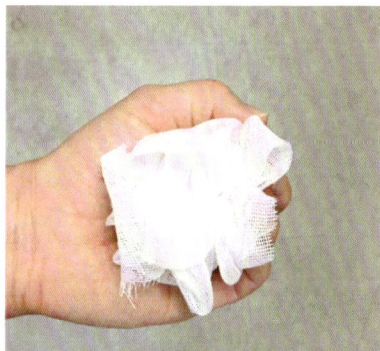

▲ 图 3-23　单层状、松软状纱布

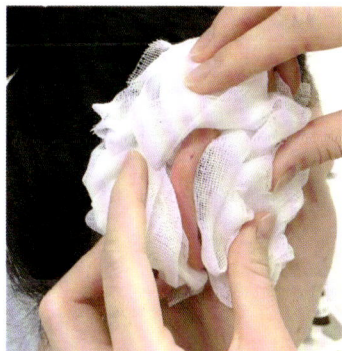

▲ 图 3-24　纱布逐渐叠加

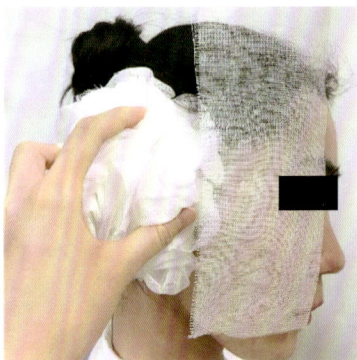

▲ 图 3-25　眉侧垂直放置纱布条

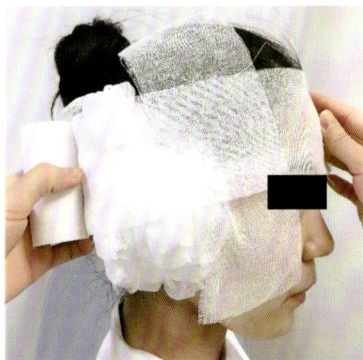

▲ 图 3-26　纱布绷带顺着耳郭缠绕

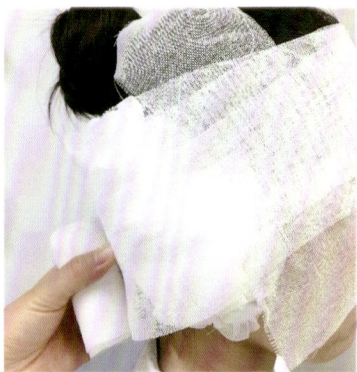

▲ 图 3-27　叠瓦状缠绕

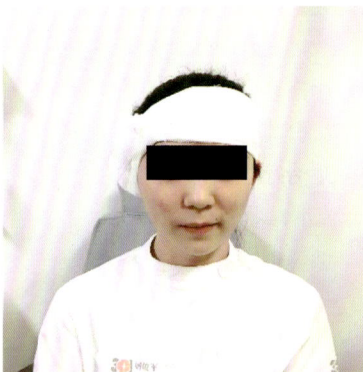

▲ 图 3-28　眉弓、耳郭无压迫

（五）评价

1. 病人无不适主诉。

2. 操作者动作是否轻柔、准确、规范。

3. 操作者与病人沟通语言是否规范。

（六）健康教育

介绍耳部加压包扎的目的、原因、适应证、禁忌证、注意事项。

（七）注意事项

1. 动作迅速、手法轻柔，不碰压伤口，以免增加伤口出血及疼痛。

2. 接触伤口的敷料必须保持无菌状态，防止感染。

3. 包扎牢靠、松紧适宜，边缘整齐。

4. 敷料出现潮湿、渗出、污染、松动等情况，应及时更换。

参考文献

[1]　周颖, 刘新颖. 耳鼻咽喉头颈外科常见疾病照护与康复指导手册 [M]. 北京：人民卫生出版社, 2021.

十二、咽鼓管吹张

咽鼓管吹张术是一种治疗咽鼓管阻塞病症的方法，用于诊治咽鼓管阻塞，引流中耳鼓室积液，提高听力。

（一）目的

1. 检查咽鼓管功能，了解中耳鼓室是否有积液。

2. 引流中耳鼓室积液，提高听力。

3. 治疗咽鼓管功能不良。

（二）评估

1. 评估病人。

(1) 了解病人病情、合作程度及病人耳部状况。

(2) 向病人讲解咽鼓管吹张的目的、操作方法及注意事项。

2. 评估环境。安全、安静、清洁。

（三）计划

1. 操作者准备。着装整洁、洗手、戴口罩。

2. 用物准备。波氏球吹张器、橄榄头、耳镜、温开水 1 杯，酒精纱布、盐水纱布（图 3-29）。

3. 二人查对。

（四）实施

1. 把用物放入托盘内，携用物至操作台。

2. 核对病人床号、姓名、腕带等

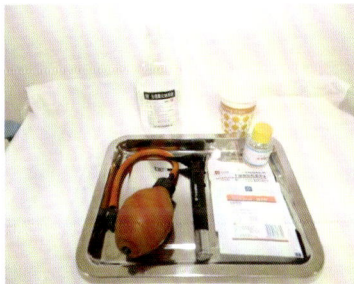

▲ 图 3-29　咽鼓管吹张用物

信息，向病人解释操作目的，以取得配合。

3. 协助病人取坐位，面向操作者。

4. 用酒精纱布擦拭橄榄头，盐水纱布再次擦拭橄榄头。

5. 嘱病人下颌微收，口含一小口水。

6. 再次核对病人信息及操作名称。

7. 将咽鼓管吹张球的橄榄头塞入病人一侧鼻前孔，以手指压紧另一侧鼻前孔（图3-30）。

8. 操作者发布口令"咽"时，病人进行吞咽，在软腭上举、鼻咽腔关闭、咽鼓管开放的瞬间，操作者迅速挤压橡皮球，将气流压入咽鼓管达鼓室。

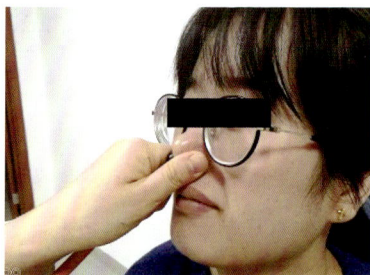

▲ 图3-30　咽鼓管吹张

9. 病人反馈是否通气。

10. 协助病人放松，询问病人有无不适，并交代注意事项。

11. 整理用物，洗手。

（五）评价

1. 病人无不适主诉。

2. 病人咽鼓管的通气状况。

3. 操作者动作是否准确、规范。

4. 操作者与病人沟通语言是否规范。

5. 病人与操作者配合恰到好处。

（六）健康教育

1. 向病人及家属讲解疾病相关知识，缓解病人焦虑的心情。

2. 告知病人日常注意事项。

3. 告知病人自行吹张练习的方法。

（七）注意事项

1. 上呼吸道急性感染，鼻腔或鼻咽部有脓液、溃疡、新生物病人忌做该项治疗。

2. 鼻腔有阻塞或分泌物时，先滴入1%麻黄碱使鼻黏膜收缩，并清除分泌物后方可进行咽鼓管吹张。

3. 病人必须积极与医护人员配合，咽水和挤压气体同步完成才能完成此项治疗。

参考文献

[1] 黄选兆，王吉宝，等 . 实用耳鼻咽喉科学 [M]. 北京：人民卫生出版社，2000.

[2] 田勇泉，韩东一，等 . 耳鼻咽喉头颈外科学 [M]. 北京：人民卫生出版社，2013.

[3] 周颖，刘新颖 . 耳鼻咽喉头颈外科常见疾病照护与康复指导手册 [M]. 北京：人民卫生出版社，2021.

练习题

（一）填空题

1. 外耳道昆虫类异物，可滴入 _____、_____ 或 _____（有鼓膜穿孔不用）使其麻醉，或滴入 _____，使其窒息，然后冲出或取出。

2. 耳道冲洗技术的目的是 _____ 和 _____。

3. 外耳道冲洗时，操作者查患耳解剖情况时，应向 _____ 轻拉患耳郭，小儿应向 _____ 牵拉。

4. 外耳道异物的种类 _____、_____、_____ 三类。

5. 被水泡胀的豆类异物，先用 _____ 溶液滴耳，使其脱水收缩后，再行取出。

6. 耳后注射后需按压针孔 _____。

7. 耳后注射后 _____ 针孔处不要进水。

8. 注水后 _____ 内防止针眼进水、污染，以避免感染。

9. 小耳畸形术后注水的目的是 _____。

10. 小耳畸形术后注水一般于术后 _____ 开始，每周注水 3 次，每次 _____。

11. 先天性耳前瘘管主要治疗方法为 ＿＿＿ 或 ＿＿＿。

12. 先天性耳前瘘管感染脓肿切开引流的目的是 ＿＿＿＿，以促使感染区域的炎症消退及伤口愈合。

13. 耳郭假性囊肿的病因可能与 ＿＿＿＿、＿＿＿＿、＿＿＿＿ 有关。

14. 耳郭假性囊肿发病部位常位于 ＿＿＿＿、＿＿＿＿ 或 ＿＿＿＿，临床诊断上并不困难。

15. 鼻腔有阻塞或分泌物时，可用 ＿＿＿＿ 使鼻黏膜收缩。

（二）选择题

A1 型题（单句型最佳选择题）：每道试题由 1 个题干和 5 个供选择的备选答案组成。题干以叙述式单句出现，备选答案中只有 1 个是最佳选择，称为正确答案，其余 4 个均为干扰答案。干扰答案或完全不正确，或部分正确。

1. 给予病人外耳道滴药时，病人应取何种体位为佳（　　　）

A. 俯卧位 　　　　　　　　　B. 仰卧位

C. 侧卧位，患侧朝上 　　　　D. 坐位

E. 侧卧位，健侧朝上

2. 进行外耳道滴药时应轻拉病人耳郭以充分显露外耳道，成人应向（　　　）提拉。

A. 后上 　　　　　　　　　　B. 后下

C. 水平 　　　　　　　　　　D. 前上

E. 前下

3. 有关外耳道异物不正确的是（　　　）

A. 种子等异物遇水后可引起感染

B. 小儿外耳道异物后哭闹不停，用手抓耳

C. 活虫入耳后引起耳内轰鸣

D. 活虫进入耳朵后可以用 75% 乙醇滴入杀灭

E. 植物性异物忌滴入水剂

4. 耳后注射的进针点为（　　）

A. 患侧耳后中上 1/3 交界处斜向外耳道后上方

B. 患侧耳后中上 1/3 交界处斜向外耳道后下方

C. 患侧耳后中下 1/3 交界处斜向外耳道后下方

D. 患侧耳后中下 1/3 交界处斜向外耳道后上方

E. 没有固定位置

5. 耳郭假性囊肿的最常用的治疗方法是（　　）

A. 手术　　　　　　　　　　B. 穿刺加压包扎

C. 穿刺石膏固定　　　　　　D. 传统的物理治疗

E. 以上都对

6. 耳郭假性囊肿其积液位于（　　）

A. 皮肤及皮下组织之间　　　B. 皮下组织及软骨膜之间

C. 软骨膜和软骨之间　　　　D. 软骨内

E. 以上都不是

A2 型题（病例摘要型最佳选择题）：试题结构是由 1 个简要病历作为题干、5 个供选择的备选答案组成，备选答案中只有 1 个是最佳选择。

1. 病人，男，28 岁。因不慎昆虫进入外耳道门诊就诊，应选用的滴耳液为（　　）

A. 氧氟沙星滴耳液　　　　　B. 乙醚

C. 双氧水　　　　　　　　　D. 碳酸氢钠滴耳液

E. 乙醇

2. 病人，男，45 岁，准备在全身麻醉下行耳部手术，需对病人进行耳周备皮，其目的不包括（　　）

A. 去除手术区域毛发和污垢　B. 彻底清洁皮肤

C. 使术野清楚　　　　　　　D. 为了美观

E. 便于消毒和操作，减少术后感染

A3 型题（病例组型最佳选择题）：试题结构是开始叙述一个以病人为中心的临床情景，然后提出 2～3 个相关问题，每个问题均与开始的临床情景有关，但测试要点不同，且问题之间相互独立。

（1～3 题共用题干）

病人，女，36 岁。病人自幼右耳反复流脓流水，感冒时加重，伴渐进性听力下降，近 1 个月听力下降加重，经门诊收入院进行治疗。

1. 该病人最有可能的诊断为（　　　　）

A. 传导性聋　　　　　　　　　　B. 慢性化脓性中耳炎

C. 感音神经性聋　　　　　　　　D. 耳硬化症

E. 耳前瘘管感染

2. 医生对病人进行查体及询问病史后，对病人进行局部抗感染治疗，应用何种滴耳液为佳（　　　　）

A. 碳酸氢钠滴耳液　　　　　　　B. 75% 乙醇

C. 植物油　　　　　　　　　　　D. 盐酸左氧氟沙星滴耳液

E. 3% 硼酸溶液

3. 病人应用滴耳液完毕后应（　　　　）

A. 立即坐起，使多余滴耳液顺外耳道流出

B. 立即进行外耳道冲洗

C. 侧卧 10min，使药液充分吸收

D. 用热毛巾热敷使药液充分吸收

E. 可剧烈活动

B1 型题（标准配伍题）：试题开始是 5 个备选答案，备选答案后提出至少 2 道试题，要求应试者为每一道试题选择一个与其关系密切的答案。在一组试题中，每个备选答案可以选用一次，也可以选用数次，但也可以一次不选用。

（1～3 题共用备选答案）

A. 用温水冲洗　　　　　　　　　B. 用酒精滴入耳朵

C. 用镊子夹取　　　　　　　　　D. 用耵聍钩直接钩出

E. 将异物麻醉或者杀死后用镊子取出或冲洗排出

1. 动物性异物应选择（　　　）

2. 植物性异物应选择（　　　）

3. 其他异物应选择（　　　）

X 型题：无排列规律的多重选择题，答案可有一个或多个。

1. 为病人应用滴耳液时，应检查药液的（　　　）

A. 名称　　　　　　　　　　B. 有效期

C. 剂量　　　　　　　　　　D. 浓度

E. 药液质量

2 为病人进行耳周备皮时应注意（　　　）

A. 动作应轻柔　　　　　　　B. 备皮结束后协助病人洗头

C. 注意水温　　　　　　　　D. 根据病人意愿

E. 可无医嘱

（三）判断题：对一段叙述做出对（√）或错（×）的判断。

1. 无论对病人进行任何操作都应遵循医嘱。　　　　　（　　）

2. 对小儿进行外耳道滴药时，应同成人一样向后上提拉外耳郭以充分显露外耳道。　　　　　　　　　　　　　　　（　　）

3. 小儿外耳道内进入豆科类异物，应立即用水冲洗，以便异物的排出。　　　　　　　　　　　　　　　　　　　　（　　）

4. 外耳道动物性异物会引起鼓膜穿孔。　　　　　　　（　　）

5. 活动性昆虫类异物，应先将昆虫麻醉或杀死后用镊子取出或冲洗排出。　　　　　　　　　　　　　　　　　　　（　　）

6. 耳后注射是治疗突发性耳聋、耳鸣的方法之一。　　（　　）

7. 先天性耳前瘘管切开后填入伤口的引流条应在 72h 后取出。

（　　）

8. 耳郭假性囊肿的病人易复发。　　　　　　　　　　（　　）

9. 耳郭假性囊肿可能与机械性刺激、挤压有关，造成局部微循环障碍，引起组织间的无菌性炎性渗出。　　　　　　　（　　）

10. 咽鼓管吹张术是一种治疗咽鼓管阻塞病症的方法，用于诊治咽鼓管阻塞，引流中耳鼓室积液，提高听力。　　　　（　　）

11. 行咽鼓管吹张检查时，需病人口含一小口水。　　（　　）

12. 上呼吸道急性感染，鼻腔或鼻咽部有脓液、溃疡、新生物者忌做咽鼓管吹张。　　　　　　　　　　　　　（　　）

（四）案例题：由一个病例和多个问题组成。开始提供一个模拟临床情景的病例，每道案例分析题一般有 3 个以上问题。

1. 病人，男，55 岁，左耳反复流脓 30 余年，应用左氧氟沙星滴耳液外用后好转，近日伴听力下降及疼痛，收入院行手术治疗，手术历时约 3h，清醒返回病房后痰液较多伴咳嗽，遵医嘱应用氧气雾化吸入治疗。请回答以下问题。

(1) 应用滴耳液进行外耳道滴药的目的有哪些？

(2) 常用滴耳剂有哪些？

(3) 外耳道滴药的注意事项有哪些？

参考答案

（一）填空题

1. 乙醚；75% 乙醇；氯仿；植物油

2. 清除外耳道深部不宜取出的微小异物；清除软化的耵聍栓

3. 后上；后下

4. 动物性；植物性；非生物性

5. 95% 乙醇

6. 3～5min

7. 24h 内

8. 1～2 天

9. 利用给扩张器内水囊注水来扩张耳后皮肤

10. 5～8 天；3～8ml

11. 切开排脓引流；手术

12. 引流感染形成的脓液

13. 耳郭轻度外伤；局部刺激；揉搓

14. 舟状窝；三角窝；耳甲腔

15. 1% 麻黄碱

（二）选择题

A1 型题　1. C　　2. A　　3. E　　4. A　　5. B　　6. B

A2 型题　1. B　　2. D

A3 型题　1. B　　2. D　　3. C

B1 型题　1. E　　2. C　　3. A

X 型题　　1. ABCDE　　2. ABC

（三）判断题

1. √　　2. ×　　3. ×　　4. √　　　5. √　　　6. √

7. ×　　8. √　　9. √　　10. √　　11. √　　12. √

（四）案例题

(1) ① 治疗外耳道炎及中耳炎。

② 消炎、止痛。

③ 软化耵聍。

④ 麻醉或杀死外耳道昆虫等异物。

(2) 有：诺氟沙星滴耳液、氧氟沙星滴耳剂、3% 硼酸溶液、75% 乙醇溶液、2% 酚甘油、3%～5% 碳酸氢钠滴耳液。

(3) ① 滴药时要顺外耳道后壁缓缓滴入药液，然后按压耳屏数次，以造成外耳道空腔气压的变化，驱使药液进入中耳腔。

② 患耳滴药后，患耳朝上侧卧 10min，使药液在外耳道存留一定时间，以达到治疗目的。然后塞一消毒棉球于外耳道口。

③ 如有耵聍栓塞，可直接滴入药液，每次滴药量不宜溢出外耳道口，3 天后行外耳道冲洗（有中耳炎或鼓膜穿孔者不宜冲洗）或取出。

④ 外耳道昆虫类异物，可滴入乙醚、75% 乙醇或氯仿（有鼓膜穿孔不用）使其麻醉，或滴入植物油，使其窒息，然后冲出或取出。

⑤ 滴耳药液温度不可太低，可置于温水中或握于手中加温，否则可刺激内耳发生眩晕。

⑥ 成人滴药时操作者将患耳向后上轻拉（小儿向后下方牵拉）

以便拉直外耳道，使药液顺利进入外耳道。

⑦患耳滴药后会有轻度不适症状，属正常现象，不要紧张。如有特殊病情变化，及时就诊。

第二节　鼻科常用技能

一、鼻腔滴药

鼻炎及鼻窦炎是指鼻腔和鼻窦黏膜的炎症，是耳鼻咽喉科最为常见的疾病之一，它对于耳鼻咽喉各处，以及气管、支气管、肺及消化道的生理功能均可产生不良影响，除手术治疗外，鼻腔滴药是治疗鼻炎及鼻窦炎的主要方法。鼻腔滴药技术是指为收缩或湿润鼻腔黏膜，达到通气、引流或消炎的目的而使用相应滴鼻药物经鼻前孔以滴漏形式缓慢滴入鼻腔的一种方法。

（一）目的

1.收缩或湿润鼻腔黏膜。

2.改善鼻腔黏膜状况，达到引流、消炎、消水肿、通气等作用。

（二）评估

1.评估病人。

(1)了解病人病情、合作程度及鼻腔情况。

(2)向病人讲解鼻腔滴药的目的、操作方法及注意事项。

2.评估环境。安全、安静、清洁。

（三）计划

1.操作者准备。着装整洁，洗手、戴口罩。

2.用物准备。治疗盘、小药杯、污物罐、无菌棉签、灭菌注射用水、手消液、手电筒、常用药物：1%麻黄碱滴鼻液、复方鱼肝油滴鼻液、呋麻滴鼻液等（图3-31）。

3.查看药液的名称、浓度、剂量、有效期，检查药液质量。

4. 二人查对。

（四）实施

1. 把用物放入托盘内，携用物至操作台。

2. 核对病人床号、姓名、腕带等信息，向病人解释操作目的，以取得配合。

3. 嘱病人擤鼻，并解开领口。

4. 取垂头仰卧位或侧卧位，肩下垫枕或头伸出床沿下垂（图 3–32）。

5. 用手电筒检查鼻腔情况，取棉签蘸灭菌注射用水清洁双侧鼻腔。

6. 按无菌技术取灭菌注射用水倒入小药杯内。

7. 再次核对病人信息及操作名称。

8. 以左手轻推病人鼻尖，充分显露鼻腔，右手持滴鼻剂药瓶沿着鼻翼一侧距病人鼻孔约 2cm 处，每侧（或患侧）鼻腔轻滴药液 2～3 滴（图 3–33）。

9. 轻捏鼻翼，使药液均匀分布于鼻黏膜和鼻窦（图 3–34）。

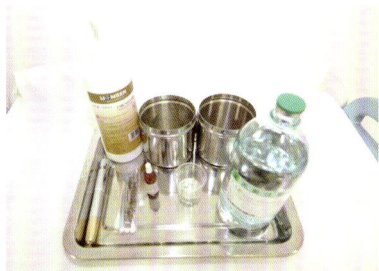

▲ 图 3–31　鼻腔滴药用物

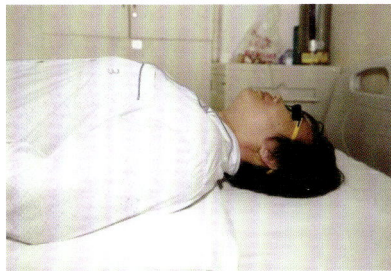

▲ 图 3–32　鼻腔滴药体位

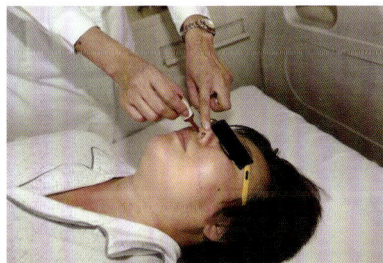

▲ 图 3–33　沿鼻翼内侧壁滴入药液

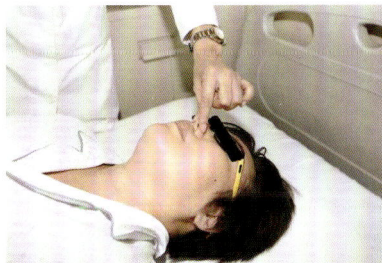

▲ 图 3–34　轻捏鼻翼促进药物吸收

10. 病人保持原来体位 3～5min 后，协助病人坐起。

11. 协助病人取舒适体位，询问病人有无眩晕、心慌等不适，并交代注意事项。

12. 整理用物，洗手。

（五）评价

1. 病人无不适主诉。

2. 操作时动作是否轻柔、准确、规范。

3. 与病人沟通时语言是否规范。

（六）健康教育

1. 讲解鼻腔滴药的目的，取得病人配合

2. 介绍鼻部解剖。

3. 介绍常用滴鼻剂作用及适应证（表 3-2）。

表 3-2　　常用滴鼻剂作用及适应证		
药　名	**作　用**	**适应证**
1% 麻黄碱滴鼻液	减充血药	急、慢性鼻炎及鼻窦炎
复方鱼肝油滴鼻液	润滑鼻黏膜，预防鼻腔干燥引起的出血	萎缩性鼻炎、干燥性鼻炎、鼻部术后
呋麻滴鼻液	抗菌和收缩血管	鼻炎、鼻窦炎、感冒引起的鼻塞

（七）注意事项

1. 认真查对药液有无沉淀及是否变质。

2. 严格体位要求，药液才能避免进入咽腔，而是充分进入鼻窦内以达到治疗目的。

(1) 仰卧垂头位：适用于后组鼻窦炎病人。方法：仰卧，肩下垫枕，颈伸直，头后仰，颏尖朝上，使颏隆凸与外耳道口的连线与床面（或地面）垂直。

(2) 侧头位：适用于前组鼻窦炎病人。方法：患侧朝下，肩下垫枕，头略下垂。

3. 鼻腔滴药后保持该体位 3～5min，使药液充分吸收。

4. 如果药液进入口腔，给予病人漱口，重新给药。

5. 鼻腔滴药后先从头后仰卧位（或侧卧位）改为平卧位 5～10min 后再起床活动。如果出现头晕现象，立刻平卧位休息，待症状缓解后再起床活动。

6. 鼻腔内有血痂或分泌物时，先清理鼻腔后再滴药（使用鼻腔清洗器冲洗鼻腔），否则药液不易吸收。

7. 多种药液同时给药时，先滴水剂，再滴油剂，中间间隔 10min。

8. 1% 麻黄碱滴鼻液及呋麻滴鼻液不宜长期使用，以免引起药物性鼻炎，禁用于鼻腔黏膜萎缩性及干燥性病变。

9. 婴幼儿尽量不用滴鼻剂，因为其鼻黏膜很娇嫩，使用滴鼻剂会刺激鼻黏膜，影响发育。

二、鼻腔喷药

（一）目的

1. 收缩或湿润鼻腔黏膜。

2. 改善鼻腔黏膜状况，达到引流、消炎、消水肿、通气等作用。

3. 用于鼻部检查、治疗前及手术前麻醉。

（二）评估

1. 评估病人。

(1) 了解病人病情、合作程度及鼻腔情况。

(2) 向病人讲解鼻腔喷药的目的、操作方法及注意事项。

2. 评估环境。安全、安静、清洁。

（三）计划

1. 操作者准备。着装整洁，洗手、戴口罩。

2. 用物准备。手消液、治疗盘、鼻镜、头灯、无菌棉签、生理盐水、羟甲唑啉鼻喷雾剂、医嘱单、污物罐。

3. 查看药液的名称、浓度、剂量、有效期。

4. 二人查对。

（四）实施

1. 把用物放入托盘内，携用物至操作台。

2.核对病人床号、姓名、腕带等信息，向病人解释操作目的，以取得配合。

3.嘱病人擤鼻。

4.协助病人取端坐位，头稍后仰。

5.戴头灯、手持鼻镜检查病人鼻腔有无损伤、出血、破溃，取棉签蘸生理盐水清洁双侧鼻腔。

6.将鼻喷剂取出并摇晃均匀，首次使用前先试喷，直至喷出均匀喷雾。

7.嘱病人低头目光平视前方。

8.再次核对病人信息及操作名称。

9.操作者左手持鼻喷剂，将头端放入病人左侧鼻腔入口处，倾斜30°～45°对向鼻翼按压2揿，同法操作者右手持鼻喷剂喷病人右侧鼻腔。

10.轻捏病人鼻翼，使药液均匀分布于鼻黏膜。

11.用酒精纱布擦拭鼻喷剂头端。

12.协助病人取舒适体位，询问病人有无头晕、心慌等不适，并交代注意事项。

13.整理用物，洗手。

（五）评价

1.病人无不适主诉。

2.操作者动作是否轻柔、准确、规范。

3.操作者与病人沟通语言是否规范。

（六）健康教育

1.介绍鼻腔喷药的目的、原因、适应证、禁忌证。

2.喷药后如有药液流出，将流出的药液用纱布轻拭即可。

3.告知病人鼻腔喷药后勿擤鼻，以免药液擤出影响疗效。

（七）注意事项

1.治疗前应询问病人药物过敏史。

2.如为小儿，由家患协助固定患儿头部。

3.喷剂首次使用时先试喷排出空气，直至喷出均匀喷雾。

4.鼻腔喷药前需将鼻腔内分泌物清理干净，使药物充分吸收。

5.鼻腔喷药时采用交叉互喷的方式，避免对着鼻中隔喷药，防止损伤鼻中隔。

6. 鼻腔喷药后需轻捏鼻翼，使药液分布均匀充分发挥药效。

7. 必要时可遵医嘱间隔 5min 后重复喷药。

8. 鼻镜检查时，左手持鼻镜撑开病人右侧鼻腔，右手持鼻镜撑开病人左侧鼻腔，避免遮挡视线。放入鼻镜时闭合鼻镜开口，取出时撑开鼻镜，避免夹扯鼻毛引起病人不适。

9. 在操作过程中，如病人有不适，及时与医生联系。

三、剪鼻毛

剪鼻毛法是鼻科手术前皮肤准备的一种方法，安全性好，并且具有良好的效果。通过剪鼻毛，使鼻腔在内镜下更加清晰，不仅为术者提供了良好的手术视野，而且能够有效减少术后感染。

（一）目的

1. 鼻部及经鼻部行颅底手术前准备，使手术视野清楚。

2. 便于消毒和操作，减少术后并发症。

（二）评估

1. 评估病人。

(1) 了解病人病情、合作程度及病人鼻腔状况。

(2) 向病人讲解剪鼻毛的目的、操作方法及注意事项。

2. 评估环境。安全、安静、清洁。

（三）计划

1. 操作者准备。着装整洁，洗手、戴口罩。

2. 用物准备。治疗盘、无菌眼科剪、凡士林少许、无菌棉签、头灯、手消液、手套（图 3-35）。

3. 二人查对。

（四）实施

1. 把用物放入托盘内，携用物至操作台。

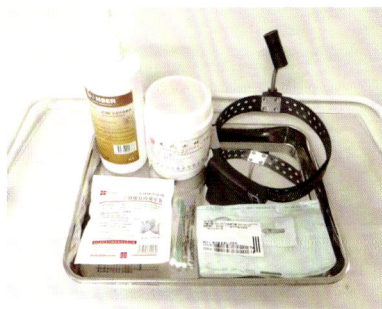

▲ 图 3-35　剪鼻毛用物

2. 核对病人床号、姓名、腕带等信息，向病人解释操作目的，以取得配合。

3. 嘱病人取坐位，双腿并拢偏向一侧，头部上扬 30°～45°。

4. 操作者佩戴头灯，聚光于一侧鼻腔。

5. 用无菌棉签清除鼻腔内的分泌物。

6. 检查眼科剪的有效期，剪刀刃上涂少许凡士林，以便黏住剪下的鼻毛。

7. 操作者右手持眼科剪，左手拇指轻扶鼻尖并向上方轻推，其余四指并拢。

8. 再次核对病人信息及操作名称。

9. 嘱病人用口呼吸，右手持剪刀齐鼻毛根部剪去鼻毛，用蘸有凡士林的棉签蘸净鼻毛，直到全部剪净（图 3-36）。

10. 再次用无菌棉签清洁鼻腔。

11. 重复以上步骤，剪净另一侧鼻毛。

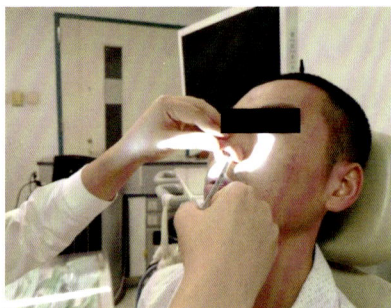

▲ 图 3-36　剪鼻毛

12. 协助病人取舒适体位，询问病人有无头晕、心慌等不适，并交代注意事项。

13. 整理用物，洗手。

（五）评价

1. 病人无不适主诉。

2. 操作者动作是否轻柔、准确、规范。

3. 操作者与病人沟通语言是否规范。

（六）健康教育

介绍剪鼻毛的目的、原因、适应证、禁忌证、注意事项。

（七）注意事项

1. 操作过程中病人易习惯性用鼻呼吸，操作者可视情况佩戴一次性护理手套，减少护患感染。

2. 剪刀刃上凡士林涂抹要少而均匀，以免过多黏于鼻腔黏膜不利于操作。

3. 给儿童病人操作前，取得家属的知情同意及配合。

4. 操作过程中动作轻柔，尽量使用弯头眼科剪，避免刺破鼻黏膜。

5. 操作后，注意观察病人情况，有无疼痛，鼻黏膜有无出血等，告知病人如有不适，立即通知医护人员。

四、鼻腔冲洗

（一）目的

1. 用于萎缩性鼻炎或干酪性鼻炎，冲洗出鼻腔的脓痂，以减少臭味。

2. 鼻腔、鼻窦术后冲洗，可保证术腔清洁，防止感染、粘连。

（二）评估

1. 评估病人。

(1) 了解病人病情、合作程度及病人鼻腔状况。

(2) 向病人讲出鼻腔冲洗的目的、操作方法及注意事项。

2. 评估环境。安全、安静、清洁。

（三）计划

1. 操作者准备。着装整洁，洗手、戴口罩。

2. 用物准备。盛水器、温生理盐水（冲洗液）、冲洗器、橄榄头、吊架（图 3-37 和图 3-38）。

3. 二人查对。

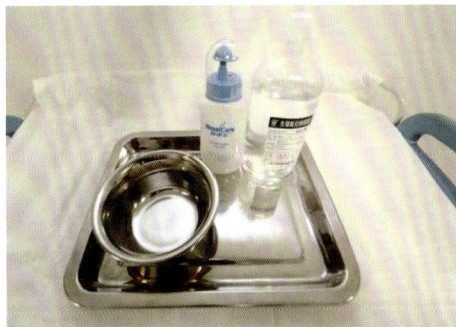

▲ 图 3-37　鼻腔冲洗用物（一）

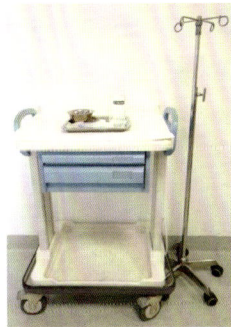

▲ 图 3-38　鼻腔冲洗用物（二）

（四）实施

1. 护士操作法。

（1）把用物放入托盘内，携用物至操作台。

（2）核对病人床号、姓名、腕带等信息，向病人解释操作目的，以取得配合。

（3）协助病人取坐位，面前放盛水器，头向前倾（图3-39）。

（4）将盛有温生理盐水的冲洗器悬挂于吊架上，冲洗器底与病人头顶等高，以免压力太大导致水流入咽鼓管内。

（5）嘱病人张开呼吸，将冲洗橄榄头放入一侧鼻前庭，使水缓缓流入鼻腔而由对侧鼻孔流出。同法冲洗另一侧（图3-40）。

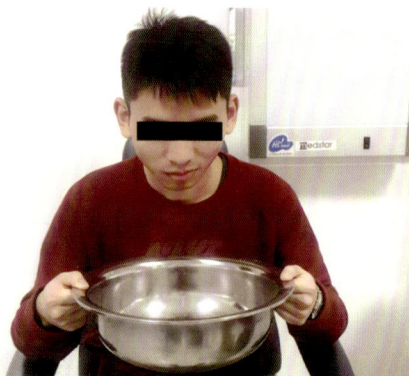

▲ 图3-39　鼻腔冲洗体位

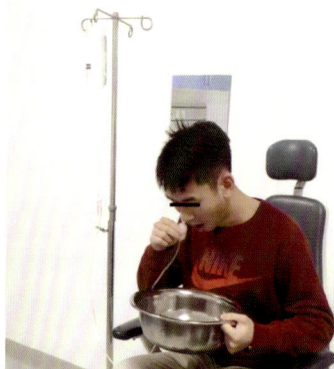

▲ 图3-40　冲洗过程（一）

（6）冲洗鼻腔时嘱病人向前倾，使水流出，不宜说话。

（7）协助病人取舒适体位，询问病人有无眩晕、心慌等不适，并交代注意事项。

（8）整理用物，洗手。

2. 病人自购冲洗器操作。

（1）清洁鼻腔。

（2）病人取坐位，面前放盛水器，头向前倾，手持冲洗器橄榄头轻轻放入一侧鼻前庭，用手轻捏冲洗壶瓶体，使冲洗液缓缓流入鼻腔而由对侧鼻孔流出。同法冲洗另一侧（图 3-41）。

(3) 嘱病人张口呼吸，操作中不宜说话。

（五）评价

1. 病人无不适主诉。

2. 操作者动作是否轻柔、准确、规范。

3. 操作者与病人沟通语言是否规范。

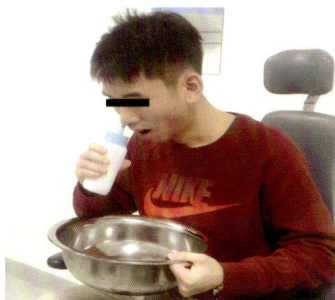
▲ 图 3-41　冲洗过程（二）

（六）健康教育

介绍鼻腔冲洗的目的、原因、适应证、禁忌证、注意事项。

（七）注意事项

1. 冲洗鼻腔时切忌将两侧鼻孔压紧用力擤鼻，以免造成咽鼓管感染。

2. 注意冲洗液的温度，过热或过凉均能引起病人不适。

3. 冲洗器底应与病人头顶等高，过高压力大易致水流入咽鼓管内。

4. 冲洗鼻腔时，病人应张口呼吸，头向前倾使水流出，不宜说话。

5. 病人自购冲洗器操作时，注意冲洗器使用性能及正确操作方法。

五、下鼻甲消融

（一）目的

用于治疗下鼻甲肥大，保持鼻腔通气功能。

（二）评估

1. 评估病人。

(1) 了解病人病情、合作程度及病人鼻部状况。

(2) 向病人讲解下鼻甲消融的目的、操作方法及注意事项。

2. 评估环境。安全、安静、清洁。

（三）计划

1. 操作者准备。着装整洁，洗手、戴口罩。

2. 用物准备。等离子消融系统、托盘、碘棉签、弯盘、棉片、枪状镊、2ml 注射器、盐酸利多卡因、等离子刀、1% 丁卡因喷壶、1% 麻黄碱喷壶、吸收性明胶海绵。

3. 查看药液的名称、浓度、剂量、有效期，检查药液质量。

4. 二人查对。

（四）实施

1. 把用物放入托盘内，携用物至操作台。

2. 核对病人床号、姓名、腕带等信息，向病人解释消融方法及目的，消除病人恐惧焦虑情绪，征得病人同意后以便取得更好地配合。

3. 协助病人仰卧位。

4. 再次核对病人信息及操作名称。

5. 给予病人鼻腔喷药，充分收缩鼻腔，鼻腔局部注射盐酸利多卡因麻醉。

6. 用等离子刀头进行消融。

7. 给予病人止血。

8. 观察病人鼻腔出血情况。

9. 协助病人取舒适体位，询问病人有无头晕、心慌等不适，并交代注意事项。

10. 整理用物，洗手。

（五）评价

1. 病人无不适主诉。

2. 操作者动作是否轻柔、准确、规范。

3. 操作者与病人沟通语言是否规范。

（六）健康教育

介绍下鼻甲消融的目的、原因、适应证、禁忌证、注意事项。

（七）注意事项

1. 下鼻甲消融处若有水肿、黏膜分泌物增加感觉不适，可给予鼻腔冲洗将分泌物及时排出，保持鼻腔通畅。

2. 术后保持鼻腔清洁，避免细菌感染，一旦发热、感染、局部疼痛加剧要及时复查用药。

3. 告知病人勿用热水洗澡、泡脚。进食时避免食物温度过高，引发出血。

六、鼻腔鼻窦负压置换

鼻腔鼻窦正负压置换法指用吸引器具使鼻窦形成负压，吸出鼻窦分泌物并使药液进入鼻窦内而达到治疗目的的方法。鼻窦正负压置换常用于保守治疗慢性鼻窦炎，尤其是儿童慢性鼻窦炎。此方法以引流法为基础，通过置换达到治疗目的。

（一）目的

治疗慢性鼻窦炎。

（二）评估

1. 评估病人。

(1) 了解病人病情、合作程度及病人鼻部状况。

① 询问鼻腔有无出血，鼻前庭皮肤黏膜有无破损。

② 询问病人的过敏史。

(2) 向病人讲解鼻腔鼻窦正负压置换的目的、操作方法及注意事项。

2. 评估环境。安全、安静、清洁。

（三）计划

1. 操作者准备。着装整洁，洗手、戴口罩。

2. 用物准备。负压吸引装置，0.5%～1% 呋麻滴鼻液、橄榄头（图 3-42）。

3. 查看药液的名称、浓度、剂量、有效期，检查药液质量。

4. 二人查对。

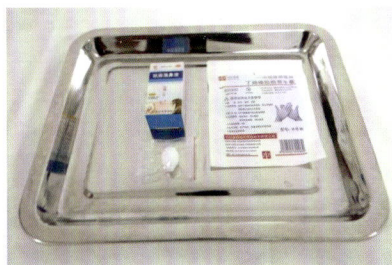

▲ 图 3-42 鼻腔鼻窦负压置换用物

（四）实施

1. 把用物放入托盘内，携用物至操作台。

2. 核对病人床号、姓名、腕带等信息，向病人解释操作目的，以取得配合。

3. 协助病人取仰卧位，肩下垫枕、伸颈，使颏部与外耳道口连线与水平线垂直，使鼻部低于口腔部。

4. 再次核对病人信息及操作名称。

5. 用生理盐水棉签清洁鼻腔，再滴入 1% 呋麻滴鼻液（儿童用 0.5% 呋麻滴鼻液）滴注 3～5 滴收缩鼻腔黏膜，使窦口开放。

6. 每侧鼻腔滴入呋麻滴鼻液 3～5ml（图 3-43），以淹没所有窦口为度，病人张口等待数分钟。

7. 操作者将与吸引器（负压不超过 24kPa）相连的橄榄头塞于患侧的鼻前孔，对侧鼻前孔用另一手指按压鼻翼封闭（图 3-44），嘱病人均匀地发"开—开—开"声，使鼻腔形成短暂负压，利于鼻窦脓液的排出和药液进入。

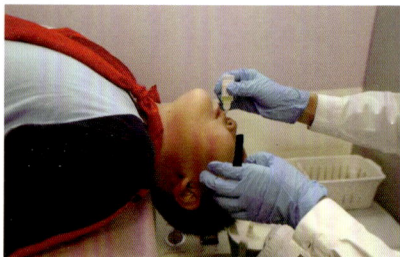

▲ 图 3-43　鼻腔鼻窦负压置换（一）　　▲ 图 3-44　鼻腔鼻窦负压置换（二）

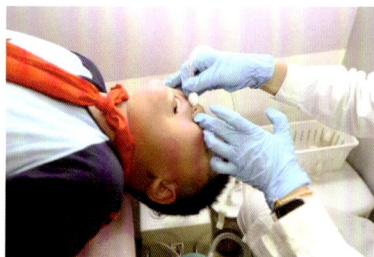

8. 同法治疗对侧，上述操作重复 6～8 次，达到充分的置换目的。

9. 操作完毕让病人坐起，吐出口内和鼻腔内药液及分泌物，部分药液将仍留在鼻腔内，15min 内勿擤鼻及弯腰。

10. 协助病人取舒适体位，询问病人有无眩晕、心慌等不适，并交代注意事项。

11. 整理用物，洗手。

（五）评价

1. 病人无不适主诉。

2. 操作者动作是否轻柔、准确、规范。

3. 操作者与病人沟通语言是否规范。

（六）健康教育

1. 疗程间隔：急性、亚急性病例一般治疗 1～3 次/周，慢性期病例一般 6 次为 1 疗程，少数病例先后治疗 2～3 个疗程症状基本控制，数月后重犯，重复治疗仍有疗效。有条件者每周给药 2～3 次，重者每日 1 次，最长 1 周 1 次。

2. 患有高血压，颈椎病的病人禁止进行此项治疗。

3. 清淡饮食。

（七）注意事项

1. 治疗前训练病人正确配合发音与换气。

2. 治疗时要求病人缓慢发"开—开—开"音，以更好地封闭鼻咽腔。尽量减少换气次数和缩短换气时间。

3. 治疗后让病人静卧 3～5min 或更长时间保证药液不至于因体位改变很快流出。

4. 此法隔天 1 次，4～5 天不见效者，应考虑其他疗法。

5. 初诊病人（尤其是儿童）给药，应先滴药液数滴试用，按要求给药时以不淹没鼻阈为准。

6. 为了预防创伤，便于观察，手持橡胶吸引管处需安装一小段玻璃管。

7. 3 岁以下幼儿给药，须有经验者操作。每次给药量宜小，以免引起患儿误吸或呛咳。

8. 放疗后病人及鼻咽炎症病人的给药，因其血管脆性增加，吸引时需要注意负压控制。

七、上颌窦穿刺冲洗

（一）目的

1. 诊断性穿刺。观察上颌窦内有无炎性分泌物及潴留囊肿。取分泌物作细菌培养及细胞学检查，必要时注入碘油，检查上颌窦内有无占位病变。

2. 治疗性穿刺。通过穿刺冲洗出窦内的积脓、积血，然后注入抗生素。

（二）评估

1. 评估病人。

(1) 了解病人病情、合作程度及病人鼻部状况。

(2) 向病人讲解上颌窦穿刺冲洗的目的、操作方法及注意事项。

2. 评估环境。安全、安静、清洁。

（三）计划

1. 操作者准备。着装整洁，洗手、戴口罩。

2. 用物准备。上颌窦穿刺针、无菌冲洗管、1%呋麻棉片、1%盐酸丁卡因溶液、卷棉子、20ml注射器、治疗碗、弯盘、鼻镜、枪状镊、额镜、遵医嘱备药和细菌培养瓶（图3-45）。

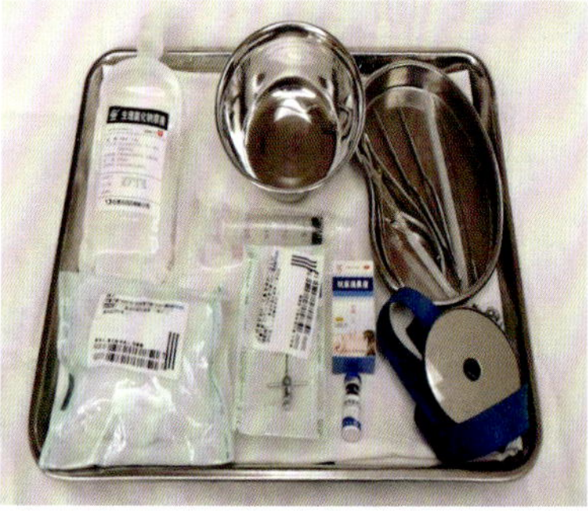

▲ 图 3-45　上颌窦穿刺冲洗用物

3. 查看药液的名称、浓度、剂量、有效期，检查药液质量。

4. 二人查对。

（四）实施

1. 把用物放入托盘内，携用物至操作台。

2. 核对病人床号、姓名、腕带等信息，向病人解释操作目的，以取得配合。

3. 协助病人取端坐位。

4. 用鼻镜检查鼻腔有无异常，必要时用1%呋麻棉片收缩鼻腔黏膜及鼻甲，明确解剖位置。

5. 1%丁卡因卷棉子置入下鼻道前、中1/3穿刺处进行黏膜麻醉，5～10min达到麻醉效果。

6. 取出丁卡因卷棉子，准备穿刺。

7. 再次核对病人信息及操作名称。

8. 操作者将穿刺针对准下鼻道外侧壁前、中1/3交界处，接近下鼻甲附着部（此处骨质较薄），针尖指向同侧眼外眦，轻轻旋转式刺入上颌窦，动作要稳、准，进入窦腔时有一穿透骨壁的声音和落空感。另一只手固定病人枕部。

9. 刺入后，抽出针芯，用20ml注射器回抽，有空气或脓液吸出，证明针已进入窦内（嘱病人头向健侧倾斜，若针管内有黄褐色液体流出，则可能是上颌窦囊肿，不可冲洗）。

10. 嘱病人身体前倾、略低头，张口呼吸，用手托住弯盘于颌下，连接无菌冲洗管与穿刺针，然后以温无菌生理盐水缓缓冲洗（或根据窦腔致病菌遵医嘱采用对应药物冲洗液）。

11. 操作过程中密切观察病人面色及表情，若有面色苍白、晕厥等休克征象，应立即停止操作。

12. 嘱病人用手压对侧鼻腔、轻轻擤鼻，观察有无脓液流出，这样反复冲洗至水清脓净为止。

13. 冲净后根据医嘱注入抗生素药液，并嘱病人头向患侧倾斜 3min，防止药液漏出。

14. 冲洗完毕，插入针芯拔出穿刺针，鼻腔内用 1% 呋麻棉片填塞鼻腔止血，嘱病人 2h 后自行取出面片。

15. 协助病人取舒适体位，询问病人有无眩晕、心慌等不适，并交代注意事项。

16. 整理用物，洗手。

（五）评价

1. 病人无不适主诉。

2. 操作者动作是否轻柔、准确、规范。

3. 操作者与病人沟通语言是否规范。

（六）健康教育

1. 向病人介绍上颌窦穿刺的目的、适应证、注意事项。

2. 嘱上颌窦穿刺冲洗后 1 周内，鼻腔分泌物有少量血丝属正常现象，不必过度紧张。

3. 如有不适随时就诊。

（七）注意事项

1. 穿刺部位及方向必须准确，持穿刺针的手必须保持稳固动作，不能滑动。

2. 旋转进针时不应用力过猛过大，注意方向与力量的控制，穿刺不可过深，防止穿入眶内或面颊部气肿、感染。

3. 针刺入窦内后，必须用注射器先抽吸，若阻力大或见回血，应终止操作。

4. 确定针在窦腔内方可冲洗，未确定之前不要随意灌水冲洗，冲洗时不可用力过大。

5. 窦腔内不能注入空气，以免针头刺入血管而发生空气栓塞。

6. 操作中密切观察病人面色及表情，若有面色苍白、晕厥等休克征象，应立即停止操作，将病人平卧测量生命体征，报告医生采取急救措施。老幼体弱、过度劳累、饥饿、高血压心脏病等暂缓穿刺。

八、鼻骨骨折复位

（一）目的

鼻骨外伤后骨折，恢复鼻腔功能。

（二）评估

1. 评估病人。

(1) 了解病人病情、合作程度及病人鼻部状况。

(2) 向病人讲解鼻骨骨折复位的目的、操作方法及注意事项。

2. 评估环境。安全、安静、清洁。

（三）计划

1. 操作者准备。着装整洁，洗手、戴口罩。

2. 用物准备。额镜、鼻镜、枪状镊、卷棉子、治疗碗、弯盘、鼻骨复位钳、1% 盐酸丁卡因、0.1% 肾上腺素、1% 呋麻棉片、凡士林无菌纱布（图 3-46）。

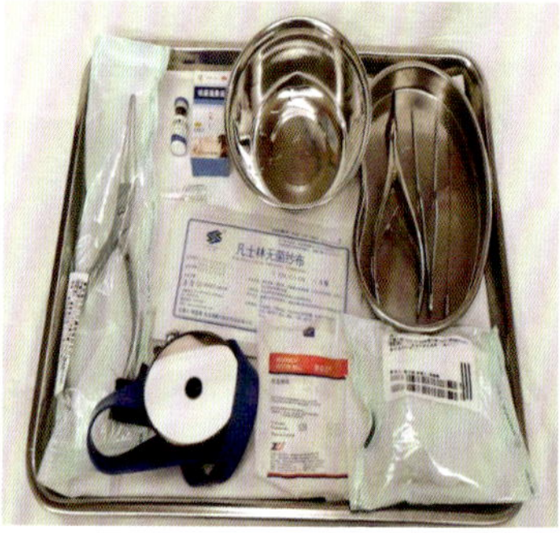

3. 查看药液的名称、浓度、剂量、有效期、检查药液质量。

4. 二人查对。

▲ 图 3-46　鼻骨骨折复位用物

（四）实施

1. 把用物放入托盘内，携用物至操作台。

2. 核对病人床号、姓名、腕带等信息，向病人解释操作目的，以取得配合。

3. 协助病人取坐位，先观察鼻部外形及鼻部 X 线片，作为复位前后对照。

4. 用鼻镜撑开鼻前庭，将浸有 1% 丁卡因和 0.1% 肾上腺素棉片用枪状镊缓慢放入左右鼻腔，放置 10min，起到表面麻醉和收敛鼻腔黏膜的作用。

5. 再次核对病人信息及操作名称。

6. 将鼻骨复位钳前端缠绕一层凡士林无菌纱布，将鼻骨复位钳伸入到塌陷的鼻骨下方，将其抬起复位，同时另一手手指按压鼻梁，推压健侧鼻骨，复位成功时可感知或闻及复位的骨摩擦音。鼻骨骨折伴鼻梁弯曲者，在鼻骨复位的同时，将鼻梁弯曲处推向正中，帮助鼻骨完全复位并使鼻梁变直。

7. 复位后观察鼻腔有无出血，必要时用 0.1% 肾上腺素棉片止血。

8. 协助病人取舒适体位，询问病人有无眩晕、心慌等不适，并交代注意事项。

9. 整理用物，洗手。

（五）评价

1. 病人无不适主诉。

2. 操作者动作是否轻巧、准确、规范。

3. 操作者与病人沟通语言是否规范。

（六）健康教育

介绍鼻骨骨折复位的目的、原因、适应证、禁忌证、注意事项。

（七）注意事项

1. 就诊时若鼻部肿胀明显，为不影响复位效果，可嘱病人于外伤后 7~10 天，肿胀消退后行复位术，但不宜超过 2 周，超过 2 周骨痂形成，增加复位难度。

2. 复位器械远端伸入鼻腔超过塌陷处，但不可超过内眦连线，以防损伤筛板。

3. 嘱病人鼻腔内填塞的 0.1% 肾上腺素棉片 2h 后取出，若出血较多，及时就诊。

4. 复位后 1 周内不要按压或碰撞鼻部，以免影响复位效果。

参考文献

[1] 韩东一,肖芳.耳鼻咽喉头颈外科学 [M].北京:人民卫生出版,2016.

[2] 席淑新,陶磊.实用耳鼻咽喉头颈外科护理学 [M].北京:人民卫生出版社,2014.

练习题

（一）填空题

1. 复方鱼肝油的适应证 _____,_____,_____。

2. 鼻腔喷药的目的是 _____、_____、_____。

3. 鼻腔喷药前为使药物充分吸收,需 _____。

4. 鼻喷剂首次用前试喷是为了 _____。

5. 鼻腔喷药后轻捏鼻翼是为了 _____。

6. 鼻腔冲洗用于 _____ 或 _____,冲洗出鼻腔的脓痂,以减少臭味;鼻腔、鼻窦术后冲洗,保证术腔清洁,防止感染、粘连。

7. 下鼻甲消融后要注意 _____,避免 _____,一旦发烧、感染、局部疼痛加剧应 _____。

8. 急性、亚急性鼻窦炎鼻窦正负压置换法疗程间隔一般为 _____。

9. 鼻窦正负压置换法治疗后让病人静卧 3～5min 或更长时间的目的是 _____。

（二）选择题

A1 型题（单句型最佳选择题）：每道试题由 1 个题干和 5 个供选择的备选答案组成。题干以叙述式单句出现,备选答案中只有 1 个是最佳选择,称为正确答案,其余 4 个均为干扰答案。干扰答案或完全不正确,或部分正确。

1. 鼻腔滴药后需要保持多久（　　）

A. 1～2min   B. 3～5min

C. 6～8min   D. 8～10min

E. 30min

2. 多种药物滴鼻时应该先滴哪种药物（   ）

A. 水剂   B. 油剂

C. 冰箱药   D. 不分先后

E. 同时使用

3. 下列哪种不是减充血剂（   ）

A. 1%麻黄碱滴鼻液   B. 呋麻滴鼻液

C. 赛洛唑啉鼻雾剂   D. 盐酸羟甲唑啉滴鼻液

E. 复方鱼肝油滴鼻液

4. 鼻腔滴药时药瓶要与鼻翼保持多远距离（   ）

A. 1cm   B. 2cm

C. 3cm   D. 4cm

E. 5cm

A2型题（病例摘要型最佳选择题）：试题结构是由1个简要病历作为题干、5个供选择的备选答案组成，备选答案中只有1个是最佳选择。

1. 病人，男，20岁，不明原因鼻腔出血，医生为其止血，请问鼻腔容易出血的地方为（   ）

A. 鼻腔后部   B. 鼻腔前壁

C. 利特尔区   D. 筛窦

E. 额窦

2. 病人，女，50岁，诊断为慢性上颌窦炎，鼻息肉，以下哪些症状不会出现（   ）

A. 鼻塞   B. 流鼻涕

C. 鼻出血   D. 头痛和局部疼痛

E. 咽部不适

3. 病人，男，30岁，诊断为萎缩性鼻炎，护士在检查室协助病人做完鼻腔冲洗后对其进行健康教育，关于鼻腔pH哪项正确（   ）

A.<5.5 B. 5.5～6.5

C. 7.0～7.5 D. 7.5～8.0

E.>8.0

A3 型题（病例组型最佳选择题）：试题结构是开始叙述一个以病人为中心的临床情景，然后提出 2～3 个相关问题，每个问题均与开始的临床情景有关，但测试要点不同，且问题之间相互独立。

（1～2 题共用题干）

赵女士，32 岁，因鼻腔出血住院，已行手术治疗，现在病人主诉鼻腔干燥，有少量血丝。

1. 病人此种情况护士处理得不对的是（ ）

A. 心理安慰

B. 讲解手术后的一些症状

C. 告知医生

D. 护士不耐烦地让病人回去等着医生处理

E. 遵医嘱给予病人鱼肝油滴鼻液滴鼻

2. 此时，给予病人滴鼻液滴鼻的卧位是（ ）

A. 半卧位 B. 平卧位

C. 侧卧位 D. 去枕平卧位

E. 去枕平卧位，肩下垫一枕，使鼻腔朝天

（3～4 题共用题干）

病人，女，12 岁，主诉鼻塞、头痛，CT 报告示：鼻窦炎，医生给予处理措施为：鼻腔鼻窦负压置换。

3. 关于鼻窦的说法正确的是（ ）

A. 鼻窦为 4 对，分前后两组

B. 上颌窦位于上颌骨内

C. 额窦位于额骨内，左右对称

D. 蝶窦位于蝶骨内，形状大小不一

E. 以上都对

4. 病人鼻腔鼻窦负压置换所用药物为（　　　）

A. 呋麻滴鼻液　　　　　　　　B. 麻黄碱滴鼻液

C. 生理盐水　　　　　　　　　D. 鱼肝油滴鼻液

E. 生理盐水 + 呋麻滴鼻液

B1 型题（标准配伍题）：试题开始是 5 个备选答案，备选答案后提出至少 2 道试题，要求应试者为每一道试题选择一个与其关系密切的答案。在一组试题中，每个备选答案可以选用一次，也可以选用数次，但也可以一次不选用。

（1～2 共用备选答案）

A. 尖牙窝　　　　　　　　　　B. 眼眶内眦上角

C. 眼眶内眦　　　　　　　　　D. 利特尔区

E. 鼻腔后部

1. 急性上颌窦炎面部压痛点是（　　　）

2. 鼻中隔前下方易出血区为（　　　）

X 型题：无排列规律的多重选择题，答案可有一个或多个。

1. 鼻腔滴鼻时需要准备的用物有（　　　）

A. 治疗盘　　　　　　　　　　B. 小药杯

C. 无菌棉签　　　　　　　　　D. 污物罐

E. 手消液

2. 鼻腔冲洗的目的有（　　　）

A. 鼻腔术后防止粘连　　　　　B. 鼻腔术后防止感染

C. 冲洗出鼻腔的脓痂　　　　　D. 减少臭味

E. 鼻窦术后保证术腔清洁

3. 鼻腔黏膜的温度一般保持在（　　　）

A. 33～35℃　　　　　　　　　B. 36～38℃

C. 31～33℃　　　　　　　　　D. 29～31℃

E. 上述都不对

（三）判断题：对一段叙述做出对（√）或错（×）的判断。

1. 鼻咽部咽隐窝是鼻咽癌好发部位。　　　　　　　　（　　　）

2. 鼻科疾病的常见症状有鼻塞、流涕、鼻出血、头痛和局部疼痛、喷嚏、嗅觉障碍、共鸣障碍、其他如视力下降等。（　　）

3. 鼻腔喷药时应对着鼻中隔喷，因为鼻黏膜比较光滑。
（　　）

4. 鼻镜检查结束后，撤出鼻镜时应将鼻镜开口闭合再取出，避免撑着鼻腔。（　　）

5. 冲洗鼻腔时切忌将两侧鼻孔压紧用力擤鼻，以免造成咽鼓管感染。（　　）

6. 鼻腔冲洗时，冲洗器底与病人头顶等高，过高压力太大导致水流入咽鼓管内。（　　）

7. 患有高血压、颈椎病的病人可以进行鼻腔鼻窦负压置换治疗。（　　）

（四）案例题：由一个病例和多个问题组成。开始提供一个模拟临床情景的病例，每道案例分析一般有 3 个以上问题。

1. 病人，男，65 岁，以鼻腔肿物收入院，半月前开始高热不止，每天晚上开始发热，38.5℃以上，给予物理降温及药物降温，体温有所下降，但每天重复发热，症状不缓解而急诊来院。既往健康，护理体检：T38.9℃，P80/min，BP134/68mmHg，心肺检查正常，请问：

(1) 病人现在首要的处理是什么？

(2) 主要护理诊断有哪些？

(3) 针对体温过高的护理措施有哪些？

2. 病人，男，65 岁，以鼻及咽部干燥，鼻出血，鼻塞，头晕头痛来院就诊，医生诊断为萎缩性鼻炎。请问：

(1) 鼻腔黏膜的分类是什么？

(2) 鼻腔冲洗的目的是什么？

(3) 鼻腔冲洗的注意事项是什么？

3. 病人，男，42 岁，因感冒后鼻塞、头痛，服感冒药后无缓解来门诊就诊，鼻窦炎病史。医生给予鼻腔鼻窦负压置换的处理措施。请问：

(1) 鼻腔鼻窦负压置换治疗目的是什么？

(2) 鼻腔鼻窦负压置换治疗体位是什么？

(3) 鼻腔鼻窦负压置换注意事项有那些？

参考答案

（一）填空题

1. 萎缩性鼻炎；干燥性鼻炎；鼻部术后

2. 收缩或湿润鼻腔黏膜；改善鼻腔黏膜状况；鼻部检查，治疗前及手术前麻醉

3. 将鼻腔内分泌物清理干净

4. 排尽空气

5. 使药液分布均匀充分发挥药效

6. 萎缩性鼻炎；干酪性鼻炎

7. 保持鼻腔清洁；细菌感染；及时复查用药

8. 1～3 次/周

9. 保证药液不至于因体位改变很快流出

（二）选择题

A1 型题　1. B　　2. A　　3. E　　4. B

A2 型题　1. C　　2. E　　3. B

A3 型题　1. D　　2. E　　3. E　　4. A

B1 型题　1. A　　2. D

X 型题　1. ABCDE　　2. ABCDE　　3. A

（三）判断题

1. ×　　2. √　　3. ×　　4. ×　　5. √　　6. √　　7. ×

（四）案例题

1. (1) 降温

(2) 病人主要护理诊断。

① 体温过高：与鼻腔恶性肿瘤有关。

② 体液不足：与体液丢失过多有关。

(3) 体温过高的护理措施如下所示。

① 病人新陈代谢快，能量消耗多，所以要给予高热量、高维生素、易消化饮食，以利于疾病的恢复。

② 高热时，给予病人行物理降温，酒精擦浴，药物降温、卧床休息，多饮水等。

③ 降温后，病人出汗较多，应及时擦干汗液，必要时更换干净的衣裤、床单位，避免着凉。

④ 及时复测体温。

⑤ 心理支持。

2. (1) 鼻腔黏膜可分为呼吸区黏膜和嗅区黏膜。

(2) ① 用于萎缩性鼻炎或干酪性鼻炎，冲洗出鼻腔的脓痂，以减少臭味。

② 鼻腔、鼻窦术后冲洗，可保证术腔清洁，防止感染、粘连。

(3) ① 冲洗鼻腔时切忌将两侧鼻孔压紧用力擤鼻，以免造成咽鼓管感染。

② 注意冲洗液的温度，过热或过凉均能引起病人不适。

③ 冲洗器底应与病人头顶等高，过高压力大易致水流入咽鼓管内。

④ 冲洗鼻腔时，病人应张口呼吸，头向前倾使水流出，不宜说话。

⑤ 病人自购冲洗器操作时，注意冲洗器使用性能及正确操作方法。

3. (1) 治疗慢性鼻窦炎。

(2) 病人取仰卧位，肩下垫枕、伸颈，使颏部与外耳道口连线与水平线垂直，使鼻部低于口腔部。

(3) 鼻腔鼻窦负压置换注意事项如下。

① 治疗前训练病人正确配合发音与换气。

② 治疗时要求病人缓慢发"开—开—开"音，以更好地封闭鼻

咽腔；尽量减少换气次数和缩短换气时间。

③ 治疗后让病人静卧 3～5min 或更长时间保证药液不至于因体位改变很快流出。

④ 此法隔天 1 次，4～5 天不见效者，应考虑其他疗法。

⑤ 初诊病人（尤其是儿童）给药，应先滴药液数滴试用，按要求给药时以不淹没鼻阈为准。

⑥ 为了预防创伤，便于观察，手持橡胶吸引管处需安装一小段玻璃管。

⑦ 3 岁以下幼儿给药，须有经验者操作。每次给药量宜小，以免引起患儿误吸或者呛咳。

⑧ 放疗后病人及鼻咽炎症病人的给药，因其血管脆性增加，吸引时需要注意负压控制。

第三节　咽喉头颈科常用技能

一、鼻饲

鼻饲法是将胃管经鼻腔插入胃内，从胃管内灌注流质食物、水分、药物的方法。

（一）目的

通过胃管供给昏迷和因各种原因造成不能经口进食病人的营养、药物、水分，达到营养支持、治疗的目的。

（二）评估

1. 评估病人。

(1) 了解病人病情、合作程度。

(2) 评估病人鼻腔是否通畅（以右手示指分别按压两侧鼻翼查看鼻腔是否通畅）（图 3-47）。

(3) 向病人讲解鼻饲法的目的、操作方法及注意事项。

2. 评估环境。安全、安静、清洁。

（三）计划

1. 操作者准备。着装整洁，洗手、戴口罩。

2. 用物准备。治疗盘、鼻饲包（弯盘、治疗碗、持物钳、小药杯、纱布、液体石蜡）、水温计、纱布、10ml 注射器、胃管、三通、50ml 注射器、手套、垫巾、无菌棉签、胃管标识签、橡皮筋、胶布、听诊器、温水杯（100ml 温开水）、大持物钳、污物罐、手消液（图 3-48）。

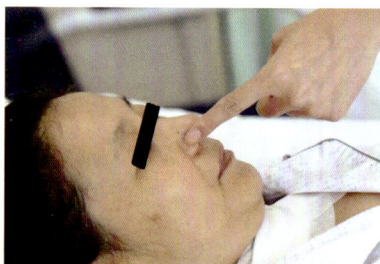

▲ 图 3-47　检查鼻腔通气情况

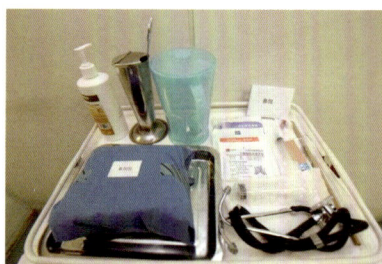

▲ 图 3-48　鼻饲用物

3. 检查鼻饲液（或药液）质量、名称、浓度、剂量、有效期。

4. 二人查对。

5. 铺鼻饲盘（图 3-49 和图 3-50）

(1) 检查鼻饲包名称、灭菌日期、失效日期，有无潮湿、破损。

(2) 打开鼻饲包外层包布，取出内包放治疗盘上。

(3) 左右展开内包治疗巾，再向下展开双层治疗巾。

(4) 双手分别捏住上层治疗巾两个角的外面，向上做扇形折叠 2～3 层，开口边缘朝外，显露包内物品。

(5) 用大持物钳将弯盘及其内物品移至鼻饲盘左侧竖放，将治疗碗翻放至弯盘右侧。

(6) 小药杯及液体石蜡瓶放于治疗碗的上方。

(7) 将持物钳放于治疗碗的右侧。

(8) 取 10ml 注射器，检查有效期并打开，用大持物钳将 10ml 注射器放在治疗碗与持物钳之间。

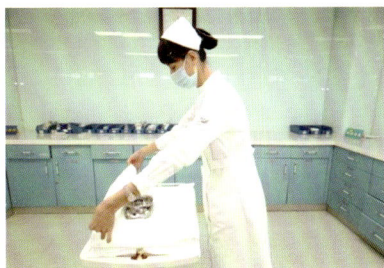

▲ 图 3-49　铺鼻饲盘（一）

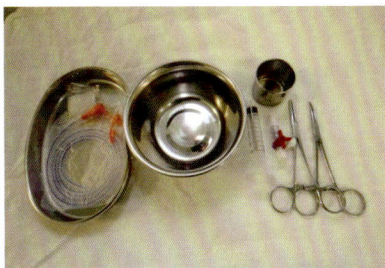

▲ 图 3-50　铺鼻饲盘（二）

(9) 检查三通的有效期并打开，用大持物钳夹取放在鼻饲盘内。

(10) 检查胃管的有效期，外包装是否完整，打开胃管外包装袋，用大持物钳取出胃管放于弯盘内。

(11) 用水温计测量鼻饲液的温度（38℃～40℃），将 40ml 鼻饲液倒入治疗碗内。

(12) 需服药者，将药物碾碎置于小药杯内，并倒入 20ml 温水溶解混匀。

(13) 覆盖鼻饲盘。

（四）实施

1. 把用物放入托盘内，携用物至病人床旁。

2. 核对病人床号、姓名、腕带等信息，向病人解释操作目的，以取得配合。

3. 病人取平卧位、端坐位或半坐卧位。

4. 取垫巾放病人胸前，检查双侧鼻腔是否通畅，有无不适。

5. 打开鼻饲盘，取棉签蘸温开水，清洁病人双侧鼻腔（图 3-51）。

6. 戴清洁手套。

7. 取胃管，用液体石蜡润滑胃管前端 14～16cm，将弯盘及

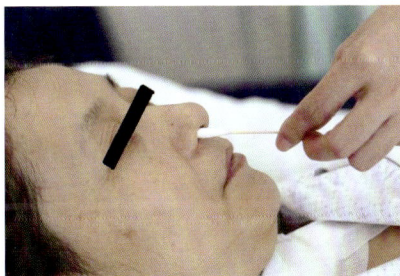

▲ 图 3-51　清洁病人双侧鼻腔

胃管置于病人颌下垫巾上。

8. 测量插入胃管长度［前额发际至胸骨剑突（图 3-52）或由鼻尖经耳垂至胸骨剑突（图 3-53 和图 3-54）］，长度 45～55cm。

9. 再次核对病人信息及操作名称。

10. 插胃管（图 3-55）。

(1) 左手取纱布托住胃管，右手用纱布裹胃管前端 5～6cm 处，从一侧鼻腔缓缓插入，当胃管插入 14～16cm（咽部）时，嘱病人低头，下颌紧贴胸骨柄并做吞咽动作（如为昏迷病人应将其头部抬高并略向前倾，使病人下颌紧贴胸骨柄，增大咽喉部通道弧度，便于成功插管），缓慢将胃管插入所需长度。尤其在通过食管 3 个狭窄处（环状软骨水平处、平气管分叉处、食管通过膈肌处）时应特别注意。

(2) 判断胃管是否在胃内。

① 取 50ml 注射器连接胃管，抽吸胃内容物，抽出胃液证明胃管在胃中。

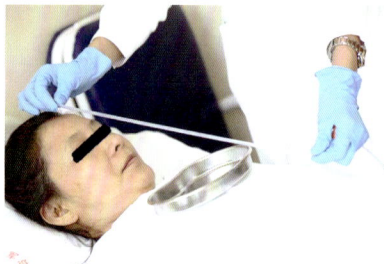

▲ 图 3-52　测量插入胃管长度（一）

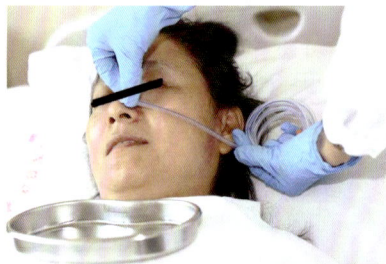

▲ 图 3-53　测量插入胃管长度（二）

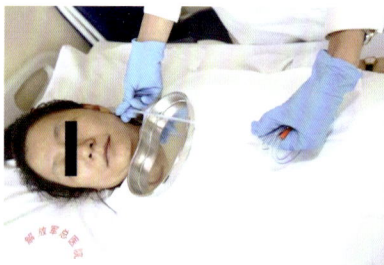

▲ 图 3-54　测量插入胃管长度（三）

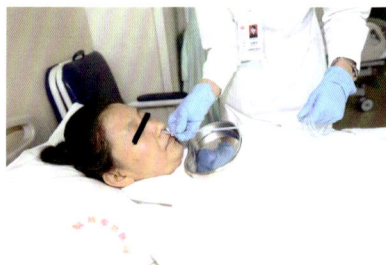

▲ 图 3-55　插胃管

② 将胃管末端放入水碗内,观察胃管末端有无气泡溢出,无气泡溢出,证明在胃内。

③ 将听诊器放在剑突下,用注射器向胃内注入 30ml 空气,听气过水声,如有气过水声,证明胃管在胃内。

(3) 证实胃管在胃内后,封闭胃管末端,如胃管末端无封闭器,则用持物钳夹毕。

11. 固定胃管

(1) 取 5cm 长胶布 1 条,将胶布一端从中间剪开 3cm 交叉固定于胃管上,另一端固定于鼻尖部 (图 3-56)。

(2) 取 2cm 长胶布 1 条,贴于鼻尖胶布上。

(3) 再取 2 条 5cm 长胶布固定于耳背及贴于耳垂上。

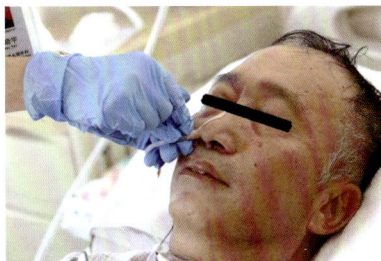

▲ 图 3-56　固定胃管

(4) 将胃管标识签写上插管时间,粘贴在胃管上。将三通与胃管末端连接。

12. 鼻饲

(1) 取 50ml 注射器抽吸 20~30ml 温开水,从连接三通注入胃管,注入后关闭三通。

(2) 再抽取定量鼻饲食物缓慢注入 (药物可用 10ml 注射器)。

(3) 每次灌注后关闭三通,防止空气进入胃内,引起腹胀。

(4) 鼻饲完毕后,抽吸温开水 20~30ml 注入胃管冲洗管腔。

(5) 冲洗管腔后关闭三通,将胃管末端用无菌纱布包裹后用橡皮筋系紧。卧床病人将胃管置于枕旁,活动的病人可放于上衣口袋内。

13. 协助病人取舒适体位,询问病人有无不适,并交代注意事项。

14. 整理用物

(1) 取出弯盘及垫巾,脱手套。

(2) 清洗鼻饲用物置于盘内覆盖待用,放于床头柜上,鼻饲用物每 24h 更换一次。

15. 洗手，记录插管的时间、插管过程是否顺利、注入食物、水、药物的量及时间，以及病人状况。

16. 拔除胃管。

(1) 推车携用物至床旁（车上有清洁手套、医用垃圾桶）。

(2) 核对病人床号、姓名、腕带等信息，向病人解释操作目的，以取得配合。

(3) 铺垫巾于病人颌下。

(4) 打开鼻饲盘，取出弯盘，置于垫巾上。

(5) 戴清洁手套。

(6) 再次核对病人信息及操作名称。

(7) 揭去固定胃管的胶布，如胃管末端无封闭器，则用夹子夹紧末端，缓慢拔出胃管。

(8) 用纱布清洁病人口鼻部。

(9) 反折手套将胃管包于手套内，放入医疗垃圾桶内。

(10) 协助病人取舒适体位，询问病人有无不适，并交代注意事项。

(11) 整理用物，洗手。

(12) 记录拔管时间及病人状况。

（五）评价

1. 病人无不适主诉。

2. 用物是否齐全、六步洗手法是否规范。

3. 胃管插入长度、是否插入胃内。

4. 插胃管及拔出胃管时动作是否轻柔、准确、规范。

5. 与病人沟通时语言是否规范。

（六）健康教育

1. 讲解胃管的插入过程、鼻饲过程、拔管过程，取得病人的配合。

2. 告知留置胃管的目的。

3. 讲解鼻饲法的方法及重要性。

4. 告知预防胃管脱出的措施方法。

5. 为出院需鼻饲的病人讲解鼻饲的方法。

（七）注意事项

1. 插管动作应轻柔，避免损伤食管黏膜。

2. 上消化道出血、食管静脉曲张或梗阻，鼻腔、食管手术后病人，禁忌鼻饲法。

3. 插管过程中如病人发生呛咳、呼吸困难、发绀等表示已插入气管内，应立即将胃管拔出，待病人休息片刻后再重新插入。

4. 留置胃管的病人，每次鼻饲前先确定胃管在胃内方可进食。

5. 长期留置胃管鼻饲的病人，鼻饲前应抽吸胃内容物，观察食物消化情况及有无胃潴留，胃内容物超过 150ml 时，应通知医生减量或暂停鼻饲。

6. 鼻饲时，鼻饲后 30min 内避免进行叩背、吸痰、翻身等操作，以免病人因胃机械性刺激引起反流，导致误吸。

7. 每次鼻饲量不超过 200ml，间隔时间不少于 2h。

8. 如需灌注药物时，需先将药物研碎至无颗粒、充分溶解后缓慢注入。

9. 鼻饲后注入 20～30ml 温开水冲洗胃管，防止胃管壁上食物残渣附着。

10. 鼻饲盘内用物每餐后清洗，每日消毒。如使用一次性胃管护理包用后即丢弃。

11. 长期鼻饲的病人，硅胶胃管每月更换 1 次。

（八）常见并发症及预防处理

1～2 为插胃管并发症，3～12 为鼻饲并发症，13～15 为留置胃管并发症。

1. 鼻出血。

(1) 原因

① 胃管质地过硬或胃管过粗，操作前未充分润滑导致鼻黏膜损伤。

② 病人情绪激动，不能配合。插管动作粗暴，强行插入导致鼻黏膜损伤。

③ 病人凝血功能障碍。

(2) 临床表现：鼻腔流出血性液体。

（3）预防及处理

① 选择质地软、管径大小合适的胃管，操作前给予充分润滑。

② 做好病人的心理护理，缓解病人的焦虑紧张情绪，病人情绪激动时，暂停胃管插入，禁止强行插管。

③ 鼻出血量较少时，一般不需处理。出血严重时，应给予局部填塞止血，必要时给予口服或静脉用止血药。

2. 呼吸、心脏骤停。

（1）原因。

① 病人既往有心脏病，高血压合并慢性支气管炎等病史，当胃管进入咽部即产生剧烈咳嗽反射，重者可致呼吸困难，进而诱发严重心律失常。

② 插管时恶心、呕吐剧烈，引起腹内压骤升，内脏血管收缩，回心血量骤增，导致心脏负荷过重。

③ 病人有昏迷等脑损伤症状，脑组织缺血，缺氧，功能发生障碍。胃管刺激咽部，使迷走神经兴奋，反射性引起病人屏气和呼吸道痉挛，导致通气功能障碍。同时病人出现呛咳、躁动等使机体耗氧量增加，进一步加重脑缺氧。

④ 处于高度应激状态的病人对插胃管这一刺激反应强烈，机体不能承受，导致功能进一步衰竭，使病情变化。

（2）临床表现：病人突发恶心、呕吐、抽搐、双目上视，意识丧失，面色青紫，血氧饱和度下降，继之大动脉（颈动脉、股动脉）搏动消失，呼吸停止。

（3）预防及处理。

① 对有心脏病史、生命体征极不稳定的病人插胃管需谨慎小心。如因病情需要必须插管，操作前应备好抢救用物。

② 必要时在胃管插入前给予咽喉部黏膜表面麻醉，以减少刺激和不良反应。

③ 操作要轻稳、快捷、熟练，尽量一次成功，避免反复刺激。

④ 操作中严密监测生命体征，如发现异常，立即停止操作，并采取相应抢救措施。

⑤ 若病人出现呼吸、心脏骤停，应立即给予心肺复苏。

3. 胃潴留。

(1) 原因：胃蠕动减弱，胃排空延迟。

(2) 临床表现：鼻饲前抽吸胃液，胃内残留量＞150ml。

(3) 预防及处理。

① 鼻饲前抽吸胃液，以了解胃是否已排空，常规检测胃残留量。

② 有胃潴留时需延长鼻饲间隔或行胃部负压引流，也可加服胃动力药（如多潘立酮），甲氧氯普胺等。

③ 经常进行反复腹部按摩，加速胃肠蠕动，促进胃排空。

4. 胃液反流、误吸。

(1) 原因。

① 吞咽困难和咳嗽反射减弱。

② 长期留置胃管的病人由于咽部受到刺激，引起环状括约肌损伤，防止胃食管反流的生理屏障作用减弱。

③ 体弱、年老或有意识障碍的病人反应差，贲门括约肌松弛而造成反流。

④ 鼻饲时取平卧位，使食物反流。

⑤ 鼻饲速度过快，鼻饲量过多，负压增高引起反流。

(2) 临床表现：鼻饲中病人出现呛咳、气喘、呼吸急促、心率加快、吐泡沫非脓性痰，咳出或经气管吸出鼻饲液。吸入性肺炎病人可出现发热、咳嗽。肺部可闻及湿啰音和水泡音。X 线片示有渗出性病灶或肺不张。

(3) 预防及处理

① 若无禁忌证，鼻饲时均应采取半坐卧位，床头抬高 30°～40°。

② 鼻饲前 30min 给予翻身、扣背、吸痰，鼻饲后 30min 内尽量避免翻身、叩背、吸痰等操作。翻身、吸痰等操作时动作应轻柔，尽量减少对病人的刺激。

③ 鼻饲量要以递增等方法输入，由少到多，逐步过渡到正常需要量。

④ 鼻饲时速度不宜过快，必要时采用肠道营养注射泵匀速输入。

⑤ 鼻饲液应加温后输入，温度应保持在 40℃左右，以免冷刺激而致胃痉挛造成呕吐、误吸。

⑥ 每次鼻饲前检查胃管位置，保持胃管在合适位置。

⑦ 发生反流、误吸时应立即停止鼻饲，吸净口腔、鼻腔内反流物，必要时行气管镜下吸引。

⑧ 发生误吸后给予吸氧、右侧卧位，头部放低，防止进一步反流。给予静脉输液营养支持，暂禁食 2～3 天，应用抗生素防止肺部感染。

5. 腹泻。

(1) 原因

① 病人年龄大，体质弱，鼻饲液过多或鼻饲速度过快。

② 鼻饲液温度过低，刺激肠蠕动加快。

③ 操作者手不清洁，注入鼻饲液的容器及鼻饲液被污染。

④ 应用广谱抗生素导致肠道菌群失调，或非肠道寄生菌的大量繁殖而引起腹泻。

(2) 临床表现：每日排便 3 次或以上，呈稀便、水样便。

(3) 预防及处理。

① 严格把握营养液的浓度和量。

② 保持鼻饲液和盛装容器清洁。

③ 鼻饲液现用现配，严格无菌操作，在低温冰箱保存放置时间不超过 24h。

④ 鼻饲前对鼻饲液恰当加温，鼻饲过程中注意鼻饲液保温，鼻饲液量及速度要适宜。

⑤ 鼻饲后用温开水冲洗胃管，避免鼻饲液积存在管腔中变质。

⑥ 胃管外端口处需用无菌纱布包裹，且每日更换纱布。

⑦ 注意病人腹部保暖，经常清洁伤口，避免肠道感染。

⑧ 观察排便次数、颜色及量，并记录。

⑨ 肠道菌群失调病人可口服乳酸菌制剂；有肠道真菌感染者给予抗真菌药物；腹泻严重时暂停鼻饲，使胃肠道充分休息。

⑩ 防止腹泻后脱水，注意保持水、电解质平衡。

⑪ 对既往用牛奶、豆浆易致腹泻者，应慎用含牛奶及豆浆的鼻饲液。

⑫ 发现病人对鼻饲液不耐受时，应及时调整。

⑬ 腹泻时每次排便后清洗肛周，保持皮肤干燥、清洁，防止局部浸渍、破溃。

6. 恶心、呕吐。

(1) 原因

① 鼻饲插管时，胃管的机械刺激和液体石蜡的化学刺激。

② 鼻饲速度过快，一次量过大，温度过高或过低。

(2) 临床表现：病人恶心、呃逆，呕吐出胃内容物。

(3) 预防及处理

① 进行鼻饲插管时，应充分润滑胃管前端，注意动作轻柔，尽量减轻刺激。

② 鼻饲时应遵循鼻饲量由少到多，逐渐加量，鼻饲速度由慢到快的原则，鼻饲液温度保持在 40℃左右。

③ 当出现恶心、呕吐时，要及时从口腔、鼻腔及气管中清除呕吐物，防止阻塞呼吸道。

7. 便秘。

(1) 原因

① 长期卧床致胃蠕动减弱。

② 鼻饲食物中含组纤维较少，使粪便在肠道内潴留过久，水分被过多吸收，造成大便干结，坚硬和排出不畅。

(2) 临床表现：大便次数减少，甚至干结，病人腹胀明显。

(3) 预防及处理。

① 调整营养液配方，增加粗纤维的摄入。

② 鼓励病人多喝水，无特殊禁忌时，每天饮水量应在 2000ml 以上。

③ 必要时用开塞露 20ml 纳肛或灌肠。

④ 灌肠效果不佳时，需人工取便。

8. 鼻、咽、食管黏膜损伤和出血。

(1) 原因：反复插管致黏膜损伤；长期留置胃管对黏膜的刺激引起口、鼻黏膜糜烂及食管炎。

(2) 临床表现：病人感觉咽部不适，疼痛，吞咽障碍，鼻腔流出血性液体，部分病人有感染症状（如发热）。

(3) 预防及处理。

① 对长期留置胃管者，应选用质地软、管径小的胃管，可减少插管对黏膜的损伤。

② 长期鼻饲者，可每日用液状石蜡滴鼻两次，防止鼻黏膜干燥、糜烂。

③ 定期留置胃管病人更换胃管时，应在晚上拔出，晨起再由另一侧鼻孔插入。

④ 鼻腔黏膜损伤引起的出血量较多时，可填塞止血；咽部黏膜损伤可雾化吸入以减轻黏膜充血水肿；食管黏膜损伤出血可给予制酸、保护黏膜的药物。

9. 胃出血。

(1) 原因。

① 鼻饲前回抽过于用力，使胃黏膜局部充血，微血管破裂所致。

② 胃管的反复刺激引起胃黏膜损伤。

(2) 临床表现：轻者胃管内可抽出少量鲜血。出血量较多时呈陈旧性咖啡色血液，严重者血压下降，脉搏细数，出现休克。

(3) 预防及处理。

① 鼻饲前抽吸力量要适当。如回抽出咖啡色胃内容物时要警惕胃出血，送检行隐血实验。

② 胃出血时，应暂停喂养，给予冰盐水洗胃，凝血酶胃管注入。

③ 病人出血停止再次喂养时，初始量宜少，逐渐加量。

10. 血糖紊乱。

(1) 原因。

① 大量高糖溶液致血糖升高。

② 长期鼻饲饮食突然停止，病人不适应非高浓度糖的饮食。

(2) 临床表现：高血糖者餐后血糖高于正常值。低血糖者可出现出汗、头晕、恶心、呕吐、心动过速等。

(3) 预防及处理。

① 鼻饲配方的选用应根据病人病情或由营养师配置。

② 对于高血糖症病人可给予胰岛素或改用低糖饮食，也可给予降糖药，同时加强血糖监测。

③ 为避免低血糖发生，应缓慢停用要素饮食，同时补充其他糖。

④ 一旦发生低血糖，立即静脉注射 50% 葡萄糖。

11. 水、电解质紊乱。

(1) 原因。

① 鼻饲液营养不均衡。

② 病人不能耐受鼻饲液，发生严重腹泻，导致大量水、电解质丢失。

(2) 临床表现。

① 脱水病人主诉口渴，查体可见皮肤干燥，心动过速、血压下降、尿量减少、尿色加深。

② 低钾血症者诉软弱无力、腹胀、肠鸣音减弱、腱反射迟钝或消失，可出现心律失常，心电图可见 ST～T 改变和出现 U 波。血清钾＜3.5mmol/L。

(3) 预防及处理。

① 严格记录出入量。

② 调整营养液配方。

③ 监测血清电解质的变化及尿素氮的水平。

④ 腹泻不止者可给予止泻药，口服补液或静脉输液，低钾、低钠血症可给予口服或静脉补充。

12. 食管狭窄。

(1) 原因。

① 长期鼻饲病人胃管刺激造成食管黏膜损伤、发生炎症、萎缩所致。

② 胃食管反流导致反流性食管炎，严重时发生食管狭窄。

(2) 临床表现：拔管后出现饮水呛咳、吞咽困难。

(3) 预防及处理。

① 对长期留置胃管者，选用质地软、管径小的胃管，可减少插管对胃黏膜的损伤。

② 尽量缩短鼻饲的时间，尽早恢复正常饮食。

③ 食管狭窄者行食管球囊扩张术，术后饮食从流食、半流食逐渐过渡。

13. 败血症。

(1) 原因。

① 长期留置胃管对胃黏膜的刺激，导致胃黏膜充血、水肿、出血等炎症反应，致病菌及其产物进入血液造成医源性感染。

② 某些药物如雷尼替丁可使胃液 pH 改变，细菌在上消化道内繁殖引起败血症。

③ 长期留置胃管，细菌由胃管进入胃内，在抵抗力降低的情况下诱发感染。

(2) 临床表现：病人突发寒战、高热、四肢颤抖，反复呈现规律性发作。血常规检查白细胞进行性增高，血及胃液培养可见致病菌生长。

(3) 预防及处理。

① 胃管留置过程中注意保持清洁，避免细菌污染。

② 注意观察用药后引起的细菌异常繁殖。

③ 密切观察胃液的颜色、量。

④ 若发生败血症，应尽早给予相应药物治疗。

14. 声音嘶哑。

(1) 原因。

① 置管过程中损伤喉返神经。

② 胃管的机械刺激引起喉头水肿，压迫喉返神经造成声带麻痹。

(2) 临床表现：置管后或留胃管期间出现咽喉疼痛，声音嘶哑。

(3) 预防及处理。

① 选择质地软、粗细适宜的胃管以减轻局部刺激。

② 发生声音嘶哑后嘱病人少说话，使声带得以休息。

③ 给予雾化吸入以减轻水肿，必要时给予口服药物治疗以营养神经，促进康复。

④ 病情允许的情况下应尽早拔出胃管。

15. 呃逆。

(1) 原因：留置胃管过程中膈神经受刺激而产生的反应。

(2) 临床表现：喉间呃逆连声，持续不断，声短而频频发作，令人不能自制，轻者数分钟或数小时，重者昼夜发作不停，严重影响病人的呼吸、休息、睡眠。

(3) 预防及处理

① 鼻饲液的温度不宜过低。

② 一旦发生呃逆，可首先采取分散注意力的方法。若无效，可给予甲氧氯普氨 20～40mg 肌内注射，严重者可给予氯丙嗪肌内注射。

二、氧气雾化吸入

氧气雾化吸入是利用高速氧气气流，使药液形成雾状，再由呼吸道吸入。用于治疗呼吸道感染、消除炎症和水肿、解痉、稀释痰液，帮助祛痰。临床中雾化吸入的种类很多，有氧气雾化吸入法、超声雾化吸入法、空气压缩机雾化吸入法 3 种，这里介绍的是氧气雾化吸入法。

（一）目的

1. 药物经过氧气的高速气流冲击呈雾状，随病人的呼吸进入气道以达到治疗目的。

2. 解除呼吸道痉挛，使呼吸道通畅而改善通气功能。

3. 减轻局部黏膜水肿及呼吸道炎症反应，也可稀释痰液。

（二）评估

1. 评估病人。

(1) 了解病人病情、合作程度及病人面部、咽部状况。

(2) 向病人讲解雾化吸入的目的、操作方法、注意事项及药物作用、不良反应。

2. 评估环境。安全、安静、清洁。

（三）计划

1. 操作者准备。着装整洁，洗手、戴口罩。

2. 用物准备。治疗车、医嘱、氧气装置、雾化装置（口含嘴或面罩）、10ml 注射器、雾化药物（遵医嘱）、漱口液、漱口杯、手消液

（图 3-57）。

3. 查看药液的名称、浓度、剂量、有效期，检查药液质量。

4. 二人查对。

（四）实施

1. 把用物放入托盘内，携用物至病人床旁。

2. 核对病人床号、姓名、腕带等信息，向病人解释操作目的，以取得配合。

3. 病人取坐位或根据情况取侧卧位。

4. 查看氧气装置是否完整，安装氧气装置并检查性能（图 3-58）。

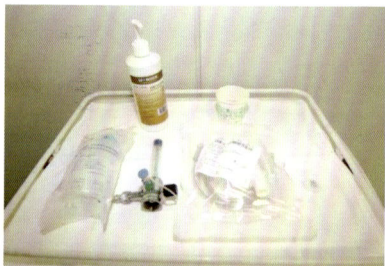

▲ 图 3-57　氧气雾化吸入用物

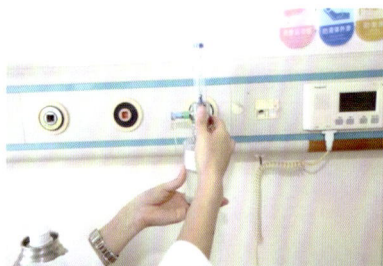

▲ 图 3-58　安装氧气装置

5. 用无菌注射器抽吸药液并置于雾化器药杯内，药量 2～8ml。

6. 连接雾化器与氧气装置（图 3-59）。

7. 打开氧气装置开关，氧流量为 4～5L/min。

8. 再次核对病人信息及操作名称。

9. 管道出雾后，将口含嘴放入口中或将面罩置于口鼻处，并嘱病人深呼吸（图 3-60）。

10. 雾化结束后（药液已用完不能出雾），取下口含嘴或面罩，关闭氧气开关。

11. 协助病人用漱口液漱口，应用面罩者对病人面部进行清洁。

12. 观察病人呼吸、咳嗽状况及痰液性状。

13. 协助病人取舒适体位，询问病人有无不适，并交代注意事项。

14. 整理用物，口含嘴或面罩雾化装置用清水冲洗干净后，擦干、

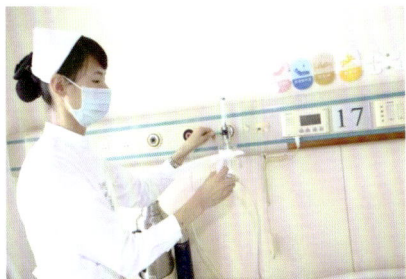

▲ 图3-59　连接雾化器与氧气装置

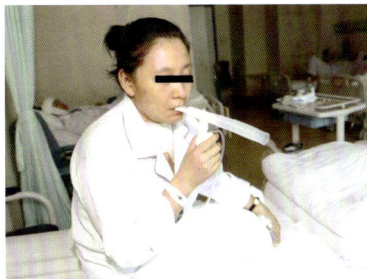

▲ 图3-60　氧气雾化吸入

并避污保存，备用。

15. 洗手并记录。

（五）评价

1. 病人无不适主诉。

2. 操作者动作是否轻柔、准确、规范。

3. 操作者与病人沟通时语言是否规范。

（六）健康教育

1. 讲解雾化吸入的目的。

2. 告知病人雾化吸入过程中的注意事项。

（七）注意事项

1. 雾化器应专人专用，不能共用，防止交叉感染。

2. 雾化器内所加药液应遵医嘱及根据刻度适量添加，过多易造成药液溢出，过少不易出雾。

3. 吸入时对准口鼻，嘱病人做均匀呼吸。

4. 病人可能在雾化吸入过程中，因吸入药物温度降低、药物浓度过高、药物酸碱度过高易引发咳嗽，此时应立即停止雾化吸入寻找原因及时处理。

5. 经常检查雾化吸入器功能，以免影响治疗效果。

6. 使用后喷雾头用清水冲洗干净，晾干待用。

7. 雾化药物虽为局部用药，亦可出现过敏反应，发生过敏反应者立即停止应用药物，并进行相应处理。

8.临床应用糖皮质激素进行雾化吸入治疗，吸入量不宜过多，频次也注意控制，以免摄入激素过多出现不良反应。

9.雾化药物应现配现用，保存时间不宜过长，否则易变质。

三、超声雾化吸入

正常呼吸情况下，气体通过上气道时被加热到37℃，湿度为100%。但当气体不通过上气道时，如气管插管及气管切开等因素时，就会引起气道黏膜干燥，纤毛运动降低，分泌物容易蓄积，这样易发生气道狭窄或堵塞，可能由此导致低氧血症危及病人的生命。因此，我们可以通过雾化吸入加湿气道，促进分泌物排出。

超声雾化吸入是应用超声波声能，使药液变成气雾，由呼吸道吸入，达到治疗的目的，其特点是雾量大小可调节，雾滴小而均匀（直径5μm以下），药液随着深而慢的吸气被吸入终末支气管及肺泡。又因雾化器电子部分能产热，对雾化液有加温作用，使病人吸入温暖、舒适的气雾。此种超声雾化吸入法因可调节到较大的雾量，因此稀释痰液作用强而特别适用于人工气道病人。

（一）目的

1.治疗呼吸道感染，消除炎症和水肿。

2.解除呼吸道痉挛，使呼吸道通畅而改善通气功能。

3.稀释痰液，利于痰液排出。

（二）评估

1.评估病人。

(1)了解病人病情，合作程度及呼吸道情况。

(2)向病人讲解超声雾化吸入的目的、操作方法、注意事项。

2.评估环境。安全、安静、清洁。

（三）计划

1.操作者准备。着装整洁，洗手、戴口罩。

2.用物准备。治疗车、医嘱、超声雾化器、雾化管路、50ml注射器、碘棉签、0.9%氯化钠注射液100ml、雾化药物（遵医嘱）、灭菌注射用水、漱口杯、手消液、开瓶器、锐器盒、污物罐（图3-61）。

3. 查看药液的名称、浓度、剂量、有效期，检查药液质量。

4. 二人查对。

（四）实施

1. 把用物放入托盘内，携用物至操作台。

2. 核对病人床号、姓名、腕带等信息，向病人解释操作目的，以取得配合。

3. 协助病人取坐位、半坐卧位或平卧位。

4. 将准备好的灭菌注射用水（或蒸馏水）200～250ml 加入超声雾化器水槽内，使浸没雾化罐底部的透声膜。

5. 将抽取好的药液用生理盐水 30～50ml 稀释，并将稀释好的药液加入雾化罐内，连接雾化管路。

6. 将雾化罐放入水槽，将盖盖紧。

7. 将超声雾化器放在床旁桌上，接通电源。

8. 再次核对病人信息及操作名称。

9. 打开电源，将定时按钮调为 15～20min，再开调雾量开关，根据需要调节雾量。

10. 嘱病人将雾化管口对准气管切开套管外口或气管插管外口 10cm 距离（图 3-62）。

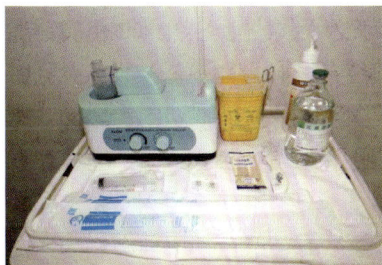

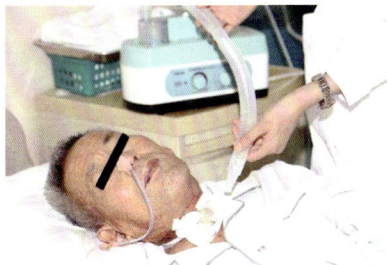

▲ 图 3-61　超声雾化吸入用物　　　　▲ 图 3-62　超声雾化吸入

11. 超声雾化吸入完毕，关闭时间按钮和雾量调节按钮，再关闭电源。

12. 非人工气道病人，可用口含嘴或面罩雾化吸入并嘱病人深呼吸，雾化完毕后，取下口含嘴或面罩，协助病人用漱口液漱口，应用面罩者对病人面部进行清洁。

13. 观察病人呼吸、咳嗽状况及痰液量、性质及颜色，并询问病人有无不适反应。

14. 协助病人取舒适的卧位，整理床单位。

15. 整理用物

(1) 将超声雾化器药罐清洗干净，待干备用。

(2) 取下雾化管路，用清水冲洗干净，晾干备用。

(3) 将雾化器水槽剩余的灭菌注射用水倒出，雾化器晾干备用。

16. 洗手、记录。

（五）评价

1. 病人无不适主诉。

2. 操作者动作是否轻柔、准确、规范。

3. 操作者与病人沟通语言是否规范。

（六）健康教育

1. 讲解超声雾化吸入的目的和注意事项。

2. 告知病人雾化吸入过程中的注意事项。

（七）注意事项

1. 专人专用的超声雾化器不必每次用后消毒，但要进行清洗，彻底清除残留的药物和污垢，每次使用前必须保证清洁干燥。每周消毒2次。

2. 若多人共用一个雾化吸入器，每次用后消毒。

3. 每人使用一套雾化管路，每周更换一次。

4. 避免吸入药液浓度过高。

5. 停止使用雾化机时，应先关闭开关按钮，再关闭电源，以免损伤机器。

四、空气压缩泵雾化吸入

空气压缩雾化吸入法是利用压缩空气将药液变成细微的气雾（直径5μm 以下），使药物直接吸入呼吸道，由空气压缩机、喷雾器、口含嘴或面罩构成，空气压缩机通电后可将空气压缩，其面板上有电源开关、过滤器及导管接口；喷雾器下端有空气导管接口与压缩机相连，上端可安装口含嘴或面罩，中间部分为药皿用以盛放药液。作用原理为空气压缩机通电后输出的电能将空气压缩，压缩空气作用于喷雾器内的药液使药液表面张力破坏形成细微雾滴，通过口含器或面罩随病人的呼吸进入呼吸道。

（一）目的

1. 预防、控制呼吸道感染。

2. 稀释痰液，促进痰液排出。

3. 改善通气功能，解除支气管痉挛。

4. 减轻局部黏膜水肿及呼吸道炎症反应。

（二）评估

1. 评估病人。

(1) 了解病人病情、治疗情况、用药史。

(2) 了解病人的呼吸道是否感染、通畅，如有无支气管痉挛、呼吸道黏膜水肿等情况。

(3) 了解病人面部及口腔黏膜状况，如有无感染、溃疡等。

(4) 了解病人的意识状态、心理状态及合作程度。

(5) 向病人讲解雾化吸入的目的及注意事项。

2. 评估环境。安全、安静、清洁。

（三）计划

1. 操作者准备。着装整洁，洗手、戴口罩。

2. 用物准备。空气压缩泵雾化吸入机（型号：鱼跃 403C）、10ml 注射器、治疗盘、毛巾、水杯、雾化药液、污物罐、锐器盒、手消液、医嘱单（图 3-63）。

3. 操作前治疗室准备。

(1) 查对医嘱，在医嘱本上相应位置打铅笔勾。

(2) 检查药液有效期，有无沉淀、浑浊、絮状物、变色等不能使用现象。

(3) 取 10ml 注射器，抽取药液，针筒放在原注射器包装袋内。

(4) 将已打印病人床号、姓名、药名的标签粘贴在注射器包装袋上，并放于治疗盘内。

(5) 请二人查对药液后，空安瓿放入锐器盒。

（四）实施

1. 把用物放入托盘内，携用物至病人床旁。

2. 核对病人床号、姓名、腕带等信息，向病人解释操作目的，以取得配合。

3. 协助病人取坐位或半卧位。

4. 检查雾化器开关处于关闭状态，接通空气压缩雾化机。

5. 将喷雾器口含嘴（面罩）与药皿分离，药液注入药皿内，注入量以雾化器外侧所刻"MAX"标志为限。

6. 将药皿与雾化口含嘴（面罩）相连。

7. 用空气导管将喷雾器与雾化机导管接口连接，打开开关。

8. 再次核对病人信息及操作名称。

9. 指导病人手持喷雾器，将口含嘴放入口中，紧闭双唇缓慢深吸气，屏气 2～3s，然后将气体轻轻呼出，直至药液喷完为止，一般10～15min 雾化完毕（图 3-64）。

10. 关闭开关，取下喷雾器，分离雾化器与喷雾器。

11. 协助病人漱口，取毛巾擦净口鼻及周围皮肤，协助取舒适体位。

12. 整理用物，将喷雾器药皿及口含嘴用清水洗净，晾干后避污保存。

13. 向病人交代注意事项。

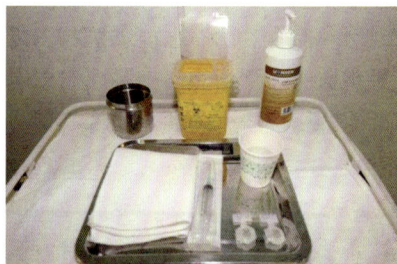

▲ 图 3-63　空气压缩泵雾化吸入用物　　▲ 图 3-64　空气压缩泵雾化吸入

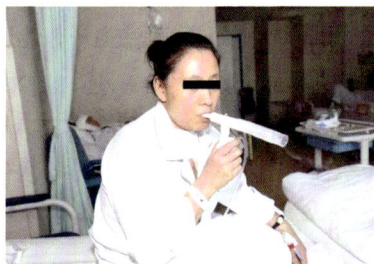

14.洗手，记录。

（五）评价

1.用物准备是否齐全。

2.雾化过程中病人无不适主诉。

3.病人了解治疗目的，积极、正确配合治疗。

4.病人自觉症状减轻，痰液稀释，能有效排出。

5.与病人沟通规范、有效。

（六）健康教育

1.向病人及家属介绍雾化吸入的相关知识。

2.指导病人正确地吸入药物，使药液充分到达病患部位，更好地发挥疗效。

3.介绍雾化后的正确咳嗽，以帮助痰液排出，减轻呼吸道炎症反应。

4.指导病人和家属预防呼吸疾病发生的相关知识。

（七）注意事项

1.雾化吸入器专人专用。

2.使用前检查电源电压是否与压缩机吻合。

3.压缩机放置在平稳处，勿放于地毯或毛织物上等软物上。

4.雾化吸入过程中观察雾量大小及病人情况，如面色、呼吸等，出现不适立即停止雾化，嘱其休息或平静呼吸；如有痰液嘱病人咳出，不可咽下。

5.用物处理按消毒隔离原则进行，定期检查压缩机的空气过滤内芯。

6.喷雾器要定期清洗，发现喷嘴堵塞，应反复清洗或更换。

五、咽部含片

咽部含片疗法是适合于急慢性咽炎、萎缩性咽炎、霉菌性咽炎、咽部溃疡等症。直接作用在咽部，具有抑菌、杀菌、消炎、消肿、稀释黏稠分泌物、收敛、刺激黏膜分泌物等作用。

（一）目的

1. 将药物直接含于口咽部。

2. 局部起到消炎、抑菌、杀菌、收敛的作用。

3. 由于缓慢的含化，使药物能较长时间停留在咽部，持续发挥药效。

4. 缓解咽干、咽痛等不适症状。

（二）评估

1. 评估病人。

(1) 了解病人病情、合作程度及病人咽部情况。

(2) 向病人讲解咽部含片的目的、操作方法及注意事项。

2. 评估环境。安全、安静、清洁。

（三）计划

1. 操作者准备。着装整洁，洗手、戴口罩。

2. 用物准备。额镜、压舌板、无菌生理盐水、漱口杯、含片（遵医嘱）（图 3-65）。

3. 查看药液的名称、浓度、剂量、有效期，检查药液质量。

4. 二人查对。

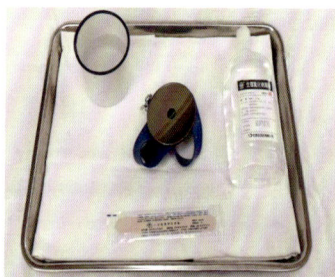

▲ 图 3-65　咽部含片用物

（四）实施

1. 把用物放入托盘内，携用物至操作台。

2. 核对病人床号、姓名、腕带等信息，向病人解释操作目的，以取得配合。

3. 协助病人取坐位或仰卧位。

4. 协助病人用无菌生理盐水漱口。

5. 额镜对光，嘱病人发"啊"的音，操作者左手持压舌板压舌体的前 2/3 部位，轻轻按住舌背，观察整个咽部的黏膜有无红肿、溃烂。

6. 再次核对病人信息及操作名称。

7. 将含片放在舌底、龈颊沟或患处，待其自然融化分解。

8. 协助病人取舒适体位，询问病人有无不适，并交代注意事项。

9. 整理用物，洗手。

（五）评价

1. 病人无不适主诉。

2. 操作者动作是否轻柔、准确、规范。

3. 操作者与病人沟通语言是否规范。

（六）健康教育

介绍咽部含片的目的、原因、适应证、禁忌证、注意事项。

（七）注意事项

1. 含片不是口服药，也不是咀嚼片，不宜口服。

2. 含片的目的是使其在局部发生持久药效，因此应将含片放在舌底、龈颊沟或患处，待其自然融化分解。若直接吞服或嚼碎后咽下，则失去其局部持久产生药效的意义。

3. 遵医嘱每次 1～2 片，每日 4 次，急性期可增加至每 2 小时 1 次。

4. 含片是药物，需遵医嘱服用。中药含片多具有清热解毒、抗菌消炎、生津润喉的药物作用，常用的有草珊瑚含片、西瓜霜含片等。西药含片多为杀菌消炎、清凉收敛、稀释痰液等药物作用，常用的有西比氯氨含片、溶菌酶含片等，因此含片的主要成分是药不是糖，绝不能把含片当糖吃。

5. 含片时要注意安全，5 岁以下幼儿、意识不清的病人不适合含片，以防因含服不当而造成咽喉异物。

6. 凡是在急性期，最好配合应用其他疗法，以尽快控制病情。

六、含漱疗法

含漱疗法适用于急慢性咽炎、萎缩性咽炎、霉菌性咽炎、咽部溃疡和黏膜损伤等症。该疗法的优点是药液直接作用于口腔、咽喉黏膜上的病灶，避免药物对胃肠的刺激作用，且简便易行，现常作为治疗口腔及咽喉部病症的辅助疗法。

（一）目的

1. 含漱疗法是将药液含漱于口中，以治疗口腔、咽喉部疾病。

2. 主要用于治疗咽喉部疾病。

3. 局部消炎、镇痛、收敛、湿润及麻醉。

（二）评估

1. 评估病人。

(1) 了解病人病情、合作程度及病人咽部状况。

(2) 向病人讲解含漱疗法的目的、操作方法及注意事项。

2. 评估环境。安全、安静、清洁。

（三）计划

1. 操作者准备。着装整洁，洗手、戴口罩。

2. 用物准备。额镜、压舌板、漱口杯、生理盐水、含漱液（遵医嘱）（图3-66）。

3. 查看药液的名称、浓度、剂量、有效期，检查药液质量。

4. 二人查对。

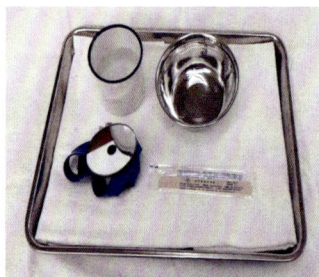

▲ 图3-66　含漱疗法用物

（四）实施

1. 把用物放入托盘内，携用物至操作台。

2. 核对病人床号、姓名、腕带等信息，向病人解释操作目的，以取得配合。

3. 协助病人取坐位。

4. 协助病人清水漱口。

5. 再次核对病人信息及操作名称。

6. 取5～10ml含漱液，嘱病人将含漱液含在嘴里，勿咽下。

7. 嘱病人头后仰、张口发"啊"的音，使漱口液能清洁咽喉壁，在口腔内含漱2～3min，使药物与口腔黏膜充分接触，达到缓解炎症和保护黏膜的目的。

8. 嘱病人含漱后30min内不能用清水漱口。

9. 协助病人取舒适体位，询问病人有无不适，并交代注意事项。

10. 整理用物，洗手。

（五）评价

1. 病人无不适主诉。

2. 操作者动作是否轻柔、准确、规范。

3. 操作者与病人沟通语言是否规范。

（六）健康教育

介绍含漱疗法的目的、原因、适应证、禁忌证、注意事项。

（七）注意事项

1. 年老、婴幼儿及偏瘫、失语者不宜用本疗法。如在含漱过程中，有反复呕吐、恶心等现象，也不宜使用本疗法。

2. 应用本疗法之前应清洁口腔，用凉水或淡盐水漱口。用药前15min 或用药后 1h 内，一般不要饮水或进食，以免影响疗效。

3. 嘱病人注意清淡饮食，多饮水，禁食辛辣刺激的食物，禁烟酒，以免刺激咽部使咽部症状加重。

4. 在急性期，最好配合应用其他疗法，以便尽快控制病情。

七、扁桃体周围脓肿穿刺抽脓／切开排脓

扁桃体周围脓肿是指发生在扁桃体周围间隙内的化脓性炎症。初起为蜂窝织炎，继之加重形成脓肿，多见于青壮年。

（一）目的

1. 采取穿刺或切开的方式将脓液排出扁桃体。

2. 引流感染形成的脓液，以促使感染区域的炎症消退及伤口愈合。

（二）评估

1. 评估病人。

(1) 了解病人病情、合作程度及病人扁桃体周围状况。

(2) 向病人讲解扁桃体周围脓肿穿刺抽脓／切开排脓的目的、操作方法及注意事项。

2. 评估环境。安全、安静、清洁。

（三）计划

1. 操作者准备。着装整洁，洗手、戴口罩。

2. 用物准备。10ml 注射器、碘棉签、无菌手套、一次性压舌板、

切开包（包内有刀片、刀柄 1 把、蚊式钳 1 把、膝状镊 2 把、橡皮引流条、无菌方纱、弯盘 2 个、治疗巾及孔巾）、无菌生理盐水、3% 过氧化氢渗液（图 3-67）。

3. 查看药液的名称、浓度、剂量、有效期，检查药液质量。

4. 二人查对。

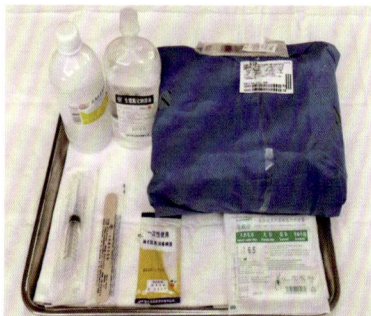

▲ 图 3-67　扁桃体周围脓肿穿刺抽脓 / 切开排脓用物

（四）实施

1. 把用物放入托盘内，携用物至操作台。

2. 核对病人床号、姓名、腕带等信息，向病人解释操作目的，以取得配合。

3. 穿刺抽脓。取坐位低头位，严格无菌操作，用直接喉镜或麻醉喉镜将舌根压向口底，显露口咽后壁，1% 丁卡因表面麻醉后，看清脓肿部位后，以长粗穿刺针抽脓，于脓肿最隆起处刺入脓腔抽出脓液。

4. 切开排脓。取坐位头稍低，用直接喉镜或麻醉喉镜将舌根压向口底，显露口咽后壁，看清脓肿部位后，选择脓肿最隆起最软处，严格无菌操作，1% 丁卡因表面麻醉后，打开脓肿切开包，戴无菌手套，于脓肿底部用尖刀做一纵向切口，并用长血管钳撑开切口，排尽脓液，探查脓腔，打开分隔，放出脓液，用注射器抽吸 3% 过氧化氢渗液，从切口处冲洗脓腔，再用 0.9% 生理盐水冲洗，反复多次冲洗直至流出的液体清亮为止，冲洗时可用力加压冲洗。如脓肿过大堵塞呼吸道，必要时可先行气管切开术。

5. 协助病人取舒适体位，询问病人有无头晕、心慌等不适，并交代注意事项。

6. 整理用物，洗手，记录。

（五）评价

1. 病人无不适主诉。

2. 操作者动作是否轻柔、准确、规范。

3. 操作者与病人沟通语言是否规范。

（六）健康教育

介绍扁桃体周围脓肿穿刺抽液 / 切开排脓的目的、原因、适应证、禁忌证、注意事项。

（七）注意事项

1. 浅表脓肿切开应在波动最明显处；深部脓肿切口引流前应先行穿刺抽脓，并应以穿刺抽出脓液的针为引导切开脓肿。

2. 脓肿穿刺时，应注意方位，进针不可太深，以免刺伤大血管引起出血。

3. 脓肿切开时切口要足够大，尽量取最低部位便于引流。

4. 及时吸出脓液，以免误入气道引起窒息。

5. 脓肿切开引流应遵循无菌操作原则，防止继发感染。

6. 穿刺或切开引流，均应取部分脓液做细菌培养和药敏试验。

7. 术后需使用足量广谱抗生素和抗厌氧菌药物控制感染。

8. 引流不畅者应每日撑开切口排脓，尽量排尽脓液。若不切开排脓者，也可采取反复抽脓治疗。

9. 安抚病人，消除病人的焦虑、恐慌情绪，遵医嘱坚持换药，有利于伤口的早日愈合。

10. 术后注意观察病人呼吸情况及有无出血征兆。嘱病人进温凉流食，以免过热饮食刺激血管扩张而引起出血。

11. 恢复期嘱病人忌辛辣刺激性、过烫过硬食物，以免引起继发出血。

12. 保持口腔卫生，进食后给予含漱剂漱口。

13. 积极锻炼身体，增强体质，预防感染，控制基础疾病。

八、颈部负压引流更换

为了头颈部手术后伤口留置引流管（接负压引流瓶）病人的安全管理，护士必须掌握放置引流管的目的，保持负压引流的方法，保持引流管通畅的注意事项，放置引流管部位的相关知识，对引流液给予细致的观察。通过对病人的全面评估，掌握其病情变化，尽早发现异常症状，给予及时处理。

（一）目的

1. 及时引流出颈部伤口内的渗血及渗液。

2. 促进颈部伤口愈合，预防伤口感染及咽瘘形成。

3. 利于观察伤口引流液的性质、颜色、量。

（二）评估

1. 评估病人。

(1) 了解病人病情（疾病种类、手术情况、术后天数、引流部位与颈部切口情况）。

(2) 了解病人体温及血常规情况。

(3) 评估病人的配合程度。

(4) 评估负压引流装置是否连接紧密。

(5) 评估引流管有无打折、受压、扭曲。

(6) 评估病人伤口引流液的颜色、性质、量等。

(7) 向病人讲解颈部负压引流更换的目的、操作方法及注意事项。

2. 评估环境。安全、安静、清洁。

（三）计划

1. 操作者准备。着装整洁，洗手、戴口罩。

2. 用物准备。治疗盘、换药包（内有弯盘、治疗碗、持物钳、纱球、长纱）、75% 乙醇、一次性负压引流瓶、护理手套、消毒量杯、手消液、医嘱单、大持物钳、污物罐（图 3–68）。

3. 操作前准备。

(1) 查对医嘱，在医嘱本上相应的位置用铅笔打钩。

(2) 铺换药盘（图 3–69）。

① 检查换药包名称、灭菌日期、失效日期，有无潮湿、破损。

② 打开换药包外层包布，取出内包放治疗盘上。

③ 左右展开内包治疗巾，再向下展开双层治疗巾。

④ 双手分别捏住上层治疗巾两个角的外面，向上做扇形折叠 2～3 层，开口边缘朝外，显露包内物品。

⑤ 用大持物钳将弯盘及其内物品移至鼻饲盘左侧竖放。

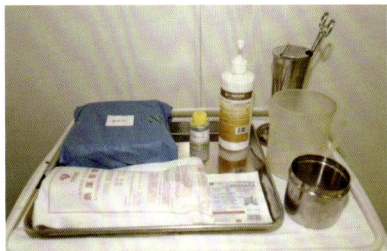

▲ 图 3-68　颈部负压引流更换用物

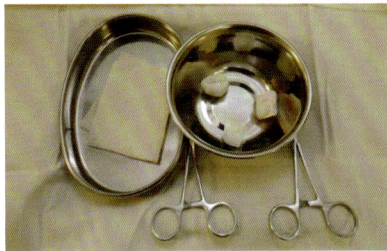

▲ 图 3-69　铺换药盘

⑥ 将治疗碗翻放至弯盘右侧。

⑦ 将持物钳放于治疗碗的右侧。

⑧ 将长纱放入弯盘中。

⑨ 将纱球放入治疗碗中。

⑩ 覆盖换药盘。

(3) 检查一次性负压引流瓶及护理手套的名称、灭菌日期、失效日期、包装袋有无潮湿、有无漏气、破损。

（四）实施

1. 携用物推换药车至病人床旁。

2. 核对姓名、查对腕带上的姓名、门诊号，解释操作目的，以取得病人合作。

3. 协助病人取平卧位。

4. 显露伤口区域和引流管，松开别针，注意为病人保暖。

5. 观察颈部伤口敷料渗出情况、引流管是否受压、打折、扭曲以及引流液的颜色、量及性质。

6. 打开换药盘，倒 75% 乙醇 5ml 于换药碗内（图 3-70）。

7. 戴手套。

8. 用持物钳取两块无菌长纱分别放在引流管与负压引流瓶连接部位附近（图 3-71）。

9. 用该持物钳夹紧引流管，防止更换过程中气体经引流管进入伤口，破坏引流装置的负压状态，使引流液淤积，造成伤口感染（图 3-71）同时，防止引流液经引流管流出污染部环境。

10. 将引流管与负压引流瓶分离，将分离的两端分别放在 2 块无菌纱布上（图 3-72）。

11. 用另一把持物钳夹取第 3 块长纱于接头附近，用该持物钳夹取浸有 75% 乙醇的纱球消毒引流管接头，以引流管接口为中心，环形消毒 3 遍，至管口下 2.5cm 处，放在第 3 块无菌长纱上（图 3-73）。

12. 打开负压吸引瓶包装，取下保护帽，将负压引流瓶与已消毒的引流管口紧密连接。

13. 双手挤压负压引流瓶，检查有否漏气。

14. 松开止血钳，有引流液缓缓流入引流管。

15. 用别针妥善固定负压吸引瓶，适当挤压引流管，避免引流管折叠、扭曲。

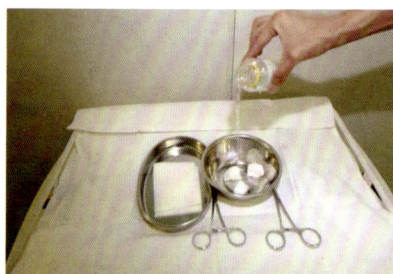

▲ 图 3-70　打开换药盘并倒入 75% 乙醇

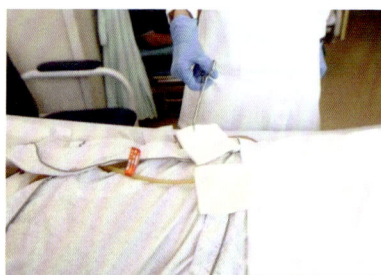

▲ 图 3-71　持物钳夹取无菌纱布备用

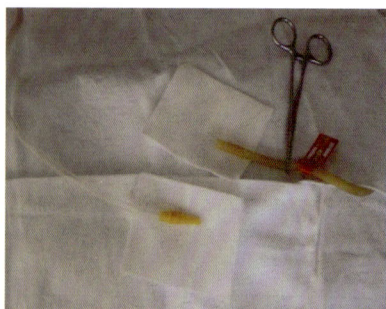

▲ 图 3-72　引流管与负压引流瓶分离，分离的两端置于无菌纱布上

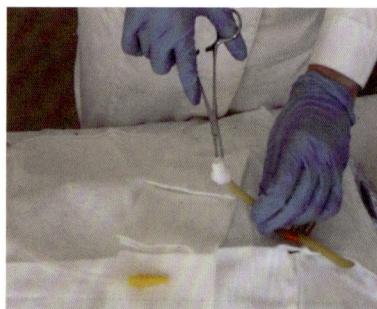

▲ 图 3-73　消毒引流管接头

16. 协助病人取舒适卧位，向病人交代注意事项。

17. 整理用物，洗手，记录。

（五）评价

1. 用物是否齐全。

2. 是否执行无菌原则。

3. 操作程序是否规范。

4. 更换负压引流时病人有无不适。

5. 引流管固定是否牢固，引流是否通畅。

6. 操作时动作是否轻柔、准确。

7. 与病人沟通时语言是否规范。

（六）健康教育

1. 讲解颈部术后负压引流的目的，取得病人的合作。

2. 讲解保持引流瓶负压的方法。

3. 告知防止引流管受压、打折、扭曲，以保持引流的通畅。

4. 告知体位变换时防止引流管受牵拉，以免引流管脱出。

5. 伤口有渗血渗液是正常现象，引流液量随时间延长会逐渐减少，颜色由血色变为血清色。

（七）注意事项

1. 更换颈部负压引流时观察病人有无不适，注意保暖。

2. 更换后注意观察引流管固定是否牢固，引流是否通畅。

3. 操作时动作是否轻柔、准确、操作规范。

4. 术后 24h 内引流液为血性液体；24h 后引流液一般在 50ml 以下，引流液为淡红色液体。若引流量过多，颜色鲜红，可能有出血征象；若引流量过少可能是管道堵塞或受压、扭曲、漏气发生；若引流液为牛奶色，可能有乳糜漏发生；若引流液浑浊，有臭味，伤口局部红肿热痛提示有感染发生。

5. 更换引流瓶时要注意无菌操作，以防引起感染。

6. 不要牵拉引流管，以免造成引流管移位或者脱出，影响引流效果，影响伤口愈合。

7. 注意保护身体，避免别针扎伤。

8. 负压引流瓶应每天更换。

9. 引流液用消毒量杯测量，以保证引流液量的准确性。

10. 拔管指征。

(1) 伤口愈合好，无红、肿、热、痛等感染迹象。

(2) 引流液的颜色逐渐变淡，即暗红→深红→淡红→淡黄色；引流量逐日减少，24h 内引流量少于 15ml。

11. 拔管时间。根据病情术后 3～5 天即可拔管，置管时间不超过 1 周。

九、经气管套管吸痰

咳痰是呼吸道内病理性分泌物，凭借支气管黏膜上皮的纤毛运动，支气管肌肉的收缩及咳嗽时的气流冲动，将呼吸道内的分泌物从口腔排出的动作，是机体的一种保护性生理功能，也是一种防御性反射。当气管切开后这种防御性反射的能力低下，只能利用一次性吸痰管，通过气管套管插入气道，用负压将痰液吸出。

（一）目的

1. 利用负压吸引出气道内的痰液及误吸物。

2. 保持气道通畅，防止气道堵塞。

3. 改善缺氧症状。

4. 预防肺部感染。

（二）评估

1. 评估病人。

(1) 了解病人年龄、病情（心肺功能及缺氧情况），呼吸状态。

(2) 评估病人的配合程度。

(3) 评估气管套管内痰液情况（颜色、性质、量），确定病人是否需要吸痰。

(4) 评估痰液的黏稠度。

(5) 向病人讲解经气管套管吸痰的目的、操作方法、注意事项。

2. 评估环境。安全、安静、清洁。

（三）计划

1. 操作者准备。六步洗手法洗手、戴口罩。

2. 用物准备。治疗盘、压力表、痰液收集装置、吸引器连接管、无菌吸痰管、医嘱单、医用垃圾桶、灭菌注射用水、吸痰装置架、手消液、开瓶器（图 3-74）。

(1) 连接压力表，吸引器连接管及一次性痰液收集装置。

(2) 取灭菌注射用水，检查有效期及液体质量，开启瓶盖，注明开瓶日期和时间（有效期 24h），放置备用。

(3) 取无菌吸痰管数根，检查有效期及包装是否完好。

(4) 查对医嘱，在医嘱本相应位置用铅笔打钩。

（四）实施

1. 携用物至病人床旁。

2. 核对病人姓名、查对腕带、ID 号，向病人解释操作目的，以取得合作。

3. 放置物品（图 3-75）。

(1) 将吸痰装置架挂在床架上。

(2) 开启灭菌注射用水瓶瓶塞，置于吸痰装置架上（用于吸引管的冲洗）。

(3) 医疗垃圾桶放置床旁地面上（放用过的吸痰管）。

(4) 关闭压力表，将压力表插入墙壁中心负压吸引器插座内。

(5) 反折吸引管，打开压力表，检查吸引器性能。

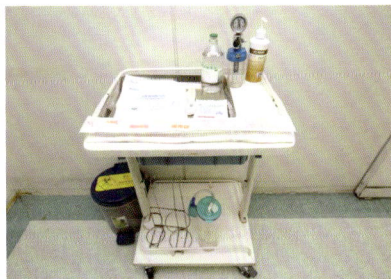

▲ 图 3-74 经气管套管吸痰用物

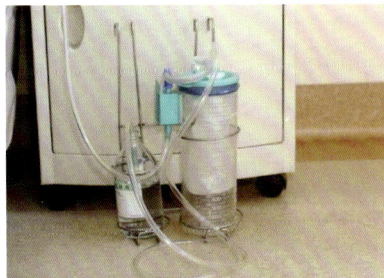

▲ 图 3-75 准备用物

（6）将吸引管管头放于灭菌注射用水瓶内液面以上备用。

4. 将吸痰管包内的避污纸包分离至顶端，在外包装顶端撕一小口，右手取出避污纸包。

5. 左手捏住避污纸包外面，双手将避污纸包打开。

6. 左手拿住避污纸一角，右手戴手套（图3-76）。

7. 左手将避污纸置于气管套管下方。

8. 右手取出吸痰管，左手取吸引管与吸痰管相接。左手打开负压开关。

9. 左手持吸引管，右手持吸痰管，左手拇指盖住吸痰管的侧孔，并查看抽吸压力。

10. 在无吸力的状态下，右手将吸痰管自气管套管轻轻插入，深度以超越套管内口为宜。

11. 左手拇指盖住吸痰管侧孔，右手将吸痰管慢慢旋转上提退出，每次吸引不超过15s（图3-77）。

12. 右手将用过的吸痰管缠绕于手中，并将吸痰管与吸引器分离。

13. 将吸引管管头放于灭菌注射用水瓶内，吸取少许溶液冲洗管道。

14. 关闭负压开关，将吸引管管头放于灭菌注射用水瓶内液面以上备用。

15. 右手手套翻转脱去的同时包裹已用过的吸痰管。

16. 用避污纸擦去口角分泌物，然后包裹手套丢于医疗垃圾桶内。

17. 观察病人呼吸，向病人及家属交代注意事项。

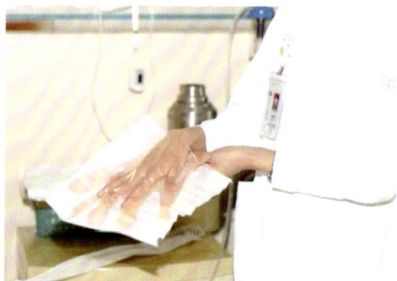

▲ 图3-76　戴手套

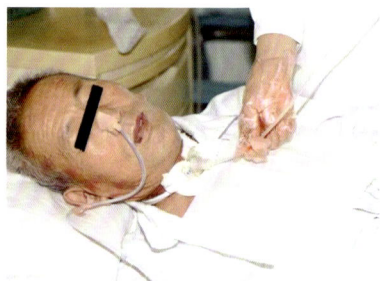

▲ 图3-77　经气管套管吸痰

18. 整理用物，洗手，记录。

（五）评价

1. 吸痰时病人无不适主诉。

2. 吸痰效果评价

3. 吸痰动作是否轻柔、准确、操作规范。

4. 与病人沟通时语言是否规范。

（六）健康教育

1. 讲解经气管切开吸痰的目的及其重要性。

2. 应由专业护理人员操作，病人及家属不得自行操作。

（七）注意事项

1. 注意无菌操作。吸痰过程中对吸痰管及气道的污染会造成病人的肺部感染，使用呼吸机时要注意保持呼吸机接头不被污染，气管套管、鼻腔、口腔每吸一个部位更换一根吸痰管。

2. 吸氧病人，吸痰前后予以加大吸氧的浓度，吸痰前、中、后密切观察病人生命体征和血氧饱和度的变化，如有不适或发生低氧血症及心律失常等，应停止吸痰，呼叫医生给予紧急处理。

3. 选择型号合适的吸痰管，吸痰管外直径勿超过气管内套管直径的 1/2，调节最佳吸痰负压，插入吸痰管时不得给予负压。

4. 动作应轻柔、准确、快速，每次吸痰时间应少于 15s（以吸痰者在正常呼吸下屏气时间作为参考），连续吸痰不超过 3min。避免在同一部位长时间停留或吸引力过大而损伤黏膜，不可反复提插吸痰管。注意吸痰管插入是否顺利，遇到阻力时，查找原因，不可粗暴盲插。

5. 严密观察病人痰液的量、性质及颜色，如有异常及时报告医生。

6. 调节合适的吸引负压，一般成年人＜53.3kPa（400mmHg），儿童＜40.0kPa（300mmHg），婴幼儿 13.3～26.6kPa（100～200mmHg），新生儿＜13.3kPa（100mmHg）。

7. 提倡适时吸痰。即在听到或观察到病人有痰时及时吸痰，不主张定时吸痰，以减少吸痰带来的并发症及减轻病人的痛苦。

8. 使用呼吸机的病人在吸痰前后应给予 100% 的纯氧 2min，以提高病人血氧饱和度，至所能达到的最高值，从而避免吸痰时发生严重的低氧血症。

十、经气管插管吸痰

气管插管是一种抢救急危重症病人的措施，也广泛用于口腔、咽部、喉部手术。因此，利用一次性吸痰管，经气管插管插入气道吸出呼吸道的分泌物，保持呼吸道通畅对危重病人的抢救效果及手术的康复是至关重要的。下面主要介绍非机械通气病人的经气管插管吸痰法。

（一）目的

1.利用负压吸引出气道内的痰液及误吸物。

2.保持气道通畅，防止气道堵塞。

3.改善缺氧症状。

4.预防肺部感染。

（二）评估

1.评估病人。

(1)了解病人年龄、病情（心肺功能及缺氧情况）、意识状态、呼吸状态。

(2)评估病人的配合程度、自理能力、心理反应。

(3)气管插管的深度及型号。

(4)病人是否有吸痰指征，痰液黏稠度。

2.评估环境。安全、安静、清洁。

（三）计划

1.操作者准备。六步洗手法洗手、戴口罩。

2.用物准备。治疗盘、压力表、痰液收集装置、吸引器连接管、无菌吸痰管、医嘱单、医用垃圾桶、灭菌注射用水、吸痰装置架、手消液、开瓶器（图3-78）。

3.操作前准备。

(1)连接压力表，吸引器连接

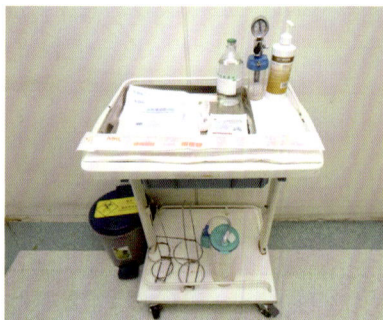

▲ 图3-78 经气管插管吸痰用物

管及一次性痰液收集装置。

(2) 取灭菌注射用水，检查有效期及液体质量，开启铝盖，注明开瓶日期和时间（有效期 24h），放置备用。

(3) 取无菌吸痰管数根，检查有效期及包装是否完好。

(4) 查对医嘱，在医嘱本相应位置用铅笔打钩。

（四）实施

1. 携用物至病人床旁。

2. 核对病人姓名、查对腕带、ID 号，向病人解释操作目的、方法、注意事项及配合要点，以取得合作。

3. 放置物品。

(1) 将吸痰装置架挂在床架上。

(2) 开启灭菌注射用水瓶瓶塞，将灭菌注射用水瓶置于吸痰装置架上（用于吸引管的冲洗）。

(3) 医疗垃圾桶放置在床旁地面上。

(4) 关闭压力表，将压力表插入墙壁中心吸引器插座内。

(5) 反折吸引管，打开压力表，检查吸引器性能。

(6) 将吸引管管头放于灭菌注射用水瓶内液面以上备用。

4. 将吸痰管包内的避污纸包分离至顶端，在外包装顶端撕一小口，右手去除避污纸包打开。

5. 左手捏住避污纸包外面，双手将避污纸包打开。

6. 左手拿住避污纸一角，右手戴手套。

7. 左手将避污纸置于气管套管下方。

8. 右手取出吸痰管，左手取吸引管与吸痰管相接。左手打开负压开关。

9. 左手持吸引管，右手持吸痰管，左手拇指盖住吸痰管的侧孔，并查看抽吸压力。

10. 在无吸力的状态下，左手扶住气管插管，右手将吸痰管迅速准确地送入气管插管远端，遇阻力，上提 1cm。

11. 左手拇指盖住吸痰管侧孔，右手将吸痰管旋转上提，每次吸引不超过 15s。

12. 右手将用过的吸痰管缠绕于手中，并将吸痰管与吸引器分离。

13. 将吸引管管头放于灭菌注射用水瓶内，吸取少许溶液冲洗管道。

14. 关闭负压开关，将吸引管管头放于灭菌注射用水瓶内液面以上备用。

15. 右手手套翻转脱去的同时包裹已用过的吸痰管。

16. 用避污纸擦去口角分泌物，然后包裹手套丢于医疗垃圾桶内。

17. 观察呼吸，交代注意事项。

18. 整理用物，洗手，记录。

（五）评价

1. 吸痰时病人无不适主诉。

2. 吸痰效果评价。

3. 吸痰动作是否轻柔、准确、操作规范。

4. 与病人沟通时语言是否规范。

（六）健康教育

1. 讲解经气管插管吸痰的目的及其重要性。

2. 应由专业护理人员操作，病人及家属不得自行操作。

（七）注意事项

1. 注意无菌操作。吸痰过程中对吸痰管及气道的污染会造成病人的肺部感染。使用呼吸机时要注意保持呼吸机接头不被污染。气管插管、鼻腔、口腔每吸一个部位更换一根吸痰管。

2. 吸氧病人，吸痰前后予以加大吸氧的浓度，吸痰前、中、后密切观察病人生命体征和氧饱和度的变化，如有不适或发生低氧血症及心律失常等，应停止吸痰，呼叫医生给予紧急处理。

3. 选择型号合适的吸痰管，吸痰管外直径勿超过气管插管直径的1/2。调节最佳吸痰负压，严禁带负压插管。

4. 动作应轻柔、准确、快速，每次吸痰时间应少于15s（以吸痰者在正常呼吸下屏气时间作为参考），连续吸痰不超过3min。避免在同一部位长时间停留或吸引力过大而损伤黏膜，不可反复提插吸痰管，注意吸痰管插入是否顺利，遇到阻力时，查找原因，不可粗暴盲插。

5. 严密观察病人痰液的量、性质及颜色，如有异常及时报告医生。

6. 调节合适的吸引负压，一般成年人＜53.3kPa（400mmHg），儿童＜40.0kPa（300mmHg），婴幼儿 13.3～26.6kPa（100～200mmHg），新生儿＜13.3kPa（100mmHg）。

7. 提倡适时吸痰。即在听到或观察到病人有痰时及时吸痰，不主张定时吸痰，以减少吸痰带来的并发症及减轻病人的痛苦。

8. 使用呼吸机的病人在吸痰前后应给予 100% 的纯氧 2min，以提高病人血氧饱和度，至所能达到的最高值，从而避免吸痰时发生严重的低氧血症。

十一、消毒气管内套管

气管切开套管由外套管、内套管和管芯组成。临床中常用材质有金属（不锈钢）、医用塑料（带气囊、不带气囊）、硅胶（T 型管，无内管）三种，型号 4～14 号（内套管内径，单位 mm）。依照病人年龄、疾病、手术目的需要佩戴不同材质、不同型号的气管切开套管，且佩戴时间长短有所不同。一般而言，国产医用塑料气管套管用于 CT、核磁检查及喉癌术后放疗时佩戴；目前进口医用塑料气管套管应用十分广泛（利于检查；接呼吸机等），有 LPC、LGT、FEN 等；硅胶 T 型管用于喉气管狭窄病人，无内管需清洗消毒；金属材质包括纯银、纯铜及不锈钢 3 种，前 2 种目前临床上不再使用，临床使用金属材质均为不锈钢材质，主要作用可降低组织反应，减少气管肉芽组织形成，不易老化，使用时间长。本节以金属套管煮沸消毒为例讲解（高压消毒最佳）。

（一）目的

1. 清除套管内分泌物、痰液、痰痂等，防止痰液黏稠堵塞套管，保持呼吸道通畅。

2. 使内套管保持清洁，预防感染。

（二）评估

1. 评估病人。

(1) 了解病人病情、年龄、套管型号。

(2) 评估病人的配合程度。

(3) 评估气管套管内痰液状况（颜色、性质、量）。

(4) 评估痰液的黏稠度。

(5) 评估病人的理解能力，用病人能理解的方式向病人讲解消毒气管内套管的目的、使其取得配合。

2. 评估环境。安全、安静、整洁。

（三）计划

1. 操作者准备。六步洗手法洗手、戴口罩。

2. 用物准备。气管切开护理包（内有弯盘、治疗碗、直止血钳、弯止血钳、枪状镊、不锈钢小药杯、纱球、剪口纱布）、治疗盘、护理手套、生理盐水、直持物钳、弯持物钳、电磁炉、消毒锅、医疗垃圾桶、医嘱单（在治疗室内完成）（图 3–79 至图 3–83）。

3. 操作前准备。

(1) 六步洗手法洗手、戴口罩。

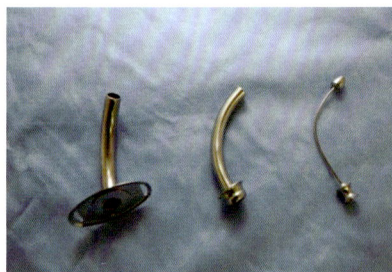

▲ 图 3–79　金属套管

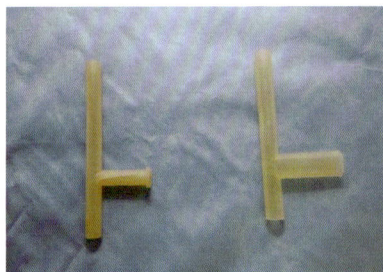

▲ 图 3–80　T 型管（硅胶管）

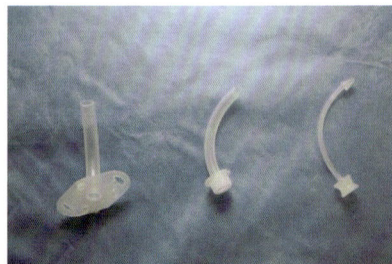

▲ 图 3–81　国产医用塑料套管

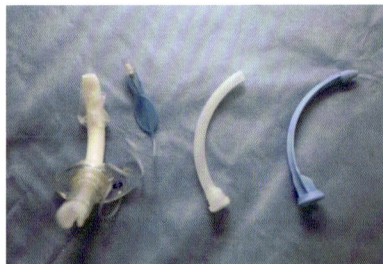

▲ 图 3–82　进口医用塑料套管

(2) 查对医嘱，在医嘱本上相应的位置用铅笔打钩。

(3) 铺气管切开护理盘（图 3-84）。

① 检查无菌包的有效日期，查看包布有无潮湿、破损等不能使用的现象。

② 打开气管切开护理包的外包布，取出内包置于治疗盘上。

③ 左右展开包布治疗巾，再向下展开双层治疗巾。

④ 双手分别捏住上层治疗巾 2 个角的外面，向上做扇形折叠 2～3 层，开口边缘朝外，显露包内物品。

⑤ 用无菌持物钳将弯盘及其物品移至托盘左侧竖放。

⑥ 治疗碗翻放至弯盘右侧。

⑦ 将直持物钳放于治疗碗的左下角，弯持物钳放于右下角。

⑧ 纱球放入治疗碗内。剪口纱布放入治疗盘内。

⑨ 覆盖气管切开护理盘。

（四）实施

1. 携用物至病人床旁。

2. 核对病人姓名、查对腕带姓名、ID 号，向病人解释操作目的，取得合作。

3. 将气管切开护理盘放于病人床头桌上。

4. 摆体位，协助病人取坐位、半坐卧位或平卧位。

5. 评估病人痰液情况，如有痰液先将痰液吸净。

6. 打开气管切开护理盘，显露盘内物品。

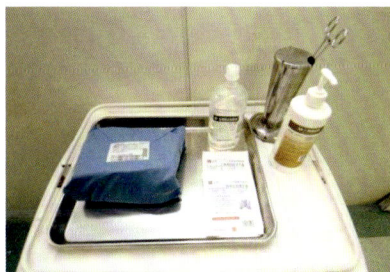

▲ 图 3-83　消毒气管内套管用物

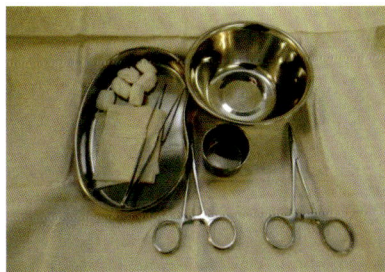

▲ 图 3-84　铺气管切开护理盘

7. 戴手套。

8. 将内套管口上的缺口对准外套管相应的卡扣顺气管弯度将内套管取出，放于左手上。

9. 右手持枪状镊取剪口纱布一块，将内套管放于剪口纱布上。

10. 左手持无菌纱布捏住内套管，右手持枪状镊将纱球放于生理盐水内蘸湿，夹住纱球一端将其展开（图 3-85），从内套管的一端插入（图 3-86），再从另一端拉出反复多次，直至无分泌物附着，将用后的纱条放入医疗垃圾桶内。对光检查，确认彻底清洗干净，无异物存留。

11. 将洗净的内套管放入换药室消毒锅中，煮沸消毒 30min。

12. 待套管冷却 5～10min 后，用大持物钳夹取套管放入气管切开护理盘中。

13. 打开气管切开护理盘，显露盘内物品。

14. 取出内套管，再次对光检查，确认无异物后，顺其弧度将套管放入即可。

15. 脱去手套，弃于医疗垃圾桶内。

16. 整理气管切开护理盘，协助病人取舒适卧位，整理床单位。

17. 向病人交代注意事项。

18. 整理用物，洗手，记录。

（五）评价

1. 内套管消毒效果评价。

2. 取、戴内套管时，动作是否轻柔、操作是否规范。

3. 与病人沟通时语言是否规范。

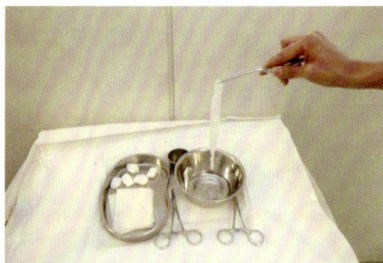

▲ 图 3-85　展开纱球

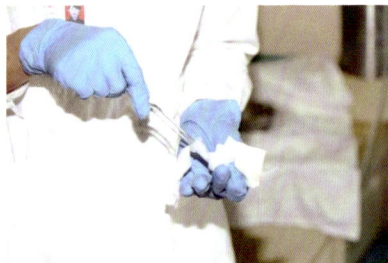

▲ 图 3-86　将纱条从套管一端插入

（六）健康教育

1. 向病人及家属讲解消毒内套管的目的，重要性。

2. 讲解气管套管管芯的重要性，告知随身携带。

3. 向病人及家属讲解出院后家中消毒气管内套管的方法。

（七）注意事项

1. 肿瘤病人、感染病人套管与普通病人套管分开消毒。

2. 取管操作时一定要动作轻柔，一手固定外套管，一手顺其弧度取下内管。防止外套管一并取出造成窒息，防止动作粗鲁造成伤口出血，防止外套管刺激病人剧烈咳嗽。

3. 根据管腔的内径、痰量的多少及痰液黏稠度，决定清洗消毒内套管的次数，常规为每 4～6 小时清洗一次，每日消毒气管内套管 1～2 次。

4. 根据管腔内径决定清洗的用物。内径为 8～14mm 用纱球，6～7mm 用 1/4 纱条清洗，4.5～5.5mm 的小儿内套管可用棉签清洗。

5. 如为一配二（1 个外管、2 个内管）形式，可高压蒸汽灭菌。

6. 内套管消毒亦可 75% 乙醇浸泡 30min，取出后用灭菌注射用水将残留酒精冲洗干净后使用。

7. 消毒套管后，一定要待套管冷却后方可重新放回内套管。

8. 消毒完毕后，应为病人及时佩戴好内套管，不宜取出时间过长，否则外套管内分泌物结痂，内管不易再放入。整个操作过程控制在 30min 内。

十二、气管切开术后换药

气管切开术是一种将颈段气管切开、造瘘插入特制气管套管，以解除上呼吸道梗阻、吸出下呼吸道分泌物和给氧、预防术后呼吸道阻塞，而进行的紧急、半紧急和预防性手术，气管切开位置一般在 3～4 气管环。气管切开造瘘口换药是否及时、规范对预防切造瘘口感染起到重要作用。

（一）目的

1. 观察颈部造瘘口恢复情况。

2. 清除造瘘口周围分泌物，保持伤口清洁干燥。

3. 减少分泌物对伤口的刺激，预防伤口感染。

4. 促进创面愈合，使病人舒适。

（二）评估

1. 评估病人。

(1) 了解病人所患疾病、年龄、全身情况。

(2) 评估病人配合程度。

(3) 评估病人造瘘口渗出情况。

(4) 评估痰液状况（黏稠度、颜色、量）。

(5) 评估病人的理解能力，向病人讲解气管切开术后换药的目的，取得配合。

2. 评估环境。安全、安静、清洁。

（三）计划

1. 操作者准备。六步洗手法洗手、戴口罩。

2. 用物准备。气管切开护理包（内有弯盘、治疗碗、直止血钳、弯止血钳、枪状镊、不锈钢小药杯、纱球）、治疗盘、护理手套、碘棉签、大持物钳、医疗垃圾桶、手消液、医嘱单（在治疗室完成）。

(1) 查对医嘱，在医嘱本上相应的位置用铅笔打钩。

(2) 铺气管切开护理盘。

① 检查无菌包的有效日期，查看包布有无潮湿、破损等不能使用的现象。

② 打开气管护理包的外包布，取出内包置于治疗盘上。

③ 左右展开包布治疗巾，再向下展开双层治疗巾。

④ 双手分别捏住上层治疗巾 2 个角的外面，向上做扇形折叠 2～3 层，开口边缘朝外，显露包内物品。

⑤ 用无菌持物钳将弯盘及物品移至托盘左侧竖放。

⑥ 治疗碗翻放至弯盘右侧。

⑦ 将直持物钳放于左下角，弯持物钳放于右下角。

⑧ 覆盖气管护理盘。

（四）实施

1. 携用物至病人床旁。

2. 查对病人姓名、门诊号，向病人解释操作目的，取得合作。

3. 将气管切开护理盘放于病人床头桌上。

4. 摆体位，协助病人取坐位、半坐卧位或平卧位，充分显露颈部，便于操作。

5. 为病人吸净套管内及造瘘口周围的分泌物。

6. 打开气管切开护理盘，用枪状镊取下套管下污染的剪口纱布放入医用垃圾桶内（图 3-87）。

7. 戴手套。

8. 取碘棉签由内向外消毒气管造瘘口处及其周围皮肤 15～20cm。

9. 左手持直钳，右手持弯钳取无菌剪口纱布垫于气管造瘘口处（图 3-88）。

10. 调节气管造瘘口固定带的松紧度，以伸进一指为宜。

11. 整理气管护理盘，协助病人取舒适卧位，整理床单位。

12. 向病人交代注意事项。

13. 洗手，记录。

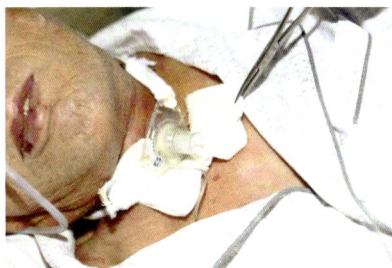

▲ 图 3-87　取下剪口纱布

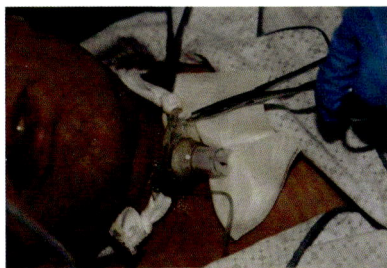

▲ 图 3-88　更换无菌剪口纱布

（五）评价

1. 换药效果评价。

2. 操作动作是否轻柔、准确、规范。

3. 与病人沟通时语言是否规范。

（六）健康教育

向病人讲解气管切开术后换药的目的、重要性。

（七）注意事项

1. 消毒皮肤时，注意无菌操作，不要跨越无菌区，棉签不可反复使用。

2. 消毒区域要消毒彻底，不要有空隙，以棉签上无分泌物为准。

3. 每次换药后，调节寸带松、紧度，以能伸入1个手指为宜。

(1) 过紧：套管远端与气管壁紧密接触，易引起咳嗽，病人感觉不适。

(2) 过松：有套管脱出的危险。

4. 按顺序换药，先清洁，再感染，后特殊感染，绿脓杆菌的病人最后换药，预防交叉感染。

十三、更换全喉套管

更换全喉套管法是为了保持全喉套管通畅，以保持呼吸道通畅，清洁全喉套管，减少病原菌感染机会，预防感染。

（一）目的

保持全喉套管通畅，以保持呼吸道通畅。清洁全喉套管，减少病原菌感染机会，预防感染。

（二）评估

1. 评估病人。

(1) 了解病人病情、合作程度及病人气管切开处皮肤状况。

(2) 向病人讲解更换全喉套管法的目的、操作方法及注意事项。

2. 评估环境。安全、安静、清洁。

（三）计划

1. 操作者准备。着装整洁，洗手、戴口罩。

2. 用物准备。护理盘、无菌全喉套管、一次性护理手套、碘棉签、无菌棉签、一次性换药包、无菌剪口纱布、盐酸金霉素眼膏、2000mg/L含氯消毒液、污物罐。

3. 查看药液的名称、浓度、剂量、有效期，检查药液质量。

4. 二人查对。

（四）实施

1. 把用物放入托盘内，携用物至操作台。

2. 核对病人床号、姓名、腕带等信息，向病人解释操作目的，以取得配合。

3. 协助病人取舒适体位，坐位、半坐位或者平卧位（图 3–89）。

4. 为病人充分吸痰。

5. 再次核对病人信息及操作名称。

6. 解开病人颈部全喉套管固定带。

7. 嘱病人屏气，双手持全喉套管双耳取下套管。

8. 将取下的全喉套管浸泡于盛有 2000mg/L 含氯消毒液罐中≥30min，将剪口纱布弃于污物罐内（图 3–90）。

9. 检查碘棉签并注明开包日期时间，取碘棉签消毒气管造瘘口处皮肤。

10. 打开无菌全喉套管包，将管芯置入全喉套管内。

11. 打开无菌剪口纱布，戴一次性无菌手套。

12. 取无菌棉签一支，将盐酸金霉素眼膏挤在棉签上，左手拿全喉套管一耳，右手拿棉签将盐酸金霉素眼膏均匀涂在全喉套管上，将棉签放入污物罐内。

13. 将无菌剪口纱布垫于套管下方。

14. 双手持全喉套管双耳，嘱病人屏气，将套管轻轻放入（图 3–91）。

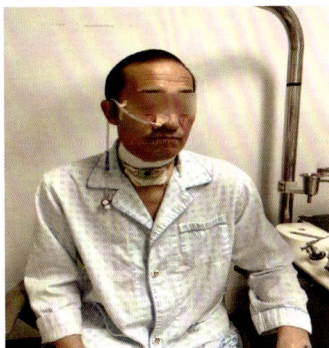

▲ 图 3–89　取舒适体位　　▲ 图 3–90　取出套管

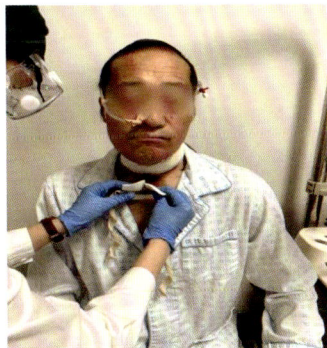

15. 系好全喉套管固定带，松紧以放入一个手指为宜（图3-92）。

16. 协助病人取舒适体位，询问病人有无不适，并交代注意事项。

17. 整理用物，脱去手套，洗手。

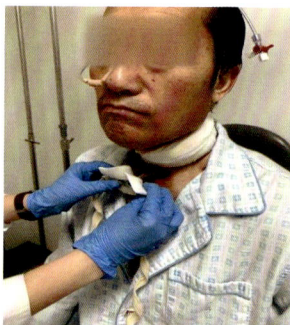

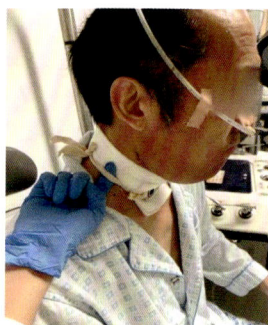

▲ 图 3-91　更换新套管　　▲ 图 3-92　检查固定带松紧度

（五）评价

1. 病人无不适主诉。

2. 操作者动作是否轻柔、准确、规范。

3. 操作者与病人沟通语言是否规范。

（六）健康教育

介绍更换全喉套管的目的、原因、适应证、禁忌证、注意事项。

（七）注意事项

1. 操作动作应轻柔，避免损伤气管黏膜。

2. 更换全喉套管前后应给予病人充分吸痰，以免更换过程中引起病人剧烈咳嗽。

3. 换管过程中如病人发生呼吸困难等应立即停止更换，报告医生。

4. 套管固定带松紧适宜，避免过松咳嗽时导致套管脱落。

十四、气囊充气、放气

气管套管气囊充气、放气技术是利用气管切开套管自身携带的气囊装置进行充气、放气。充气是防止上呼吸道及伤口分泌物误吸入下呼吸道造成误吸，放气是防止气管黏膜及气管软骨长期受气囊压迫造成黏膜坏死及气管软化，是保护气道，预防肺部感染的一种技术。下面仅介绍非机械通气病人的气管套管气囊充气、放气。

（一）目的

1. 防止分泌物坠入气道内造成误吸。

2. 防止病人发生吸入性肺部感染。

3. 防止气管黏膜坏死及气管软骨软化。

（二）评估

1. 评估病人。

(1) 评估病人病情及合作程度。

(2) 了解病人进食时间。

(3) 评估病人痰液情况。

(4) 评估病人的理解能力，向病人讲解气囊充气、放气的目的、操作方法及注意事项。

2. 评估环境。安全、安静、清洁

（三）计划

1. 操作者准备。仪表整洁、洗手、戴口罩戴口罩。

2. 用物准备。10ml 注射器、锐器盒、护理手套、医嘱单、污物罐、手消液（图 3–93）。

（四）实施

1. 气囊充气技术。

(1) 携用物至病人床旁。

(2) 核对信息，扫码腕带姓名及门诊号，解释操作目的，为病人摆合适体位（坐位、半坐卧位或平卧位）。

(3) 评估病人痰液量，必要时为病人吸痰。

(4) 取 10ml 注射器，打开注射器外包装，取下针头，将针头放入锐器盒，抽取 6ml 空气。

(5) 左手持充气阀，右手持注射器，将注射器与充气阀紧密衔接（图 3–94）。

(6) 将注射器内空气缓慢推入气囊内，边推边用手轻轻触摸内置充气指示气囊，直至内置充气指示气囊充盈程度与触摸鼻尖感觉相同而停

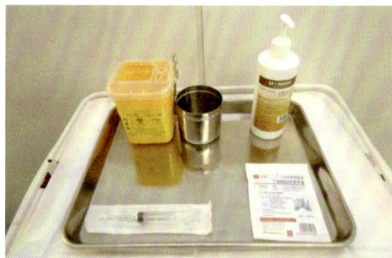

▲ 图 3-93　气管套管气囊充气、放气
用物

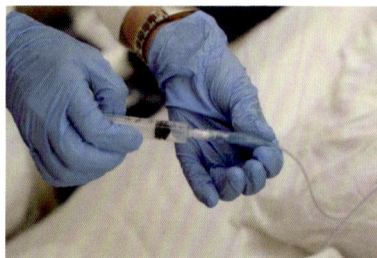

▲ 图 3-94　注射器与充气阀衔接

止注气（图 3-95）（充气量一般为 4～6ml）。

(7) 协助病人舒适体位，整理床单位，交代注意事项。

(8) 整理用物，洗手，记录。

2. 气囊放气技术（二人操作）。

(1) 携用物至病人床旁。

(2) 核对信息，解释操作目的，为病人摆合适体位（坐位、半卧位或平卧位）。

(3) 护士甲：取 10ml 注射器，打开注射器外包装，取下针头，将针头放入锐器盒，将注射器与充气阀紧密连接。

(4) 护士乙：取吸痰管连接吸痰装置，打开负压开关，将吸痰管在无负压的情况下插入气管切开套管内。

(5) 护士甲缓慢抽吸气囊内空气，直至气囊内气体全部抽出（一般 4～6ml）。

(6) 护士甲抽吸同时，护士乙给予病人吸痰（图 3-96）。

(7) 协助病人取舒适卧位，整理床单位，告知病人放气囊后注意事项。

(8) 整理用物、洗手。

(9) 记录痰液的量、颜色、性质及病人咳嗽情况。

（五）评价

1. 评价气囊充气量是否适宜。

2. 吸痰效果及是否符合规范。

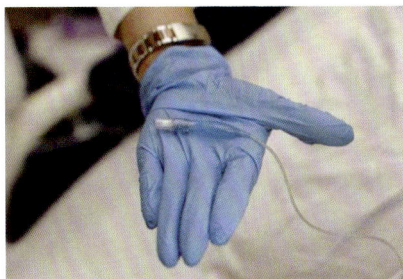

▲ 图 3-95　检查充气指示气囊

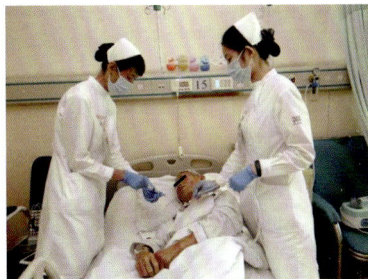

▲ 图 3-96　双人气囊放气

3.操作目的及注意事项是否宣讲到位。

4.操作动作是否轻柔、准确、规范。

5.与病人沟通时语言是否规范。

（六）健康教育

1.向病人讲解气囊充气、放气的重要性，取得病人配合。

2.向病人讲解气囊充气、放气后的注意事项。

（七）注意事项

1.气囊放气必须二人操作，边放气边吸痰。

2.气囊放气 15～20min 后给予病人气囊充气。

3.气囊放气期间告知病人不可经胃管或经口进食。

4.气囊放气每 6 小时 1 次，护士每日定时给予病人气囊充气、放气。

5.气囊充气压力适宜，充气量少，痰液及气道分泌物可引起病人呛咳，误吸；充气量过大，可造成受压部位气管壁缺血、坏死。

6.进食 30min 内避免气囊放气，以免剧烈咳嗽，造成食物反流。

十五、气管内滴药

气管内滴药是将某种药液直接滴入气管内的给药方式。临床中由于非机械通气气管切开或气管插管病人的痰液易黏稠、结痂，常将生理盐水或配置的湿化液（气道湿化常用 0.9% 氯化钠注射液 100ml+ 注射用糜蛋白酶 4000U）经气管套管或气管插管滴入气道内而达到湿化痰液，利于痰液排出的技术。

（一）目的

1. 稀释痰液。

2. 一种特殊条件下给药方式，利于药物发挥疗效。

（二）评估

1. 评估病人。

(1) 评估病人病情及合作程度。

(2) 评估病人痰液情况。

(3) 为病人讲解气管内滴药的目的、操作方法及注意事项。

2. 评估环境。安静、安全、整洁。

（三）计划

1. 操作者准备。着装整洁、洗手、戴口罩。

2. 用物准备。5ml 注射器、生理盐水 100ml、注射用糜蛋白酶、治疗盘、碘棉签、手消液、医嘱单、大持物钳（在治疗室内完成）（图 3-97）。

3. 查看药液的名称、浓度、剂量、有效期，检查药液质量。根据医嘱配置药液，如：抽取 0.9% 氯化钠注射液 2ml 注入注射用糜蛋白酶瓶中，充分溶解后，抽出全部糜蛋白酶液注入 100ml 生理盐水中，抽取 2ml 溶液备用。

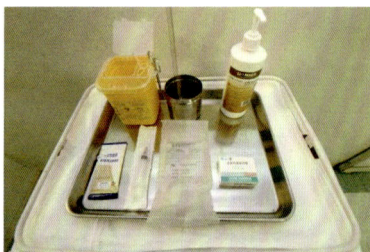

▲ 图 3-97 气管内滴药用物

4. 二人查对。

（四）实施

1. 携用物至病人床旁。

2. 查对病人姓名、门诊号，扫描腕带，向病人解释操作目的，取得合作。

3. 协助病人取平卧位。

4. 评估病人痰液量，必要时给予病人吸痰。

5. 再次核对病人信息，取装有药液的注射器，取下针头放于锐器桶内，前端贴于病人气管套管或麻醉插管外口内壁（图 3-98），环内壁缓慢推注药液至医嘱规定量。

6. 视病人咳嗽情况，判断是否需吸痰。

7. 协助病人取舒适体位，交代注意事项，整理床单位。

8. 整理用物，洗手、记录。

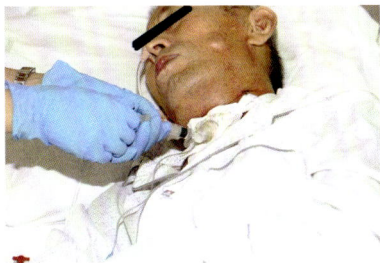

▲ 图 3-98　气管套管滴药

（五）评价

1. 配药时是否无菌操作。

2. 滴药操作是否规范。

3. 吸痰操作是否符合规范。

4. 操作目的及注意事项是否宣讲到位。

5. 操作动作是否轻柔、准确、规范。

6. 与病人沟通时语言是否规范。

（六）健康教育

1. 向病人讲解气管内滴药的必要性，取得病人配合。

2. 向病人讲解气管内滴药后的注意事项。

（七）注意事项

1. 滴药前要评估病人的痰液情况，彻底清理好气道后方可滴药。

2. 滴药后如病人反应不强烈，暂时不给予病人吸痰。

3. 每次滴入量以 1～2ml 为宜。

十六、持续气道湿化

人工气道病人的上呼吸道对吸入气体的过滤和生理温化湿化作用消失，非特异性防御功能削弱，加上气道开放，使呼吸道水分蒸发增加，黏膜干燥，分泌物黏稠，气管黏膜纤毛运动减弱或消失，痰液不易被咳出或吸出，严重时可能会形成痰栓或痰痂，堵塞气道，导致呼吸困难。持续气道湿化技术，是将 0.45% 的生理盐水利用可调节输液器或微量注射泵以每小时不超过 10ml 的滴速沿气管内套管或麻醉插管内壁缓慢滴入的一种方法，可使气道近似生理湿化状态，符合呼吸道对湿度的生理要求，有利于痰液的稀释和排出，从而保持呼吸道通畅，改善通气功能。下面仅介绍气管切开非机械通气病人用可调节输液器持续气道湿化的方法。

（一）目的

1. 使人工气道保持持续的湿化状态。

2. 稀释痰液，有利于痰液咳出。

3. 减少肺部感染的发生。

（二）评估

1. 评估病人。

(1) 评估心肺功能及合作程度

(2) 评估病人痰液黏稠度，Ⅱ～Ⅲ度痰液适用持续气道湿化技术。

(3) 为病人讲持续气道湿化的目的、操作方法及注意事项。

2. 评估环境。安全、安静、整洁。

（三）计划

1. 操作者准备。仪表整洁、洗手、戴口罩。

2. 用物准备。治疗盘、生理盐水 100ml、灭菌注射用水 500ml、可调节输液器、麻醉过滤器、一次性注射器（50ml）、一次性头皮针、医嘱单、碘棉签、手消液、无菌剪刀、无菌纱布、锐器盒、气道湿化标识、胶布、污物桶（图 3-99）。

3. 查看药液的名称、浓度、剂量、有效期，检查药液质量。

4. 配置湿化液，一般湿化液为 0.45% 氯化钠溶液，特殊时根据医嘱配置。

5. 二人查对。

（四）实施

1. 携用物至病人床旁。

2. 查对病人姓名、门诊号，扫描腕带，向病人解释操作目的，取得合作。

3. 协助病人取平卧位。

4. 评估病人痰液量，必要时给予病人吸痰。

5. 给病人佩戴好呼吸过滤器，取一块无菌纱布放于气管套管右下方（图 3-100）。

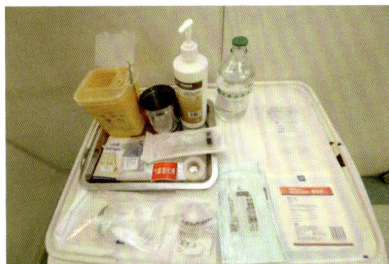

▲ 图 3-99　持续气道湿化用物

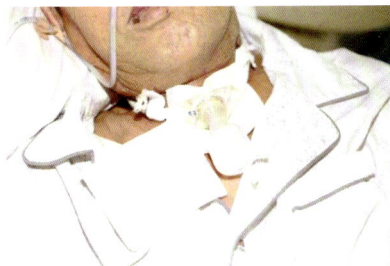

▲ 图 3-100　无菌纱布放置位置

6. 调节输液架高度，固定输液架位置。

7. 取出输液器，连接湿化液及头皮针，剪去头皮针针头，排气。

8. 打开输液器调节夹，根据医嘱调节持续湿化速度，一般每小时5～10ml。

9. 调好速度后，关闭输液器水止阀。

10. 将头皮针软管前端 5cm 位置，从呼吸过滤器中间孔处送入气管套管内（图 3-101）。

11. 用胶布将头皮针管固定在呼吸过滤器外缘。

12. 打开止水阀（图 3-102）。

13. 协助病人取舒适卧位，整理床单位，交代注意事项。

14. 整理用物，洗手，记录。

（五）评价

1. 评价实施过程是否执行无菌操作。

2. 吸痰操作是否规范。

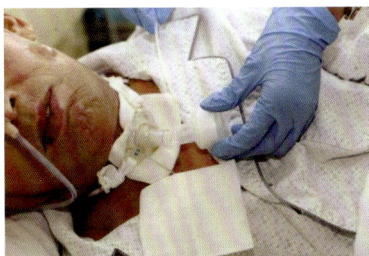

▲ 图 3-101　将头皮针软管从呼吸过滤器中间孔插入气管套管内

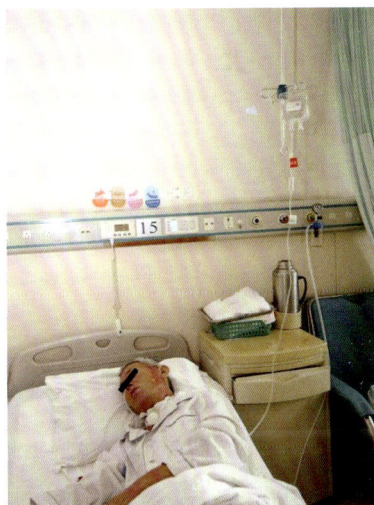

▲ 图 3-102　持续气道湿化

3. 操作目的及注意事项是否宣讲到位。

4. 操作动作是否轻柔、准确、规范。

5. 与病人沟通时语言是否规范。

（六）健康教育

1. 向病人讲解持续气道湿化的必要性，取得病人配合。

2. 向病人讲解持续气道湿化的注意事项。

（七）注意事项

1. 痰液黏稠度为Ⅱ～Ⅲ度方可适用持续气道湿化。

2. 告知病人不要自行调节滴注速度，并告知其危险性。

3. 气道湿化过程中需严密观察湿化效果，防止湿化过度。

4. 告知病人更换体位时需注意避免管路滑脱。

5. 心肺功能不全病人慎用持续气道湿化。

十七、咽部涂药

咽部涂药适用于急慢性咽炎、萎缩性咽炎、霉菌性咽炎、咽部溃疡和黏膜损伤等症。尤其在不会漱口的病人，和漱口动作增加咽腔疼痛的情况下，将药物通过器械涂抹于喉部，操作者可在间接喉镜、纤维喉镜或直接喉镜下完成。

（一）目的

主要用于治疗咽喉部疾病。

（二）评估

1. 评估病人病情及配合程度。

2. 评估病人咽部的红肿情况。

3. 观察病人咽部黏膜有无破损。

（三）计划

1. 操作者准备。着装整洁，洗手、戴口罩、手套。

2. 用物准备。额镜、压舌板、无菌大棉球、弯喉钳、药物（遵医嘱）。

3. 环境准备。保持环境的整洁、关闭门窗，无关人员回避。

4. 二人查对。

（四）实施

1. 把用物放入托盘内，携用物至操作台。

2. 核对病人床号、姓名、腕带等信息，向病人解释操作目的，以取得配合。

3. 协助病人取坐位或者仰卧位。

4. 将棉球浸泡在所用药物中，弯钳夹持药物棉球备用（药棉以湿润但不滴药为准）。

5. 额镜对光，嘱病人发"啊"的音，用口呼吸，使舌部和腭部放松。

6. 再次核对病人信息及操作名称。

7. 操作者左手持压舌板压舌前 2/3 部位，轻轻按住舌背。

8. 在喉镜下用弯钳夹取药棉迅速轻柔而准确地涂药于患处（图 3–103），每日 2～3 次。

9. 协助病人取舒适体位，询问病人有无头晕、心慌等不适，并交代注意事项。

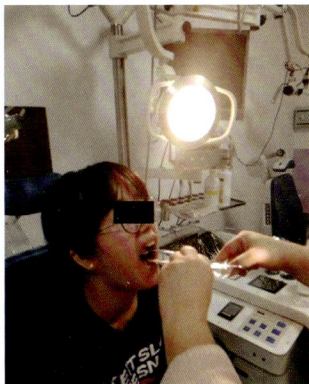

▲ 图 3–103　咽部涂药

10. 整理用物，洗手。

（五）评价

1. 病人无不适主诉。

2. 操作者动作是否轻柔、准确、规范。

3. 操作者与病人沟通语言是否规范。

4. 效果评价。

(1) 治愈：咽部症状消失，随访期内无复发。

(2) 好转：咽部症状减轻或消失。

(3) 无效：治疗期内咽部症状未消失或在随访期内复发。

（六）健康教育

嘱病人注意清淡饮食，多饮水，禁食辛辣刺激的食物，禁烟酒，饮食不要过饱，饭后勿立刻平卧，以免引起泛酸，刺激咽部引起症状加重，保持室内空气湿润。

（七）注意事项

1. 年老、婴幼儿及偏瘫、失语者不宜用本疗法。如在应用过程中，有反复呕吐、恶心等现象，也不宜使用本疗法。

2. 应用本疗法之前应清洁口腔，用凉水或淡盐水漱口。一般用药前 15min 或用药后 1h 内，不要饮水或进食，以免影响疗效。

3. 医者操作时动作要轻柔、迅速、准确，以免损伤咽喉。

4. 急性期的病人，最好配合应用其他疗法，以尽快控制病情。

5. 应注意涂药器上所沾的药液不可太多，以免滴入喉腔发生反射性痉挛。涂药器上的棉球必须夹紧，以免涂药时脱落，导致咽部异物。

参考文献

[1] 韩东一，肖芳. 耳鼻咽喉头颈外科学 [M]. 北京：人民卫生出版社，2016.

十八、咽部喷药

（一）目的

1. 治疗咽喉部疾病。

2. 用于咽部检查前、治疗前麻醉。

（二）评估

1. 评估病人。

(1) 了解病人病情、合作程度及鼻腔情况。

(2) 向病人讲解咽腔喷药的目的、操作方法及注意事项。

2. 评估环境。安全、安静、清洁。

（三）计划

1. 操作者准备。着装整洁，洗手、戴口罩。

2. 用物准备。手消液、治疗盘、压舌板、头灯、利多卡因气雾剂（Ⅱ）（或遵医嘱）、医嘱单、污物罐。

3. 查看药液的名称、浓度、剂量、有效期。

4. 二人查对。

（四）实施

1. 把治疗用物放入治疗盘内，携用物至操作台。

2. 核对病人信息，向病人解释操作目的，以取得配合。

3. 嘱病人漱口。

4. 协助病人取端坐位，后后仰。

5. 戴头灯，嘱病人做发"啊"音的动作不出声打开咽腔，检查病人咽腔有无损伤、出血、破溃、红肿。

6. 右手持喷剂，将喷头伸入口腔，喷头距离咽部 2cm 时，对准病人咽腔右侧（紧挨右侧扁桃体）。

7. 再次核对病人信息及操作名称。

8. 对准病人咽腔右侧开始按压，同时缓慢移动喷头位置至咽腔左侧（紧挨左侧扁桃体），每喷持续 1 秒，每次 1～2 喷，必要时可间隔 5 分钟后重复一次。

9. 酒精纱布擦拭喷头。

10. 嘱病人放松，询问病人有无头晕、心慌、恶心等不适，并交代注意事项。

11. 整理用物，洗手。

（五）评价

1. 病人无不适主诉。

2. 操作者动作是否轻柔、准确、规范。

3. 操作者与病人沟通语言是否规范。

（六）健康教育

介绍咽部喷药的目的、原因、适应证、禁忌证、注意事项。

（七）注意事项

1. 治疗前应询问病人药物过敏史。

2. 如为小儿，由家属协助固定患儿头部。

3. 喷剂首次使用时先试喷排出空气，直至喷出均匀喷雾。

4. 咽腔喷药前嘱病人漱口，将口腔清理干净，使药物充分吸收；喷药后嘱病人不要急于清理口腔分泌物，以免影响药效。

5. 年老、婴幼儿及偏瘫、失语者不宜行咽腔表面麻醉。

6. 检查咽腔时如舌体过厚过高，不能充分显露咽腔，可用左手持压舌板轻压舌前 2/3 部位。

7. 咽腔喷药采用扇形喷药法，避免将药液喷到舌体、扁桃体等无效部位。

8. 咽腔喷麻醉药后，嘱病人 2h 内勿饮水、进食，以免发生呛咳。

9. 在操作过程中，如病人有反复恶心、呕吐等情况需暂停操作，及时与医生联系。

10. 喷药时动作要轻柔、迅速、准确，以免损伤。

练习题

（一）填空题

1. 给予病人插入胃管时，可以用 _____ 和 _____ 的方法来测量插入胃管的长度。

2. 临床中雾化吸入的种类很多，有 _____、_____ 和 _____ 3 种。

3. 进行氧气雾化吸入时，打开氧气装置开关，氧流量为 _____。

4. 超声雾化吸入常选用 _____、_____、_____ 和 _____ 四类药物。

5. 超声雾化吸入的特点是：雾量 _____、雾滴 _____，病人感觉 _____。

6. 婴幼儿进行雾化吸入时，雾量应为成年人的 _____ 到 _____，且以 _____ 吸入为佳。

7. 哮喘持续状态的病人，超声雾化时间不宜过长，以 _____ 为宜。

8. 给予成年人吸痰时，负压吸引为 _____ kPa。

9. 为气管切开病人吸痰，应选择型号合适的吸痰管，吸痰管外径不超过气管内套管直径的 _____。

10.气管插管插入深度一般为鼻尖至耳垂外加 _____、小儿 _____。

11.气管插管中经口插管留置时间一般不超过 _____ 小时，经鼻插管不超过 _____。

12.气管插管气囊充气约 _____ 到 _____ml。

13.一般经口气管插管，男性型号以 _____，女性型号为 _____ 为宜。

14.给予气管切开病人气囊放气时，必须 _____，每次放气量为 _____ml。

15.对于无机械通气的气管切开病人，气囊注气充盈的标准为 _____。

16.气囊充气的原因为 _____，气囊放气的原因为 _____。

17.持续气道湿化液一般为 _____。

18.病人痰液黏稠度为 _____ 度以上适宜应用持续气道湿化技术。

19.持续气道湿化前应先评估病人 _____，然后进行操作。

20.咽部涂药适用于 _____、_____、_____、和 _____ 等症状。

21.咽部涂药时施药者左手持压舌板轻压舌体 _____ 部位，在间接喉镜下用弯喉钳，或在直接喉镜下用直达喉迅速轻巧而准确地涂药于患处。

22.检查咽腔时如舌体过厚过高，可用舌板轻压 _____，充分显露咽腔。

23.咽腔喷麻醉药后，嘱病人 _____ 勿饮水、进食，以免发生呛咳。

24.咽腔表面麻醉时，应采用 _____，避免将药液喷到舌体、扁桃体等无效部位。

（二）选择题

A1题型（单句型最佳选择题）：每道试题由1个题干和5个供选择的备选答案组成。题干以叙述式单句出现，备选答案中只有一个是最佳选择，称为正确答案，其余4个均为干扰答案。干扰答案或是完全不正确，或是部分正确。

1. 鼻饲液的温度应该保持在多少度为宜（　　　）

A. 39℃～40℃　　　　　　　　B. 38℃～40℃

C. 35℃～36℃　　　　　　　　D. 36℃～37℃

E. 40℃～42℃

2. 胃内容物大于（　　　）时，称为胃潴留。

A. 100ml　　　　　　　　　　B. 120ml

C. 130ml　　　　　　　　　　D. 150ml

E. 160ml

3. 氧气雾化吸入时氧流量为（　　　）

A. 1～2L/min　　　　　　　　B. 2～4L/min

C. 4～5L/min　　　　　　　　D. 5～6L/min

E. 7～8L/min

4. 使用超声雾化器时，水槽内的水温超过多少度时，要及时更换冷蒸馏水（　　　）

A. 70℃　　　　　　　　　　　B. 60℃

C. 80℃　　　　　　　　　　　D. 50℃

E. 40℃

5. 超声雾化器产生超声波能的部件是（　　　）

A. 超声波发生器　　　　　　　B. 透声膜

C. 晶体换能器　　　　　　　　D. 雾化罐

E. 雾化器电子元件

6. 关于雾化吸入药物的作用，叙述不正确的是（　　　）

A. 庆大霉素可以消除呼吸道炎症

B. 地塞米松可以减轻呼吸道黏膜水肿

C. 糜蛋白酶可以稀释痰液

D. 沙丁胺醇可以帮助祛痰

E. 氨茶碱可以解除支气管痉挛

7. 超声雾化吸入后，不需要消毒的物品（　　　）

A. 水槽 　　　　　　　　　B. 雾化罐

C. 螺纹管 　　　　　　　　D. 口含嘴

E. 面罩

8. 为病人吸痰时可采取什么卧位（　　　）

A. 平卧位 　　　　　　　　B. 俯卧位

C. 中凹位 　　　　　　　　D. 膝胸位

E. 截石位

9. 为气管插管病人吸痰时，可选择外径（　　　）气管插管内径的吸痰管。

A. ＜1/2 　　　　　　　　B. ＜2/3

C. ＞1/2 　　　　　　　　D. ＞1/2

E. ＜3/5

10. 气管插管吸痰，吸痰管插入长度应超过气管插管（　　　）

A. 1～3cm 　　　　　　　B. 1～2cm

C. 2～3cm 　　　　　　　D. 5～6cm

E. 7～8cm

11. 为了预防吸痰感染并发症下列操作不正确的是（　　　）

A. 严格遵守无菌操作原则

B. 操作时动作轻柔，避免损伤呼吸道黏膜

C. 加强口腔护理，保持清洁

D. 吸痰时可反复抽吸吸痰管

E. 吸痰时间不能过长，压力不能过高

12. 吸痰前无须观察的内容是（　　　）

A. 病人的痰量

B. 给氧的方式及氧流量

C.呼吸道分泌物排出能力及合作能力

D.环境安静、光线适宜

E.病人痰液黏稠度

13.金属气管套管的最佳消毒方法是什么方法（　　　）

A.高压灭菌法 　　　　　　　B.煮沸法

C.化学制剂浸泡法 　　　　　D.紫外线照射法

E.微波法

14.气管切开术后换药时，消毒气管造口周围皮肤范围为多少
（　　　）

A.2～3cm 　　　　　　　　B.10～15cm

C.4～5cm 　　　　　　　　D.7～8cm

E.9～10cm

15.气囊放气后多久给予病人气囊充气（　　　）

A.5～10min 　　　　　　　B.10～15min

C.15～20min 　　　　　　　D.25～30min

E.30～35min

16.下列关于气囊放气的叙述哪项不正确（　　　）

A.单人操作放气

B.放气后不可进食

C.放气前应抽吸干净气道内痰液

D.放气量为6～8ml

E.以上均不正确

17.下列哪项不是气囊充气量少引发的症状（　　　）

A.肺部感染 　　　　　　　　B.咳嗽

C.气管内痰液多 　　　　　　D.憋气

E.进食呛咳

18.下列症状是因气囊充气量大引起的是（　　　）

A.肺部感染 　　　　　　　　B.咳嗽

C.气管壁缺血、坏死 　　　　D.进食呛咳

E. 憋气

19. 持续气道湿化技术，是将 0.45% 的生理盐水利用可调节输液器以每小时（　　　）的速度沿气管内套管或麻醉插管内壁缓慢滴入的一种方法。

A. 1～2ml

B. 3～4ml

C. 4～6ml

D. 10～12ml

E. ≤10ml

20. 病人痰液黏稠度为（　　　）时，适宜应用持续气道湿化技术。

A. Ⅱ～Ⅲ度

B. Ⅰ～Ⅱ度

C. Ⅰ～Ⅲ度

D. Ⅲ度

E. Ⅱ度

21. 持续气道湿化病人可选择的体位为（　　　）

A. 半坐位

B. 侧卧位

C. 头高足低位

D. 俯卧位

E. 平卧位

22. 给予病人持续气道湿化前应先评估病人（　　　）

A. 痰液量及性质

B. 尿量

C. 呼吸

D. 血压

E. 心率

A2 题型（病例摘要型最佳题型）：试题结构是由 1 个简要病例作为题干、5 个供选择的备选答案组成，备选答案中只有一个是最佳选择。

1. 病人，男性，60 岁，因食管狭窄进食困难，需给予病人留置胃管，进行鼻饲饮食，插胃管过程中，病人出现呛咳、面色青紫、呼吸困难，出现上述情况，应如何操作（　　　）

A. 嘱病人放松，继续插入胃管

B. 误入气道，立即拔除胃管、重新插入

C. 嘱病人做吞咽动作，配合插入胃管

D. 将病人下颌抬起，贴紧胸骨柄

E. 正在通过食管狭窄处，属于正常现象

2. 病人，男，50 岁，吸烟史 20 年，全身麻醉术后返回病房，咳嗽、痰黏稠，给予病人氧气雾化吸入，其治疗目的不包括（　　）

A. 消除炎症　　　　　　　　B. 减轻咳嗽

C. 稀释痰液　　　　　　　　D. 促进食欲

E. 帮助祛痰

3. 病人，男性，60 岁。患慢性支气管炎，最近咳嗽加剧，痰液黏稠，伴呼吸困难，给予超声雾化吸入治疗，其治疗的目的不包括（　　）

A. 消除炎症　　　　　　　　B. 减轻咳嗽

C. 稀释痰液　　　　　　　　D. 帮助祛痰

E. 促进食欲

4. 张女士，哮喘发作的病人，做超声雾化吸入时，护士哪一项操作不妥（　　）

A. 解释、核对

B. 接通电源，调定时间为 20min

C. 将口含嘴放入病人口中，嘱闭口深吸气

D. 若水槽内水温超过 30℃时立即更换冷蒸馏水

E. 雾化完毕，先关雾化开关，再关电源开关

5. 患儿，男，2 岁，上呼吸道感染，咳嗽、声嘶，呼吸道内痰多且黏稠，请问首选以下何种药物进行雾化吸入（　　）

A. 地塞米松　　　　　　　　B. 糜蛋白酶

C. 庆大霉素　　　　　　　　D. 链霉素

E. 氯化钠注射液

6. 病人、女性，30 岁，甲状腺癌切除术后第 1 天，护士在为其更换引流瓶时，引流液小于多少 ml 为正常范围内（　　）

A. 10ml　　　　　　　　　　B. 20ml

C. 30ml D. 40ml

E. 50ml

7. 病人，男性，50 岁，外伤昏迷，为防止窒息，护士在翻身时应首先（　　）

A. 为病人吸氧 B. 为病人吸痰

C. 指导病人有效咳痰 D. 给病人雾化吸入

E. 慢慢移动病人

8. 张女士，气管插管术后呼吸机辅助呼吸，护士在为其吸痰结束后，下列操作不正确的是（　　）

A. 用戴无菌手套的手连接呼吸机与气管导管

B. 给予吸入纯氧 2min

C. 吸痰管退出后在盐水中抽吸冲洗吸引管

D. 若水槽内水温超过 30℃时立即更换冷蒸馏水

E. 操作完毕，洗手

9. 病人，男性，30 岁，阻塞性睡眠呼吸暂停综合征术后携带气管插管返回病房，请问为病人吸痰，每次时间不应超过（　　）

A. 10s B. 15s

C. 30s D. 40s

E. 1min

10. 病人，女性，巨大甲状腺压迫气管，出现呼吸困难，下列哪项不属于病人发生了严重低氧血症的临床表现（　　）

A. 头痛 B. 恶心、呕吐

C. 反应迟钝 D. 全身发热

E. 寒战、发热

11. 病人，男性，60 岁，喉癌，行气管切开、部分喉切除术、术后恢复良好，近几日，病人痰液量较多，黏稠不易吸出。为该病人消毒气管壁内套管时，应用化学消毒剂浸泡多长时间，可以达到消毒的目（　　）

A. 5min B. 10min

C. 15min   D. 30min

E. 40min

12. 气管切开的位置（   ）

A. 颈段气管 3～4 气管环

B. 颈段气管 2～4 气管环

C. 颈段气管 4～5 气管环

D. 颈段气管 2～3 气管环

E. 颈段气管 5～6 气管环

13. 病人，男，30 岁。因喉癌行气管切开术，护士给予病人气囊放气后多久给予病人气囊充气（   ）

A. 5～10min   B. 10～15min

C. 15～20min   D. 25～30min

E. 30～35min

14. 病人，男，60 岁。因喉癌行气管切开术，护士为病人气囊放气后多久可以给予病人鼻饲（   ）

A. 5～10min   B. 10～15min

C. 15～20min   D. 25～30min

E. 30～35min

15. 病人，男性，69 岁。因外伤致气管切开，下列关于护士给予病人气囊放气操作中不正确的是（   ）

A. 单人操作放气

B. 放气后不可进食

C. 放气前应吸净气道内痰液

D. 放气量为 6～8ml

E. 以上均不正确

16. 病人，男，65 岁。因喉癌行气管切开术，因痰液黏稠给予持续气道湿化，可调节输液器以每小时（   ）的速度将湿化液滴入气道内。

A. 1～2ml   B. ≤10ml

C. 4～6ml　　　　　　　　D. 10～12ml

E. 3～4ml

17. 病人，男，80岁，喉癌气管切开术后，近日咳嗽，痰液黏稠不易咳出，雾化吸入后仍不能缓解，可采取下列何种湿化方式缓解（　　）

A. 持续气道湿化技术　　　　B. 气管内滴药技术

C. 佩戴人工鼻　　　　　　　D. 增加超声雾化频次

E. 湿纱布覆盖气管套管口

18. 病人，男性，75岁，气管切开术后，痰液黏稠度为（　　）的痰液可使用持续气道湿化技术。

A. Ⅱ～Ⅲ度　　　　　　　　B. Ⅰ～Ⅱ度

C. Ⅰ～Ⅲ度　　　　　　　　D. Ⅲ度

E. Ⅱ度

A3型题（病例组型最佳选择题）：试题结构是开始叙述一个以病人为中心的临床情景，然后提出2～3个相关问题，每个问题均与开始的临床情景有关，但测试要点不同，且问题之间相互独立。

（1～2题共用题干）

病人，男性，50岁，下咽癌，气管切开术后，给予留置胃管，进行鼻饲饮食。

1. 请问每次给予病人胃管注入食物，以多少ml为宜（　　）

A. 100ml　　　　　　　　　B. 150ml

C. 200ml　　　　　　　　　D. 300ml

E. 250ml

2. 长期留置胃管的病人，应该多长时间更换一次胃管（　　）

A. 1个月　　　　　　　　　B. 2个月

C. 5个月　　　　　　　　　D. 6个月

E. 1年

（3~4 题共用题干）

病人，张某，80 岁，吸烟 40 余年，有慢性支气管炎病史，近日受凉后，出现咳嗽、咳痰，痰液白色，黏稠不易咳出。

3. 病人感觉痛苦，应做以下何种处理（　　　）

A. 口服止咳糖浆　　　　　　　B. 口服消炎药物

C. 超声雾化吸入　　　　　　　D. 静脉给药法

E. 指导病人多饮水

4. 在使用超声雾化吸入治疗中，下述错误的是（　　　）

A. 使用前检查机器性能

B. 机器和雾化罐型号要一致

C. 晶体换能器和透声膜应轻安

D. 水槽和雾化罐中应加温水

E. 需连续使用应间隔 30min

（5~6 题共用题干）

病人，王先生，40 岁，全喉切除术后 20 天，呼吸道痰多且黏稠，给予病人稀释痰液。

5. 以下方法哪种最适宜（　　　）

A. 应用镇静药，避免其用力咳痰

B. 给予平喘药物

C. 氧气雾化吸入

D. 超声雾化吸入

E. 不处理

6. 超声雾化罐内雾化液量多少为宜（　　　）

A. 5~10ml　　　　　　　　　　B. 10~15ml

C. 15~20ml　　　　　　　　　　D. 20~30ml

E. 30~50ml

（7~8 题共用题干）

病人，男性，60 岁，喉癌，行气管切开、部分喉切除术，术后恢复良好。近几日，病人痰液量较多，黏稠不易吸出。

7. 为该病人吸痰时，连续吸痰不应超过（　　　）

A. 5min
B. 2min

C. 4min
D. 3min

E. 1min

8. 给予病人雾化吸入首选药物为（　　　）

A. 氨茶碱
B. α-糜蛋白酶

C. 庆大霉素
D. 氨溴索注射液

E. 蒸馏水

（9～10题共用题干）

病人，男性，65岁，因呼吸困难行气管插管呼吸机辅助呼吸，第二天突然出现血氧饱和度下降，呼吸机高压报警，听诊双肺湿啰音。

9. 上述情况，护士正确的处理方法（　　　）

A. 给予病人翻身、叩背
B. 调整呼吸机参数

C. 雾化吸入
D. 吸痰

E. 应用呼吸兴奋剂

10. 吸痰时，护士发现其痰液黏稠不易吸出，应如何处理（　　　）

A. 化痰药物雾化吸入
B. 不必处理

C. 应用镇咳药
D. 继续观察

E. 静脉输液

（11～12题共用题干）

病人，女性，60岁，因呼吸衰竭行气管插管接呼吸机辅助呼吸。

11. 为该病人行口腔护理时下面哪一项不正确（　　　）

A. 观察口腔黏膜
B. 动作轻柔，防止插管脱落

C. 口腔护理每日2次
D. 真菌感染可用制霉菌素

E. 口腔护理完毕，更换气管插管

12. 为其吸痰时应注意，以下不正确的是（　　　）

A. 注意观察呼吸道分泌物情况

B. 有效吸痰

C. 吸痰前观察意识及生命体征

D. 气管插管的位置及插入长度

E. 每次吸痰时间为 3min

（13～14 题共用题干）

病人，男，40 岁。因车祸行气管插管 43h，护士在给予病人吸痰时，吸痰管内吸出鲜血，颈部无外伤及出血点。气管插管护理包括持续气道湿化、超声雾化吸入，定时更换气管插管下方剪口纱。

13. 以上护士对病人气管插管的护理中不妥的是（　　　）

A. 不应给予持续气道湿化　　B. 未给予吸氧

C. 未给予病人气囊放气　　　D. 未给予病人佩戴人工鼻

E. 看到剪口纱脏了更换即可

14. 造成病人吸痰管内有鲜血的原因中最主要的是（　　　）

A. 吸痰压力过大

B. 未给予病人气囊放气，气道壁压坏

C. 肺出血

D. 痰液黏稠

E. 以上均是

（15～16 题共用题干）

张先生，60 岁，主因下咽癌行气管切开术，双侧颈廓清，全喉切除术，术后行放疗。今日剧烈咳嗽后突然颈部大血管破裂出血，经气管口咳出鲜血，颈部引流瓶内引流液为 300ml，颜色鲜红。

15. 以下急救措施中最为重要的是（　　　）

A. 按压出血点，打饱气囊，吸出套管内鲜血

B. 吸氧

C. 快速建立两条以上静脉通路

D. 交叉配血

E. 报告医生

16. 下列护士对气囊的护理正确的是（　　　）

A. 出血停止后4～6h后可以放气囊

B. 放气后不可进食

C. 放气后15～20min可以气囊充气

D. 给予病人气囊放气应二人操作

E. 以上均正确

（17～19题共用题干）

病人，男，65岁。喉癌气管切开术后，突然频繁咳嗽、憋气、大汗淋漓、烦躁。

17. 应首先判断该病人最可能为（　　　）

A. 气道痉挛　　　　　　　　B. 哮喘

C. 痰痂堵塞气道　　　　　　D. 气管异物

E. 肺栓塞

18. 护士最恰当的处理是（　　　）

A. 立即拿出内套管　　　　　B. 给予病人吸痰

C. 立即通知医生　　　　　　D. 向气管内喷平喘药物

E. 气管内滴药

19. 如经处理病人症状已得到缓解，为防止再次出现上述症状，护士应给予病人（　　　）

A. 持续气道湿化技术　　　　B. 气管内滴药技术

C. 佩戴人工鼻　　　　　　　D. 增加超声雾化频次

E. 湿纱布覆盖气管套管口

（20～21题共用题干）

张女士，36岁，喉癌术后、放化疗后复发，行再次手术治疗及气管切开术，术后第一天，病人经气管口咳出鲜血，颈部引流瓶内引流液为270ml，颜色鲜红。

20. 应立即给予（   ）

A. 吸氧   B. 吸痰

C. 建立静脉通路   D. 打饱气囊

E. 报告医生

21. 经抢救病人出血停止，在气道护理方面应给予何种处理来预防气道内血痂形成（   ）

A. 持续气道湿化技术   B. 气管内滴药技术

C. 佩戴人工鼻   D. 增加超声雾化频次

E. 湿纱布覆盖气管套管口

B1 型题（标准配伍题）：试题开始是 5 个备选答案，备选答案后提出至少 2 道试题，要求应试者为每一道试题选择一个与其关系密切的答案。在一组试题中，每个备选答案可以选用一次，也可以选用数次，但也可以一次不用。

（1 用备选答案）

A. 平卧位   B. 俯卧位

C. 中凹位   D. 膝胸位

E. 截石位

1. 为病人留置胃管时，可选用什么卧位（   ）

（2～3 共用备选答案）

A. 麻醉插管刺激   B. 卧床时间过长

C. 支气管分泌物增多   D. 气管插管

E. 吸烟史

2. 全身麻醉术后病人痰液增多原因多为（   ）

3. 气管切开术后病人痰液增多原因多为（   ）

（4～5 共用备选答案）

A. 庆大霉素   B. 地塞米松

C. 糜蛋白酶   D. 氨茶碱

E. 沙丁胺醇

4. 雾化吸入用药可以消除呼吸道炎症的是（　　　）

5. 雾化吸入用药可减轻呼吸道黏膜水肿的是（　　　）

（6～7共用备选答案）

A. 寒战　　　　　　　　　　B. 感染

C. 呼吸道黏膜水肿　　　　　D. 食欲减退

E. 尿量增加

6. 吸痰时，未严格执行无菌操作，可造成病人出现（　　　）

7. 吸痰过程中，动作粗暴，用力过猛，会造成（　　　）

（8～9共用备选答案）

A. 肺部感染　　　　　　　　B. 咳嗽

C. 气管壁缺血、坏死　　　　D. 进食呛咳

E. 憋气

8. 人工气道气囊充气量不足可引起最严重的并发症为（　　　）

9. 工气道气囊充气量过大可引起（　　　）

（10～11共用备选答案）

A. Ⅰ度　　　　　　　　　　B. Ⅰ～Ⅱ度

C. Ⅰ～Ⅲ度　　　　　　　　D. Ⅲ度

E. Ⅱ度

10. 吸痰时痰液颜色呈米汤样，吸痰后玻璃接头内壁上无痰液滞留，痰液多为（　　　）

11. 吸痰时病人痰液外观明显黏稠，呈黄色，吸痰管常因负压过大而塌陷，玻璃接头内壁上有大量痰液滞留，痰液多为（　　　）

X型题：无排列规律的多重选择题，答案可有一个或多个。

1. 雾化吸入前应评估病人的（　　　）

A. 年龄　　　　　　　　　　B. 病情

C. 意识状态　　　　　　　　D. 配合能力

E. 过敏史

2. 行超声雾化吸入应注意（　　　）

A. 使用前检查机器各部件有无松动

B. 水槽或雾化罐中勿加热水

C. 若连续使用中间必须间隔 30min

D. 使用完毕，雾化器不做处理

E. 口含嘴需清洁消毒

3. 护士指导病人做雾化吸入疗法时，操作不妥的是（　　　）

A. 先解释说明目的　　　　　　　　B. 开电源调节雾量

C. 嘱病人张口深呼吸　　　　　　　D. 吸入时间为 15min

E. 完毕先关雾化器开关，再关电源开关

4. 吸痰的目的（　　　）

A. 利用负压吸引出气道内的痰液及误吸物

B. 保持气道通畅

C. 防止气道堵塞

D. 改善缺氧症状

E. 预防肺部感染

5. 下列属于吸痰操作的并发症是（　　　）

A. 低氧血症　　　　　　　　　　　B. 呼吸道黏膜水肿

C. 感染　　　　　　　　　　　　　D. 心律失常

E. 阻塞性肺不张

6. 为病人吸痰过程中发生心律失常及心脏骤停的处理是（　　　）

A. 立即停止吸引，吸氧或加大吸氧浓度

B. 有效胸外按压　　　　　　　　　C. 留置导尿

D. 开放静脉通路　　　　　　　　　E. 卧床休息

7. 为昏迷病人吸痰时下列注意事项正确的是（　　　）

A. 评估呼吸道分泌物的潴留情况

B. 可使用压舌板或口咽通气道帮助其张口

C. 取平卧位头偏向一侧或侧卧位，利于痰液吸出

D. 对于颅底骨折或鼻中隔偏曲的不宜从鼻腔吸痰

E. 准备漱口水

8. 金属套管的消毒方法有（　　　）

A. 高压蒸汽灭菌法　　　　　B. 煮沸消毒法

C. 环氧乙烷消毒法　　　　　D. 低温等离子消毒法

E. 化学消毒剂浸泡法

9. 病人，男性，69 岁。因外伤致气管切开，下列关于护士给予病人气囊放气操作中正确的有（　　　）

A. 单人操作放气

B. 放气后不可进食

C. 放气前应抽吸干净气道内痰液

D. 放气量为 6～8ml

E. 以上均不正确

10. 下列哪项是气囊充气量少引发的症状（　　　）

A. 肺部感染　　　　　　　　B. 咳嗽

C. 气管内痰液多　　　　　　D. 憋气

E. 进食呛咳

11. 常用的人工气道湿化方法有（　　　）

A. 持续气道湿化技术　　　　B. 气管内滴药技术

C. 佩戴人工鼻　　　　　　　D. 超声雾化吸入

E. 湿纱布覆盖气管套管口

12. 人工气道湿化不足的表现（　　　）

A. 痰液黏稠不易吸出　　　　B. 导管内形成痰痂

C. 听诊气道内有干鸣声　　　D. 吸气时出现呼吸困难

E. 发绀，血氧饱和度下降

（三）判断题：对一段叙述做出对（√）或错（×）的判断。

1. 鼻饲病人，若无禁忌证，鼻饲时均应采取半坐卧位，床头抬高 30°～40°。　　　　　　　　　　　　　　　　（　　　）

2. 病人进行氧气雾化吸入时应观察病人呼吸状况。　（　　　）

3. 指导病人雾化吸入疗法时吸入时间为 15～20min 为宜。

（　　　）

4. 超声雾化罐内放药液稀释至 30～50ml 为宜。　（　　　）

5. 一气管切开病人，需行超声雾化吸入治疗，其雾化管口对准气管切开套管外口或气管插管外口 5cm。 （　　）

6. 超声雾化吸入是应用超声波声能，使药液变成气雾，由呼吸道吸入，达到治疗的目的，其特点是雾量大小可调节，雾滴小而均匀（直径在 5μm 以下）。 （　　）

7. 换药的顺序为先清洁，再感染，后特殊感染，绿脓杆菌的病人最后换药，预防交叉感染。 （　　）

8. 经气管插管吸痰时，每次吸痰不超过 15s，连续吸痰不超过 3min。 （　　）

9. 气管插管使用呼吸机的病人，吸痰前应吸入纯氧 10min，从而避免吸痰时发生低氧血症。 （　　）

10. 经气管插管吸痰法吸痰过程中应注意观察病人的血氧饱和度变化。 （　　）

11. 经口气管插管吸痰深度为 14～16cm。 （　　）

12. 气管套管固定寸带的松紧度，以能伸入 1 个手指为宜。 （　　）

13. 护士给予病人气囊放气时需要二人操作，一人放气囊同时另一人吸痰。 （　　）

14. 气囊充气量过大可引起肺部感染。 （　　）

15. 气囊充气的原因为防止气道分泌物及痰液流入肺内引起肺部感染，气囊放气的原因为减少气囊对气管壁的局部压力引起气管壁缺血坏死。 （　　）

16. 持续气道湿化技术，是将 0.45% 的生理盐水利用可调节输液器以每小时 5～10ml 的速度沿气管内套管或麻醉插管内壁缓慢滴入的一种技术方法。 （　　）

17. 评估病人痰液黏稠度，Ⅱ～Ⅲ度痰液可使用持续气道湿化技术。 （　　）

18. 持续气道湿化病人可选择的体位为半坐位。 （　　）

19. 年老、婴幼儿及偏瘫、失语者也可以应用咽部涂药。

（　　）

20. 咽部涂药之前应清洁口腔，用凉水或淡盐水漱口。用药前 15min 或用药后 1h 内，一般不要饮水或进食，以免影响疗效。

（　　）

21. 涂药器上如果沾的药液太多，滴入喉腔可发生反射性痉挛。

（　　）

（四）案例题：由一个病例和多个病例组成。开始提供一个模拟临床情景的案例，每道案例分析题一般有 3 个以上问题。

1. 病人，女性，66 岁，脑干出血，经急诊抢救后，病情平稳，处于昏迷期，给予病人留置胃管，进行肠内营养支持，请问：

(1) 为昏迷病人留置胃管时的注意事项有哪些？

(2) 检查胃管是否在胃内的三种方法是什么？

2. 病人，男，55 岁，左耳反复流脓 30 余年，应用左氧氟沙星滴耳液外用后好转，近日伴听力下降及疼痛，经门诊收入病房行手术治疗，手术历时约 3h，清醒返回病房后痰液较多伴咳嗽，遵医嘱应用氧气雾化吸入治疗。请问：

(1) 氧气雾化吸入的目的是什么？

(2) 雾化吸入时有哪些注意事项？

3. 病人，男性，70 岁，三度呼吸困难入院，紧急行气管切开术，术后病人痰液为黄色黏稠状，量多，不易吸出，既往有慢阻肺病史。

(1) 请问首选什么方法稀释痰液？

(2) 首选哪种药物行超声雾化吸入？

(3) 超声雾化吸入的原理是什么？

4. 病人，男性，45 岁，甲状腺癌，行双侧甲状腺切除及颈淋巴结清扫术，术后颈部伤口敷料包扎，并留置引流管，术后恢复良好，生命体征平稳。于术后第 3 日，晨起护士小王在为病人更换引流瓶时，发现引流液的颜色由原来的淡红色变为乳白色，量也较前增加，请问：

(1) 该病人引流液为乳白色，发生了什么情况？

(2) 该并发症形成的原因是什么？

(3) 出现该并发症应该如何处理？

5. 病人，男性，30 岁，严重车祸外伤，全身多处受损，心脏骤停，紧急行气管插管术，插管成功，转入重症监护病区继续治疗。

(1) 气管插管禁忌证是什么？

(2) 检查气管插管在气管内的方法是什么？

6. 病人，男，70 岁，咽喉癌，放疗后复发再次收入院。该病人入院后行气管切开、双侧颈廓清、全喉切除术。术后病人颈部渗出较多，术后三天病人体温仍超过 38℃，今日护士在为病人输液时发现病人左侧引流瓶内引流量急剧增多，自气管套管及口中喷出大量鲜血。请问：

(1) 该病人最可能出血部位为是哪里？

(2) 护士应如何进行抢救？

(3) 应如何避免病人再次出血？

7. 病人，女性，65 岁。因甲状腺癌侵犯气管行气管切开、甲状腺癌根治术，术后第一天病人自气管套管咳出鲜血，颈部引流瓶内引流液血性，量为 270ml，经探查止血后出血停止。今日护士在为病人输液时发现病人频繁咳嗽，憋气，大汗淋漓，烦躁，用手不停指着气管套管口处，护士立即给予病人吸痰，吸痰管可下入气管套管下方，经气管套管吸出陈旧性血性痰液黏稠，贴于吸痰管外壁。

(1) 该病人憋气的原因是什么？

(2) 如何判断病人痰液黏稠度，该病人痰液浓度为几度？

(3) 病人症状缓解后护士应如何护理防止此类症状再次发生？

参考答案

（一）填空题

1. 前额发际至胸骨剑突；鼻尖经耳垂至胸骨剑突

2. 氧气雾化吸入法；超声雾化吸入法；空气压缩雾化吸入法

3. 4～5L/min

4. 抗生素；祛痰药；平喘药；糖皮质激素

5. 大小可调节；细小而均匀；温度舒适

6. 1/3；1/2；面罩

7. 5min

8. ＜53.3

9. 1/2

10. 4～5cm；2cm。

11. 72；1 周

12. 5；10

13. 7.5～8.0；7.0～8.0

14. 二人操作；4～6ml

15. 手按气囊表面与鼻尖部软硬度相同

16. 防止口咽部分泌物流入下呼吸道造成误吸；减少气囊对气管壁的局部压力避免气管壁缺血坏死

17. 0.45% 氯化钠注射液

18. Ⅱ～Ⅲ

19. 痰液量

20. 急慢性咽炎；萎缩性咽炎；霉菌性咽炎；咽部溃疡；黏膜损伤

21. 前 2/3

22. 舌前 2/3 部位

23. 2h 内

24. 扇形喷药法

（二）选择题

A1 型题

1. B	2. D	3. C	4. B	5. C	6. D
7. A	8. A	9. A	10. B	11. D	12. D
13. A	14. B	15. C	16. A	17. D	18. C
19. E	20. A	21. E	22. A		

A2 型题

1. B	2. D	3. E	4. D	5. B	6. E
7. B	8. D	9. B	10. C	11. C	12. A
13. C	14. C	15. A	16. B	17. A	18. A

A3 型题

1. C	2. A	3. C	4. D	5. D	6. C
7. D	8. B	9. D	10. A	11. E	12. E
13. C	14. B	15. A	16. E	17. C	18. A
19. A	20. D	21. A			

B1 型题

1. A	2. A	3. C	4. A	5. B	6. B
7. C	8. A	9. C	10. A	11. D	

X 型题

1. ABCDE	2. ABCE	3. C	4. ABCDE
5. ABCDE	6. ABCD	7. ABCD	8. ABCDE
9. BCD	10. ABDE	11. ABCDE	12. ABCDE

（三）判断题

1. √	2. √	3. √	4. √	5. ×	6. √
7. √	8. √	9. ×	10. √	11. √	12. √
13. √	14. ×	15. √	16. √	17. √	18. ×
19. ×	20. √	21. √			

（四）案例题

1. (1) 为昏迷病人插入胃管，应将其头部抬高并略向前倾，插到 14～16cm 时，使病人下颌紧贴胸骨柄，增大咽喉部通道弧度，便于插管成功。

(2) ① 取 50ml 注射器连接胃管，抽吸胃内容物，抽出胃液证明胃管在胃中。

② 将胃管末端放入水碗内，观察胃管末端有无气泡溢出，无气泡溢出，证明在胃内。

③ 将听诊器放在剑突下，用注射器向胃内注入 30ml 空气，听气过水声，如有气过水声，证明胃管在胃内。

2. (1) ① 药物经过氧气的高速气流冲击呈雾状，随病人的呼吸进入气道以达到治疗目的。

② 解除呼吸道痉挛，使呼吸道通畅而改善通气功能。

③ 减轻局部黏膜水肿及呼吸道炎症反应，也可稀释痰液。

(2) ① 雾化器应专人专用，不能共用，防止交叉感染。

② 雾化器内所加药液应遵医嘱及根据刻度适量添加，过多易造成药液溢出，过少不易出雾。

③ 吸入时对准口鼻，嘱病人做均匀呼吸。

④ 病人可能在雾化吸入过程中，因吸入药物温度降低、药物浓度过高、药物酸碱度过高易引发咳嗽，此时应立即停止雾化吸入寻找原因及时处理。

⑤ 经常检查雾化吸入器功能，以免影响治疗效果。

⑥ 使用后喷雾头用清水冲洗干净，晾干待用。

⑦ 雾化药物虽为局部用药，亦可出现过敏反应，发生过敏反应者立即停止应用药物，并进行相应处理。

⑧ 临床应用糖皮质激素进行雾化吸入治疗，吸入量不宜过多，频次也应注意控制，以免摄入激素过多出现不良反应。

⑨ 雾化药物应现配现用，保存时间不宜过长，否则易变质。

3. (1) 首选超声雾化吸入法。

(2) 首选糜蛋白酶。

(3) 超声雾化吸入是应用超声波声能，使药液变成气雾，由呼吸道吸入，达到治疗的目的，其特点是雾量大小可调节，雾滴小而均匀（直径 5μm 以下），药液随着深而慢的吸气被吸入终末支气管及肺泡。又因雾化器电子部分能产热，对雾化液有加温作用，使病人吸入温暖、舒适的气雾。此种超声雾化吸入法因可调节到较大的雾量，因此稀释痰液作用强而特别适用于人工气道病人。

4.(1) 乳糜漏。

(2) 胸导管或主要淋巴管受损，导致乳糜外溢形成乳糜漏。

(3)① 切口处加压包扎，利于伤口迅速愈合。

② 继续观察引流液的量、性质及颜色的变化，量较多且持续时间较长的，应采取手术治疗。

③ 嘱病人禁食水，静脉输入营养液体。

④ 病人采取患侧卧位并减少活动，以达到减少该侧淋巴液回流的目的。

5.(1) 禁忌证：① 主动脉瘤压迫气管。

② 咽喉部脓肿、血肿。

③ 严重喉头水肿。

④ 气道急性炎症。

⑤ 严重凝血功能障碍。

(2) 方法：① 双侧胸部均匀抬起。

② 上腹部无膨隆现象，无气过水声。

③ 双肺呼吸音清晰，对称一致。

④ 导管口有出气气流，能听到呼吸气流声。

6.(1) 左侧颈动脉出血。

(2) 抢救措施：① 立即让其他护士或家属通知医生到场参与抢救。

② 立即打开套管气囊，并迅速用吸痰管吸出口腔及气管套管内鲜血。

③ 同时按压左侧颈动脉止血。

④ 建立两条以上静脉通路，遵医嘱输入羧甲淀粉。

⑤ 遵医嘱抽血、备血、输血，注意保温。

⑥ 遵医嘱给药，联系手术室，做好急诊手术术前准备。

(3) ① 控制感染：注意无菌操作，合理应用抗生素。

② 避免引起血压升高的相关因素：剧烈咳嗽、用力排便等。

③ 防止颈部剧烈活动。

7.(1) 血痂堵塞气道。

(2) 痰液黏稠度分为 Ⅰ～Ⅲ度，Ⅰ度：痰液如米汤或泡沫样，吸痰后玻璃接头内壁上无痰液滞留；Ⅱ度：痰的外观较 Ⅰ度黏稠，吸痰后有少量痰液在玻璃接头内壁滞留，但容易被水冲净；Ⅲ度：痰的外观明显黏稠，呈黄色，吸痰管常因负压过大而塌陷，玻璃接头内壁上常滞留大量痰液且不易被水冲净。

根据以上分度，该病人应为 Ⅱ～Ⅲ度。

(3) 为防止上述情况再次发生，可采取如下护理措施保持气道通畅。

① 对于有痰痂病史的病人应预防性应用持续气道湿化技术。

② 及时清理呼吸道分泌物，保持呼吸道通畅。

③ 保持病人痰液浓度为 Ⅰ度。

第4章 耳鼻咽喉头颈外科急救技能

第一节 鼻科急救

一、鼻出血急救配合

鼻出血是耳鼻咽喉头颈外科最为常见的急症之一，既是鼻腔、鼻窦疾病常见症状之一，也是某些全身性疾病或鼻腔、鼻窦邻近结构病变的症状之一。临床表现多为单侧出血，也可双侧。可表现为间断反复出血，也可呈持续性出血。出血部位多在鼻中隔前下方的易出血区，少数发生在鼻腔后部。出血量多少不一，严重的鼻出血可以危及生命。

（一）目的

1. 查找出血原因。

2. 明确出血部位。

3. 及时正确止血。

4. 减少出血量。

（二）评估

1. 评估病人。

(1) 了解病人病情、合作程度。

(2) 评估病人出血的量、颜色。

(3) 全面评估病人：包括健康史及相关因素、身体状况、生命体征，以及神志、精神状态、行动能力等。

(4) 向病人讲解止血的目的、操作方法及注意事项。

2. 评估环境。安全、安静、清洁。

（三）计划

1. 操作者准备。着装整洁，洗手、戴口罩、帽子、手套，必要时穿隔离衣、戴面屏或护目镜。

2. 用物准备。治疗盘、弯盘、前鼻镜、枪状镊、棉片、压舌板、凡士林纱布、膨胀海绵、纱布、1% 麻黄碱、肾上腺素、吸氧装置、负压吸引装置、污物罐、锐器盒、手消液（图 4-1 至图 4-7）。

3. 查看药液的名称、浓度、剂量、有效期，检查药液质量。

4. 二人查对。

（四）实施

1. 核对医嘱，做好三查七对，把用物放入托盘内，携用物至操作台。

2. 辨识病人，核对病人床号、姓名、腕带等信息。

3. 安抚病人及家属，向病人及家属解释技术执行的目的及过程，取

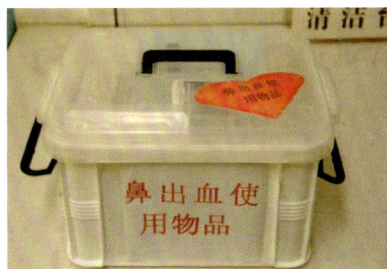

▲ 图 4-1　鼻出血止血箱

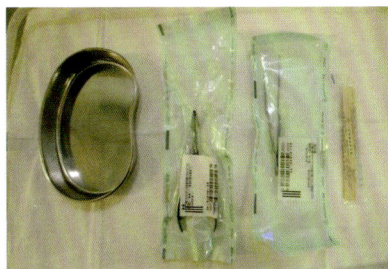

▲ 图 4-2　止血器械

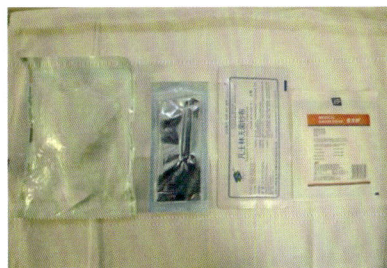

▲ 图 4-3　止血材料

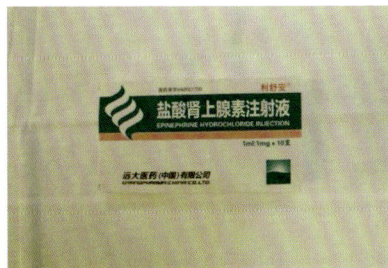

▲ 图 4-4　止血药品

得同意。

4. 协助病人取坐位（图4-8），嘱病人将口中分泌物吐出。

5. 清理鼻腔血性分泌物，明确出血部位，选择适宜的止血方法。

6. 协助医生止血，若病人出现休克症状则按休克进行急救。

(1) 出血部位在鼻中隔前下部，一般出血量少时，嘱病人用手指紧捏两侧鼻翼10～15min，同时用冰袋敷前额，使血管收缩，减少出血，如止血效果不佳，用棉片浸以1%麻黄碱、肾上腺素紧塞鼻腔5min至2h。

(2) 鼻腔填塞术：出血较多或出血部位不明时可给予鼻腔填塞止血。用无菌凡士林纱条或膨胀海绵鼻腔填塞是目前治疗鼻出血的主要方法，填塞物通常在48～72h后取出或分次取出。

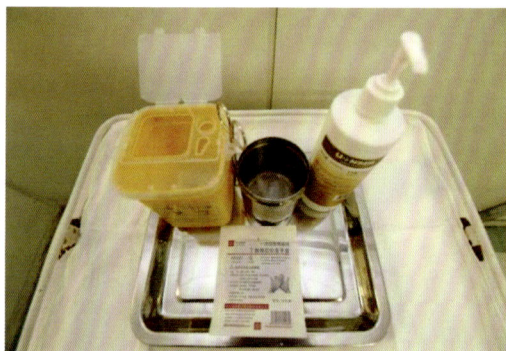

▲ 图4-5　治疗盘及手套

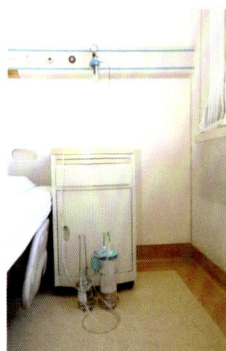

▲ 图4-6　吸引装置

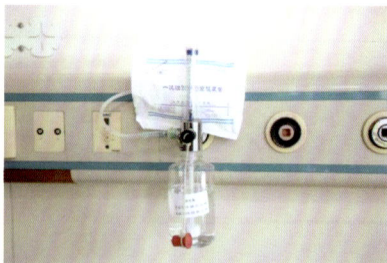

▲ 图4-7　吸氧装置

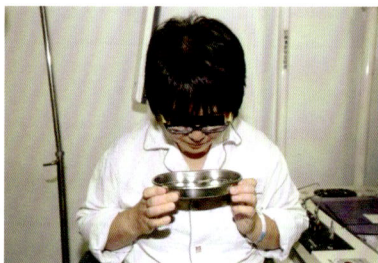

▲ 图4-8　鼻出血急救体位

(3) 鼻后孔填塞术：鼻腔填塞术后出血仍不止，且向后流入咽部或自对侧鼻孔涌出者，说明出血点在鼻腔后部，应准备带气囊导尿管或锥形凡士林油纱条，利用导尿管气囊或锥形凡士林油纱条填塞止血。

(4) 目前低温等离子技术治疗鼻出血取得了良好的效果，因止血后疼痛及水肿较轻，已广泛应用于临床。

(5) 发现病人大量出血时应协助医生进行气管插管，以免血液流向气道，引起窒息。

(6) 鼻腔填塞止血后仍出血不止，且出血部位明确者，可行双极电凝止血或血管结扎术或介入止血术。

7. 止血操作后协助病人取舒适卧位，向病人及家属交代注意事项。

8. 整理用物，洗手。

9. 记录鼻出血的时间、量、止血方法及过程。

（五）评价

1. 用物准备是否齐全。

2. 是否遵守无菌操作原则。

3. 配合流程是否规范。

4. 病人伤口出血减少。

5. 病人紧张情绪缓解。

（六）健康教育

1. 心理护理。鼻腔出血病人及家属均会有紧张、焦虑情绪，医务人员要主动关心、安慰，介绍鼻出血的处理与转归经过，多与病人及家属沟通，减轻其思想顾虑。

2. 体位与吸氧。病人宜采取半卧位，嘱病人将口中分泌物吐出，勿咽下。如有缺氧应给予吸氧，双鼻腔填塞或鼻前孔填塞者应常规间断吸氧。

3. 观察病情。定时测量病人血压、脉搏，观察其变化，注意观察鼻部渗血情况，有无继续出血等，警惕低血容量性休克的发生。

4. 鼻腔护理。纱条填塞后，常因渗血凝结，纱条变硬而不易取出，或取出时损伤鼻黏膜。故鼻腔填塞后应用复方鱼肝油滴鼻液滴鼻 3～5 滴，每日 3 次，保持纱条湿润便于取出。纱条取出后，鼻腔内应滴 1%

麻黄碱滴鼻液消除鼻黏膜水肿。

5. 口腔护理。每日用康复新液漱口。病人张口呼吸易致口唇干燥，可涂润唇膏保护，同时保持充足的水分摄入。

6. 饮食护理。指导病人进食半流食或软食，鼓励病人进食，并保持大便通畅。

7. 其他。注意观察导尿管气囊，避免导尿管气囊破裂影响填塞效果。尽量避免打喷嚏、咳嗽等引起再次出血，可给予对应病因治疗。必要时口服氯雷他定分散片或氯苯那敏来缓解鼻部敏感症状。

（七）注意事项

1. 严格无菌操作，防止伤口感染。

2. 操作轻柔、准确。

3. 操作过程中注意观察病人反应，如有不适及时处理。

二、鼻骨骨折急救配合

鼻骨骨折是一种常见病，鼻骨由于上部窄厚，下部宽薄，下方为鼻中隔和鼻腔，支撑薄弱，易遭受外伤而发生鼻骨骨折。临床表现为鼻部疼痛、外鼻变形、鼻出血、鼻塞，可导致外鼻畸形、视力障碍、颅内感染。临床上可见单纯性鼻骨骨折，也可合并颌面骨和颅底骨的骨折。鼻部遭受外力撞击为本病的主要原因，如鼻部遭受拳击、运动外伤等，摔跤时鼻部或额部着地等。最常见的症状是疼痛、鼻出血、鼻外伤、鼻部周围畸形，数小时后鼻部软组织肿胀，空气经创口进入眼部皮下，形成皮下气肿，触之有捻发感，触痛明显。

（一）目的

1. 止血、镇痛、清创缝合。

2. 鼻骨骨折复位。

3. 鼻中隔血肿或脓肿清除。

4. 预防感染。

（二）评估

1. 评估病人。

(1) 了解病人病情、合作程度。

(2) 评估病人有无开放性伤口、骨折及出血等情况。

(3) 全面评估病人：包括健康史及相关因素、身体状况、生命体征，以及神志、精神状态、行动能力等。

(4) 向病人讲解止血、骨折复位、清创的目的、操作方法及注意事项。

2. 评估环境。安全、安静、清洁。

（三）计划

1. 操作者准备。着装整洁、洗手、戴口罩、帽子、手套，必要时穿隔离衣、戴面屏或护目镜。

2. 用物准备。治疗盘、弯盘、前鼻镜、枪状镊、棉片、压舌板、凡士林纱布、膨胀海绵、纱布、1%麻黄碱、肾上腺素、吸氧装置、负压吸引装置、污物罐、锐器盒、快速手消毒液、鼻骨复位钳、清创缝合包（图4-9）。

3. 查看药液的名称、浓度、剂量、有效期，检查药液质量。

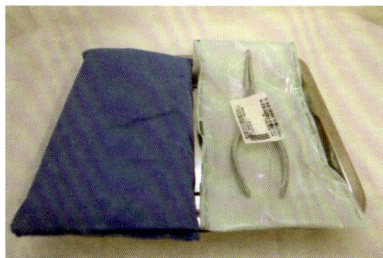

▲ 图4-9　清创缝合包及鼻骨复位钳

4. 二人查对。

（四）实施

1. 把用物放入托盘内，携用物至操作台。

2. 核对病人床号、姓名、腕带等信息。

3. 向病人及家属解释鼻腔止血、鼻骨复位及清创缝合的目的及过程，取得配合。

4. 协助病人取坐位或平卧位。

5. 处理措施。

(1) 对单纯鼻外伤者

①伤口较小，出血不多，短时间可以清创完毕者可在局部麻醉下行清创缝合术。

②对创面较大，出血较多，清创不可能在短时间内完成的，应在全

身麻醉下清创，利于清创彻底，并减轻伤者的疼痛。

③ 对单纯鼻骨骨折者，行闭合性鼻骨复位术。

(2) 非单纯鼻外伤者：迅速建立静脉通路，快速止血、抗休克、维持呼吸道通畅，争分夺秒，挽救病人生命。

① 对合并耳、眼、口腔、颅脑等处损伤，而病情稳定者，应针对损伤情况，及时恢复损害部位的正常结构，以维护其功能，防止出现永久性损害。

② 如因眶底骨折伴发的眼损伤，应及早使骨折复位，使游离脱出的眼内组织回纳原位，并及时清除血肿异物。

③ 对上颌窦骨折出现牙槽骨折者应注意固定，防止颅内进一步感染。

④ 对于暂时不行修补者，应尽量避免低头、用力、压迫双颈侧及用力擤鼻等动作，并加强有效抗生素的使用。

(3) 按外伤的一般处理原则做好止血、镇痛、伤口处置等工作。对于有活动性出血的外伤应及时压迫，补足液体及血容量，使伤口接近清洁伤口，及时缝合，以利于早日康复。

6. 操作完毕，协助病人取舒适体位。

7. 询问病人主诉，给予积极处理，告知病人及家属注意事项。

8. 整理用物，洗手。

（五）评价

1. 病人病情得到控制，伤口出血停止，伤口清创彻底，骨折复位。

2. 病人情绪稳定，能配合治疗。

3. 与病人沟通时语言是否规范。

（六）健康教育

1. 向病人及家属讲解疾病相关知识，使病人增加战胜疾病的信心。

2. 病情观察。定时测量病人生命体征，观察伤口处有无继续出血。

3. 饮食指导。手术麻醉清醒后可进高蛋白温凉流食或半流食，宜给予营养丰富易消化饮食，不宜进食辛辣刺激性食物，亦不能进食过热食物，防止鼻部血管扩张引起出血。

4. 告知病人四勿：①勿用热水洗鼻面部，防止血管扩张引起鼻腔出血；②勿进行剧烈活动，避免撞击受伤部位，保持伤口处清洁干燥；③勿用力擤鼻，以免加重鼻腔黏膜水肿，可将鼻腔内分泌物先回吸到嘴里，再吐出，或者堵住一侧鼻孔，轻擤另一侧；④勿吸烟、饮酒及进食辛辣刺激性食物，以免鼻腔分泌物增多影响鼻腔通气。

5. 戴眼镜者暂时不要佩戴眼镜。注意保护鼻部外形，不要受力、碰撞。

6. 注意鼻腔卫生，鼻腔内的干痂及分泌物不要用手挖，可用棉签轻拭。

7. 鼻腔干燥时遵医嘱使用滴鼻药，如复方鱼肝油滴鼻液，以减轻鼻腔干燥程度，防止干燥引起的不适及出血。

8. 指导病人术后注意防护，勿触碰鼻部，以免复位失败。

9. 病人鼻腔纱条取出后，短期内避免用力擤鼻涕、打喷嚏、咳嗽。

10. 注意保持室内空气清新，注意保暖，增加抵抗力，预防上呼吸道感染。

11. 嘱病人保持良好心理状态，避免紧张、焦虑等情绪，利于康复。

（七）注意事项

1. 鼻骨骨折应在外伤后 2～3h 处理，此时组织尚未愈合，最迟不宜超过 2 周，以免发生畸形愈合。

(1) 闭合性鼻骨骨折：分为无错位性骨折和错位性骨折，无错位性骨折无须复位，错位性骨折可在鼻腔表面进行闭合性骨折复位。

(2) 开放性鼻骨骨折：争取一期完成清创缝合与骨折复位，鼻中隔偏曲、脱位等应做开放复位。

(3) 粉碎性鼻骨骨折：结合具体情况实施缝合固定、鼻腔填塞等，如局部钻孔、贯穿缝合、金属板固定等。

(4) 鼻额筛眶复合体骨折：多合并其他严重的颅脑损伤，开放复位为宜。

2. 操作过程中，应注意无菌操作，防止继发性感染的发生。

3. 注意观察外伤对病人面部外形造成的改变，在维护外形的同时，还要保护鼻部的原有功能。

4.颅底骨折合并脑脊液鼻漏者禁鼻腔填塞，防止逆行性颅内感染的发生。

5.注意观察病人体温变化，体温超过38.5℃，及时给予处理。

6.术后6h后给予床头抬高或半卧位，利于静脉回流，减轻鼻、面部充血、肿胀。

7.安抚病人，转移病人注意力，减轻疼痛。

三、鼻窦创伤治疗配合

根据鼻窦解剖特点，鼻窦创伤以上颌窦多见，额窦次之，筛窦较少，蝶窦最少。鼻窦创伤时多合并有颅脑、眼眶损伤，常伴有脑脊液鼻漏。鼻部外伤为主要原因，前组鼻窦外伤多与颌面部创伤同时发生，后组鼻窦骨折多与颅底外伤同时发生。

（一）目的

1.止血、镇痛，清创缝合。

2.骨折复位。

3.预防感染。

（二）评估

1.评估病人。

(1)了解病人病情、外伤累及部位及合作程度。

(2)评估病人伤口、出血等情况。

(3)全面评估病人：包括健康史及相关因素、身体状况、生命体征，以及神志、精神状态、行动能力等。

(4)向病人讲解治疗的目的、操作方法及注意事项。

2.评估环境。安全、安静、清洁。

（三）计划

协助病人术前准备

1.加强营养。指导病人多进食营养、易消化、口味清淡的膳食，增进机体抵抗力。

2.皮肤准备。术前1天备皮，剔除术区毛发，男性病人剃胡须，若行整形修复，供皮区也需备皮。备皮过程中，注意勿损伤皮肤。

3. 肠道准备。术前禁食 10~12h，禁饮 6~8h，以防全身麻醉后误吸，导致吸入性肺炎、窒息等危险。

4. 给予抗生素过敏试验，并仔细记录试验结果。

5. 心理护理。解除病人的紧张情绪，使其更好地配合治疗和护理。

（四）实施

1. 卧位与休息。

(1) 全身麻醉术后平卧 6h，保持呼吸道通畅。

(2) 遵医嘱给予 2L/min 的低流量吸氧 4~6h。

(3) 6h 后给予床头抬高或半卧位，利于静脉回流，减轻鼻、面部充血、肿胀。

2. 饮食护理。

(1) 麻醉清醒后可进温凉流食或半流食，不宜进食辛辣刺激性食物，亦不宜进食过热食物，防止鼻部血管扩张，引起出血。

(2) 应注意补充高蛋白、高维生素饮食，如粥、馄饨、鸡蛋羹、面条等。

3. 术区护理。

(1) 指导病人术后注意防护，勿触碰鼻面部。

(2) 病人鼻腔纱条取出后，短期内避免用力擤鼻涕、打喷嚏、咳嗽。

(3) 严密观察病人生命体征及出血情况，嘱病人及时将鼻腔的血性分泌物吐出勿咽下，以便观察出血量。

4. 疼痛护理。

(1) 评估病人疼痛情况，给予积极处理，应用镇痛药。

(2) 给予心理护理，讲解疾病相关知识，解答病人关注的问题，缓解焦虑情绪。

(3) 安抚病人，转移病人注意力，减轻疼痛。

5. 预防感染。

(1) 遵医嘱给予抗生素等药物治疗，防止术后感染。

(2) 密切观察病人体温变化，体温超过 38.5℃，及时报告医生。

(3) 鼓励病人多饮水，勤漱口，保持颌面部清洁。

（五）评价

1. 病人病情得到控制，未发生伤口感染。

2. 病人呼吸、嗅觉功能正常，器官恢复原有外形及功能。

3. 病人情绪稳定，焦虑情绪缓解。

4. 病人对鼻窦创伤防护及治疗的相关知识有一定了解。

5. 与病人沟通时语言规范。

（六）健康教育

1. 额窦骨折常与鼻额筛眶复合体骨折同时存在，可分为前壁骨折、后壁骨折、鼻额管骨折 3 种。每一种又可分为线性骨折、凹陷性骨折、粉碎性骨折 3 种。

2. 筛窦结构复杂，其中筛骨水平板及筛顶均为颅前窝底的一部分，因其骨质菲薄，又与硬脑膜等连接紧密，故筛窦骨折易伴脑脊液漏，后组筛窦与视神经管相邻，故外伤有可能损伤视神经，如果筛窦损伤累及其中动脉，则鼻出血或眶后血肿不可避免。

3. 额骨骨折多合并颅脑外伤，故其临床表现分为脑部症状和额窦局部症状两大类。局部症状包括鼻出血、额部肿胀或凹陷、眶上缘后移、眼球下移等。额骨骨折，特别是鼻额筛眶复合体骨折，还常合并鼻额管骨折、泪器损伤和视力障碍。

4. 筛骨骨折多合并其他颅骨损伤，如鼻额筛眶复合体骨折，故其临床表现复杂。临床上可见鼻根部扁平宽大，内眦间距在 40mm 以上，视力严重减退，脑脊液鼻漏，鼻额角变锐等。

5. 告知病人勿用热水洗鼻面部，勿进行剧烈活动，防止血管扩张引起鼻腔出血。

6. 告知病人勿用力擤鼻，可堵住一侧鼻孔，轻擤另一侧，或将鼻腔内分泌物先吸到嘴里再吐出，以免加重鼻腔黏膜水肿。

7. 告知病人鼻腔内的干痂及分泌物不要用手挖，可用棉签轻拭。

8. 鼻腔干燥时遵医嘱使用滴鼻药，如复方鱼肝油滴鼻液，以减轻鼻腔干燥程度，防止干燥引起的不适及出血。

9. 加强营养，增加抵抗力，避免上呼吸道感染。

10. 保持良好心理状态，避免紧张、焦虑等情绪，利于康复。

（七）注意事项

1. 鼻及鼻窦位于颌面部，遭受外伤时，常合并有颌面伤、颅脑伤及头颈部其他部位的损伤。所以，首先检查伤者的意识状态及呼吸、循环系统功能，要迅速恢复并保持呼吸道的通畅。同时进行止血，补液，维持循环系统的正常功能，并记录生命体征的变化。

2. 发生颌面部外伤时必须进行全身检查，特别注意头颈部，全面了解受伤情况。

3. 当合并有颅脑、颈部或身体其他部位重要脏器伤时，只有在不延长麻醉时间，不影响处理主要脏器损伤的情况下，才能同时进行鼻及鼻窦伤的处理。否则，应在生命体征稳定后，再行处理。

4. 面部血流丰富，伤后 24～48h 只要无明显感染，均可做一期缝合。受伤超过 48h 或有明显感染者，做延期缝合。有中等或小的缺损的轻度感染软组织创口，在抗感染及局部湿敷 3～5 天后，采用适当皮瓣修复。组织缺损过大时，做创缘定位缝合，后期修复。颌面部软组织在清创时，切除的边缘一般不超过 1～2mm。

5. 鼻腔、鼻窦均易感染，在保证通气的情况下，必须十分注意引流通畅。

6. 额窦骨折时注意保持鼻额管通畅，同时做清创缝合。手术治疗根据不同类型可做眉弓切口，额部切口，发际切口，严重或疑有感染者，应把窦内黏膜刮净，咬去污染的额窦前壁。

7. 鼻窦创伤随致伤因素及暴力方向和损伤部位的不同，临床表现各有不同。主要有出血、畸形、功能障碍及感染。

(1) 出血：轻度出血是由于黏膜撕裂或软组织小血管的破裂。上颌窦、筛窦创伤及上颌动脉、蝶腭动脉或前、后筛动脉、翼静脉丛等较大血管破裂时出血不易制止，可导致休克。若蝶窦创伤伴有海绵窦或颈内动脉破裂，则出血凶猛，往往瞬间致死。筛窦及额窦损伤时可发生脑脊液鼻漏，混于血液中，早期不易区别，须特别注意及时处理。

(2) 畸形：面部塌陷见于额窦、上颌窦前部的粉碎性骨折。眼球塌陷见于击出性骨折（眶底爆折），眶内软组织部分坠入上颌窦腔。眼球外移可见于筛窦纸样板碎裂，局部血肿的压迫。上牙槽的变形可由于上颌窦的横断。当面颌部有血肿、气肿或组织水肿时不易正确判断窦壁的变形。X 线片、体层摄片或 CT 有助于诊断。

(3) 功能障碍：嗅觉功能障碍可由于筛、额窦损伤波及前颅凹底引起。视力障碍、复视多由于筛、蝶窦创伤损及眶尖或眶内或眶底爆折所致。张口困难可能因上颌窦创伤损及翼腭凹肌肉。咬合异常发生于牙槽折断变形者。鼻腔通气障碍可因鼻窦损伤后引起鼻腔狭窄、黏膜肿胀、瘢痕粘连所致。蝶窦骨折伤及蝶鞍者尚有可能引起外伤性尿崩症。

(4) 感染：鼻窦骨折后，即使表面无开放性创口，感染亦可经窦腔进入软组织发生感染。若表面有开放创口，往往有泥土、脏物等随致伤或弹体进入窦腔引起感染。若有异物存留或死骨形成，则易形成经久不愈的脓瘘。

8. 单纯筛窦骨折，无并发症者可不予处理。

(1) 有严重鼻出血，鼻腔填塞无效者，可经眶内缘切口行筛前动脉结扎。

(2) 因视神经管骨折所致的视力下降者，应做视神经减压，适用于筛窦外伤后视力下降，经糖皮质激素治疗 12h 以上，视力无改善者。

(3) 眶内血肿严重者可经鼻内镜下开放筛窦，清除血肿。

(4) 脑脊液鼻漏保守治疗不全者，可在鼻内镜下修补。

四、脑脊液鼻漏治疗配合

脑脊液鼻漏是脑脊液通过颅底（颅前窝、颅中窝或颅后窝）或其他部位骨质缺损、破裂处流出，经过鼻腔，最终流出体外。主要表现为鼻腔间断或持续流出清亮、水样液体，早期因与血混合，液体可为淡红色。单侧多见。在低头用力、压迫颈静脉等情况下有流量增加的特点者，提示脑脊液鼻漏可能。外伤性脑脊液鼻漏可同时有血性液体自鼻孔流出，其痕迹的中心呈红色而周边清澈，或鼻孔流出的无色液体干燥后不呈痂状者，应想到脑脊液鼻漏。多在伤后即出现，迟发者可在数天、数周甚至数年后出现。

脑脊液鼻漏的原因多样，分类标准不统一，根据病因脑脊液鼻漏分为创伤性和非创伤性，后者又分为自发性、肿瘤性和先天性。临床上头部外伤致鼻颅底骨折引起的脑脊液鼻漏最为常见。额窦后壁、筛窦的筛板、筛顶、蝶窦顶及外侧，以及颞骨等分别参与颅前窝、颅中窝、颅后窝底的组成，因此颅底骨折时常伴有上述部位骨折。

（一）目的

1. 脑脊液鼻漏停止。

2. 脑脊液鼻漏未复发。

（二）评估

1. 评估病人。

(1) 了解病人病情、合作程度。

(2) 了解详细的病史，评估病人有无骨折、伤口、出血等情况。

(3) 全面评估病人：包括健康史及相关因素、身体状况、生命体征，以及神志、精神状态、行动能力等。

(4) 向病人讲解脑脊液鼻漏的治疗目的、护理方法及注意事项。

2. 评估环境。安全、安静、清洁。

（三）计划

协助病人术前准备

1. 正确收集病人脑脊液鼻漏标本。

2. 加强营养。指导病人多进食营养、易消化、口味清淡的膳食，增进机体抵抗力。

3. 皮肤准备。术前 1 天备皮，剔除术区毛发，男性病人剃胡须，若行整形修复，供皮区也需备皮，备皮过程中，注意勿损伤皮肤。

4. 肠道准备。术前禁食 10～12h，禁饮 6～8h，以防全身麻醉后误吸，导致吸入性肺炎、窒息等危及生命的危险。

5. 给予抗生素过敏试验，并仔细记录试验结果。

6. 心理护理。解除病人的紧张情绪，使其更好地配合治疗和护理。

（四）实施

1. 病情观察。

(1) 严密观察病人生命体征、瞳孔及视力的变化、对光反射、意识状态等。

(2) 观察病人有无颅内压增高症状，如剧烈头痛、喷射性呕吐等。

(3) 观察病人有无颅内感染情况，监测病人体温变化，及病人有无头痛、呕吐、颈项强直等脑膜刺激征表现。

2. 卧位护理。

(1) 麻醉清醒后采取半卧位，床头抬高 15°～30°，术后 1～2 周尽量以卧床休息为主，以降低颅内压，利于瘘口恢复。

(2) 给予病人定时翻身，预防压疮，协助病人床上活动，预防静脉血栓。

3. 饮食护理。告知病人勿进食辛辣刺激、过烫、过硬的食物，防止鼻部血管扩张，引起术腔出血，限制饮水量和食盐摄入量。

4. 遵医嘱给予定时的雾化吸入治疗。

5. 专科护理。

(1) 避免感冒、受凉、打喷嚏，避免用力咳嗽、咳痰，避免用力排便。

(2) 预防便秘，保持大便通畅。必要时遵医嘱给予润肠药物，禁用高压灌肠。

(3) 遵医嘱准确运用脱水药，减轻脑组织对修补瘘口的压力。

(4) 避免弯腰低头、手提重物及剧烈活动。

(5) 慎用镇痛药，以免掩盖病情。

6. 疼痛护理。

(1) 评估病人疼痛情况，给予积极处理。

(2) 给予心理护理，讲解疾病相关知识，解答病人关注的问题，缓解焦虑情绪。

(3) 安抚病人，转移病人注意力，减轻疼痛。

7. 预防感染。

(1) 遵医嘱给予抗生素等药物治疗，减少人员探视，防止术后感染。

(2) 密切观察病人体温变化，体温超过 38.5℃，及时汇报医生。

(3) 严格遵守无菌操作原则。

（五）评价

1. 病人病情得到控制，脑脊液鼻漏停止。

2. 病人无压疮及静脉血栓形成。

3. 病人未发生颅内感染。

4. 病人了解脑脊液鼻漏的相关知识。

5. 与病人沟通时语言规范。

（六）健康教育

1. 有血性液体自鼻腔流出，其痕迹的中心呈红色而周边清澈；或外伤手术后较长时间，鼻腔流出无色液体干燥后不呈干痂状，考虑为脑脊液鼻漏，应及时到医院就诊。

2. 经鼻腔流出的液体呈清水样，在低头用力时，压迫颈静脉等情况下，有流量增多的情况时，亦应考虑为脑脊液鼻漏，应及时到医院就诊。

3. 脑脊液鼻漏呈持续性或间歇性，单侧居多，双侧少见。

4. 告知病人避免过度弯腰低头等动作，预防便秘，避免用力排便增加颅内压，必要时使用缓泻药，以防止颅内压增高。

5. 告知病人适当活动，注意保暖，避免受凉、感冒、打喷嚏，避免用力咳嗽、咳痰。

6. 注意鼻腔卫生，不可用力擤鼻，鼻腔内的干痂及分泌物不要用手挖，可用棉签轻拭。

7. 脑脊液鼻漏者禁止鼻腔冲洗。

8. 保持良好心理状态，避免紧张、焦虑等情绪，利于康复。

（七）注意事项

1. 脑脊液鼻漏修补术后一般常规卧床 10 天左右，必须将床头抬高 20°～30°。

2. 术后饮食以高蛋白、低脂、低盐、多维生素为主，禁食辛辣刺激食物，保持大便通畅，3 个月内避免用力活动，注意预防感冒、用力擤鼻等。

3. 脑脊液鼻漏修补术后，需要定期到门诊复查，进行鼻腔填塞物清理，同时需要应用抗生素预防感染。

4. 外伤性脑脊液鼻漏早期大部分可用保守治疗，这些措施包括降低颅内压和预防感染，创造条件促进瘘孔自然愈合。

5. 瘘孔位于筛骨筛板且流量较少者可以用鼻内药物腐蚀疗法，其方法是用 20% 硝酸银涂擦瘘孔边缘的黏膜，造成创面以促进愈合。

6. 脑脊液鼻漏长期不愈时，易导致细菌性脑膜炎发作，对保守治疗无效者应行手术治疗。手术分为颅内法和颅外法。

7. 颅内法是由神经外科进行开颅术修补瘘孔，颅外法又可分为鼻内手术法和鼻外手术法修补瘘孔。近年应用鼻内镜不仅易于寻找瘘孔，且可准确进行修补。鼻内法修补瘘孔适用于蝶筛顶的瘘孔修补，鼻外法修补瘘孔的优点是手术野大，可结合鼻内法进行。

五、鼻腔异物急救配合

鼻腔异物是指由于各种原因使外来物质进入鼻腔、鼻窦，或内生物质滞留于鼻腔、鼻窦者。异物种类繁多，但主要可分为外源性和内生性两大类，前者又可分为非生物类及动、植物类。

鼻腔异物以外源性多见，儿童发病率高于成年人。随异物性状、大小和形态各异。多有一侧性鼻塞，鼻涕带血含脓，且具臭味。如异物光滑，刺激性小，短期内可无症状。较大的或植物性异物，膨胀后可将鼻腔完全堵塞，若异物在鼻腔停留时间过长可形成结石，阻塞鼻腔鼻窦的通畅引流，从而导致鼻窦炎，致使流脓涕、头痛等。

（一）目的

及时取出鼻腔异物。

（二）评估

1. 评估病人。

(1) 了解病人病情、合作程度。

(2) 评估病人鼻腔异物的种类。

(3) 仔细查体，确定异物位置，严格遵守操作流程及规范，避免揉鼻、挖鼻，以免异物进一步深入。

(4) 全面评估病人：包括健康史及相关因素、身体状况、生命体征，以及神志、精神状态、行动能力等。

(5) 安抚病人，并向病人讲解鼻腔异物的取出方法，取得病人信任，提高病人对鼻腔异物的认识及对鼻腔异物取出的配合。

2. 评估环境。安全、安静、清洁。

（三）计划

1. 操作者准备。着装整洁，洗手、戴口罩。

2. 用物准备。治疗盘、弯盘、头灯、前鼻镜、枪状镊、叮聍钩、棉片、压舌板、纱布、1% 麻黄碱、1% 肾上腺素、吸氧装置、负压吸引装置、手套、污物罐、快速手消毒液、手电筒。

3. 查看药液的名称、浓度、剂量、有效期，检查药液质量。

4. 二人查对。

（四）实施

1. 把用物放入托盘内，携用物至操作台。

2. 核对病人床号、姓名、腕带等信息。

3. 向病人及家属讲解异物取出的过程及配合方法，提高病人及家属对本病的认识，以取得配合。

4. 病人意识清楚，协助病人取坐位。

5. 如病人配合欠佳，为避免异物吸入喉和气管内，宜取平卧头低位。如病人是儿童，须将全身固定，以防挣扎时误伤。

6. 常用的取出鼻腔异物的方法

(1) 诱发喷嚏：若擤鼻方法无效，可嘱病人用干净细长棉絮或羽毛放入健侧鼻孔轻轻转动，并嘱其低头，诱发喷嚏，促使异物排出。

(2) 趋光法：若进入鼻腔内的异物是小飞虫或其他活物时，可用手电筒照射病人患侧鼻孔，让其用嘴吸气，再用鼻子轻呼气，利用小飞虫的趋光性，诱使其自行爬出。

7. 根据异物种类不同，选用不同方法取出异物

(1) 圆形鼻腔异物特别是豆类、珠子类异物，可使用前端环形或钩状器械置于异物后方，向前勾出。

(2) 若是金属、石头、木质类异物可先行 X 线片以确定其位置，然后再取出。

(3) 若为纽扣电池，因其内容物会对黏膜产生腐蚀性，应明确位置，尽快取出并预防并发症的发生。

(4) 对于动物类异物如昆虫、水蛭等可先用麻药对其进行麻醉，然后取出。

(5) 对于内源性异物如死骨、痂皮等可在局部麻醉下借助鼻内镜取出。

(6) 遇到位置较深、儿童等不能配合取出者，应在全身麻醉下取出。

8. 协助病人取舒适体位，询问有无不适，嘱病人安静休息。

9. 整理用物，洗手。

（五）评价

1. 病人鼻腔异物及时取出，圆形异物未滑落到下呼吸道引起误吸。

2. 病人了解发生鼻腔异物的危害性，增强鼻腔异物的防范意识。

3. 与病人沟通时语言规范。

（六）健康教育

1. 加强科普宣传让病人了解鼻腔异物的危害，增强病人防范意识。

2. 告知病人发现鼻腔异物时，尽量不要用手挖，可能会把异物越挖越深。

3. 发现鼻腔异物后建议用嘴深吸一口气，屏住呼吸，用手压紧无异物的一侧鼻翼，用有异物侧鼻腔使劲往外哼气，利用气流带出异物。3 岁以下儿童不宜采用此方法，以免异物吸入气道引起窒息。

4. 家长应该告知孩子鼻腔异物的危险性，教育孩子不要把食物、玩物、瓜皮、果壳等塞入鼻腔，如果发现孩子把异物塞进鼻腔应及时就医。

5. 若异物处于鼻腔深处或完全堵塞，特别是圆形异物时，避免自行挖鼻或用镊子夹取，以免异物越陷越深，应立即送往医院治疗。

（七）注意事项

1. 若异物光滑且体积小，病人早期可无症状，可表现为外鼻、鼻前庭、上唇及面部红肿、胀痛、触痛、头痛、流脓涕或伴有鼻腔少量出血，应注意鉴别病人情况。

2. 病人异物取出后需再次检查，确认无异常方可离去。

3. 鼻腔异物取出后嘱病人不要用力挖鼻、擤鼻，预防感染。

4. 对鼻腔前部异物，可在急诊室取出。医生使用弯钩或曲别针，自鼻前孔伸入，经异物上方深入异物后方后钩出。对鼻腔后部不能钩出的异物，可在全身麻醉下手术取出。

5.纽扣电池是异物中最危险的一种。纽扣电池含有汞等重金属有毒物质，在湿润导电良好的鼻腔内不断放电产热，严重烫伤鼻中隔黏膜、软骨，电池中的强碱性物质还会侵蚀鼻腔黏膜及软骨，加之长时间的机械压迫，会引起鼻中隔黏膜溃烂、软骨坏死，直至全层穿孔。电池发生泄漏，还会造成人体重金属中毒，导致神经系统和智力发育受到影响。

6.异物取出后可用生理盐水冲洗鼻腔，避免发生感染。

7.外源性异物包括以下几种。

(1) 非生物类异物：如小玩物、塑料珠、玻璃球、橡皮头、金属弹片、碎石丸、小饰物、纽扣及电池等。

(2) 动物类异物：如水蛭、昆虫、蛆、蛔虫、毛滴虫等。

(3) 植物类异物：如花瓣、花蕊、果仁、果壳、豆粒类等。

8.内生性异物包括鼻石、鼻腔及鼻窦牙、死骨、凝血块、痂皮等。

练习题

（一）填空题

1.鼻由 _____、_____、_____ 三部分构成。

2.鼻腔的神经包括 _____、_____ 和 _____ 神经。

3.鼻外伤是指鼻部遭受外力打击而致的损伤，因损伤的程度各异，可表现为 _____，_____，_____ 等。

4.鼻外伤处理原则为 _____、_____、_____、_____。

5.颅底骨折合并脑脊液鼻漏者禁忌 _____，防止逆行性颅内感染的发生。

6.鼻出血的常用止血方法有 _____、_____、_____、_____。

7.鼻腔填塞纱条通常于填塞后 _____ 小时取出，_____ 可于填塞 2 周后取出。

8.鼻腔填塞是用不同的 _____ 填入 _____ 或 _____，压迫 _____ 以达到止血的目的。

9. 鼻出血填塞用可吸收材料有 _____ 、 _____ 、 _____ 等；不可吸收填塞物有 _____ 、 _____ 、 _____ 、 _____ 等。

10. 鼻外伤可导致 _____ 、裂伤、_____ 、_____ 、软骨脱位等。

（二）选择题

A1 题型（单句型最佳选择题）：每道试题由 1 个题干和 5 个供选择的备选答案组成。题干以叙述式单句出现，备选答案中只有一个是最佳选择，称为正确答案，其余 4 个均为干扰答案。干扰答案或是完全不正确，或是部分正确。

1. 鼻出血纱条填塞，抽取时间（　　　）

A. 1～2h   B. 2～3h

C. 4～6h   D. 24～48h

E. 48～72h

2. 纱条取出后，鼻腔应滴何种药物（　　　）

A. 肾上腺素注射液   B. 1% 麻黄碱滴鼻液

C. 生理盐水   D. 糠酸莫米松鼻喷雾剂

E. 布地奈德鼻喷雾剂

3. 四组鼻窦中，哪组鼻窦最大（　　　）

A. 筛窦   B. 额窦

C. 上颌窦   D. 蝶窦

E. 窦口

4. 鼻骨骨折复位最迟不应超过伤后（　　　）

A. 3 天   B. 1 周

C. 2 周   D. 3 周

E. 1 个月

5. 鼻骨骨折复位后应避免（　　　）

A. 咳嗽   B. 打喷嚏

C. 擤鼻涕   D. 剧烈活动

E. 以上都对

6. 鼻外伤处理原则为（　　　）

A. 止血 　　　　　　　　　　　B. 镇痛

C. 清创缝合 　　　　　　　　　D. 鼻骨骨折复位

E. 以上都对

7. 颅底骨折合并脑脊液鼻漏者禁忌（　　　），防止逆行性颅内感染的发生。

A. 鼻腔填塞 　　　　　　　　　B. 擤鼻涕

C. 冰敷 　　　　　　　　　　　D. 热敷

E. 鼻骨复位

A2 题型（病例摘要型最佳题型）：试题结构是由 1 个简要病例作为题干、5 个供选择的备选答案组成，备选答案中只有一个是最佳选择。

1. 病人，男性，20 岁，鼻中隔偏曲，行手术治疗，请问，鼻中隔偏曲，会引起以下哪些鼻腔功能障碍（　　　）

A. 头痛 　　　　　　　　　　　B. 耳鸣

C. 眩晕 　　　　　　　　　　　D. 听力下降

E. 无不适

2. 过敏性鼻炎不包括以下哪些症状（　　　）

A. 鼻痒 　　　　　　　　　　　B. 鼻痛

C. 阵发性喷嚏 　　　　　　　　D. 清水样鼻涕

E. 大量鼻涕

3. 鼻窦炎中发病率最低的是（　　　）

A. 上颌窦 　　　　　　　　　　B. 额窦

C. 筛窦 　　　　　　　　　　　D. 前鼻窦

E. 蝶窦

4. 病人，女性，30 岁。30min 前因汽车撞伤头部发生鼻骨骨折，鼻出血入院，下列对此病人的护理措施不正确的是（　　　）

A. 快速建立静脉通路 　　　　　B. 快速止血

C. 禁忌堵塞鼻腔   D. 抗休克治疗

E. 维持呼吸道通畅

5. 病人男性，20岁，打篮球外伤致鼻骨骨折，复位最迟不应超过伤后（   ）

A. 3天   B. 1周

C. 2周   D. 3周

E. 1个月

6. 一男性病人，24岁，因反复鼻出血3个月而就诊，每次出血量较多，时而左鼻出血，时而右鼻出血，无鼻部外伤史，无烟酒嗜好，亦无挖鼻的习惯，来诊时暂无活动出血。此时最恰当的处理措施是（   ）

A. 暂无处理，嘱病人下次出血时再来医院检查

B. 进行详细的鼻部及鼻咽部检查以寻找可能的出血灶

C. 行鼻前孔填塞以防再次出血

D. 嘱病人经常冷敷前额及颈部以防再次出血

E. 开一些止血药（中药或西药）服用

7. 病人30min前鼻部遭钝器击伤就诊时鼻痛剧烈，检查见鼻梁根部塌陷，触之有骨擦感，鼻腔无活动性出血，应诊断为（   ）

A. 鼻外伤   B. 鼻骨骨折

C. 筛骨骨折   D. 鼻衄

E. 鼻击伤

A3型题（病例组型最佳选择题）：试题结构是开始叙述一个以病人为中心的临床情景，然后提出2～3个相关问题，每个问题均与开始的临床情景有关，但测试要点不同，且问题之间相互独立。

（1～3题共用题干）

病人，男性，60岁，今晨鼻腔大量出血，前往医院就诊。

1. 请问该病人应该采取的体位（   ）

A. 平卧位　　　　　　　　　　B. 中凹位

C. 结石位　　　　　　　　　　D. 半坐卧位

E. 俯卧位

2. 可以给予病人何种止血方法（　　　）

A. 烧灼法　　　　　　　　　　B. 填塞法

C. 口服止血药　　　　　　　　D. 静脉止血药

E. 肌注止血药

3. 给予病人双鼻腔填塞止血，请问纱条最多不要超过几天（　　　）

A.1～2 天　　　　　　　　　　B.2～3 天

C.3～4 天　　　　　　　　　　D.4～5 天

E.5～6 天

（4～5 题共用题干）

病人半小时前鼻部遭钝器击伤就诊时鼻痛剧烈，检查见鼻梁根部塌陷，触之有骨擦感，鼻腔有活动性出血。

4. 分诊护士应首先判断该病人最可能为（　　　）

A. 鼻外伤　　　　　　　　　　B. 鼻骨骨折

C. 筛骨骨折　　　　　　　　　D. 鼻衄

E. 鼻击伤

5. 分诊护士最恰当的处理是（　　　）

A. 优先普通外科急诊　　　　　B. 优先神经外科急诊

C. 优先耳鼻喉科急诊　　　　　D. 回家继续观察

E. 进一步询问病史

（6～7 题共用题干）

病人，女性，32 岁，30min 前因车祸致头部外伤，鼻腔内持续流出淡红色液体，流出液体行血清葡萄糖浓度检测，数值为 1.9mmol。

6. 该病人可诊断为（　　　）

A. 脑外伤　　　　　　　　　　B. 脑脊液鼻漏

C. 蛛网膜下腔出血　　　　　　D. 脑出血

E.脑震荡

7.该诊断的诊断依据最重要的是（　　　）

A.鼻外伤史和手术史　　　　　　B."鼻涕"增多

C.鼻流出物葡萄糖定量试验　　　D.鼻痛

E.鼻出血

B1型题（标准配伍题）：试题开始是5个备选答案，备选答案后提出至少2道试题，要求应试者为每一道试题选择一个与其关系密切的答案。在一组试题中，每个备选答案可以选用一次，也可以选用数次，但也可以一次不用。

（1～2共用备选答案）

A.吸痰法　　　　　　　　　　　B.鼻腔填塞术

C.注射法　　　　　　　　　　　D.负压置换术

E.伤口引流术

1.鼻出血病人可采取什么措施（　　　）

2.清理呼吸道无效的病人可采取什么措施（　　　）

（3～4共用备选答案）

A.鼻腔冲洗法　　　　　　　　　B.外耳道冲洗法

C.注射法　　　　　　　　　　　D.静脉输液法

E.上颌窦穿刺冲洗法

3.脑脊液鼻漏的病人禁忌（　　　）

4.急性鼻窦炎，应行（　　　）

（5～6共用备选答案）

A.鼻外伤史和手术史　　　　　　B."鼻涕"增多

C.鼻流出物葡萄糖定量试验　　　D.鼻痛

E.鼻出血

5.脑脊液鼻漏最主要的化学诊断依据为（　　　）

6.化脓性颌骨骨髓炎感染来源多为（　　　）

X型题：无排列规律的多重选择题，答案可有一个或多个。

1.鼻的生理功能分为几个（　　　）

A. 加温加湿   B. 通气过滤

C. 清洁   D. 共鸣

E. 反射、嗅觉

2. 下列鼻出血的方法中，正确的有（   ）

A. 轻微出血可采用局部止血法

B. 凡有鼻出血均可用鼻后孔填塞

C. 找不到出血点时可先用鼻孔填塞

D. 有明确出血点时可用烧灼法

E. 局部止血同时全身可适当应用止血药

3. 鼻骨骨折复位后应避免（   ）

A. 咳嗽   B. 打喷嚏

C. 擤鼻涕   D. 剧烈活动

E. 卧床休息

4. 鼻外伤处理原则为（   ）

A. 止血   B. 镇痛

C. 清创缝合   D. 鼻骨骨折复位

E. 卧床休息

（三）判断题：对一段叙述做出对（ √ ）或错（ × ）的判断。

1. 外鼻静脉主要经内眦静脉和面静脉汇入颈内静脉，内眦静脉又可经眼上、下静脉与海绵窦相通，面部静脉无瓣膜，血液双向流动，故鼻部皮肤感染，可造成致命的海绵窦血栓性静脉炎。

（   ）

2. 鼻部纤毛运动是维持鼻腔正常生理功能的重要机制。

（   ）

3. 鼻骨复位术宜在 2 周内进行，最长不超过 4 周。 （   ）

4. 鼻外伤处理原则为止血、镇痛、清创缝合，鼻骨骨折复位。

（   ）

5. 颅底骨折合并脑脊液鼻漏者禁忌鼻腔填塞，防止逆行性颅内感染的发生。（   ）

6. 非单纯性鼻外伤者，应迅速建立静脉通路，快速止血、抗休克、维持呼吸道通畅，争分夺秒，挽救病人生命。（　　　）

（四）案例题：由一个病例和多个病例组成。开始提供一个模拟临床情景的案例，每道案例分析题一般有 3 个以上问题。

1. 病人，女性，45 岁，骑电动车，发生车祸，导致鼻部外伤，鼻出血。请问：

(1) 鼻出血好发部位在哪里？

(2) 鼻出血紧急处理措施有哪些？

2. 病人，男，26 岁，因左侧颜面被人用拳头击伤 2 天就诊。病人左侧颜面部肿胀，疼痛不适，左鼻出血，渐进性加重，并出现左眼复视情况。体格检查：体温：36.6℃，脉搏 80 次 / 分，呼吸 18 次 / 分，血压：138/70mmHg，神志清楚，对答切题，心、肺、腹检查正常。生理反射存在，病理反射未引出。既往无特殊病史及药物过敏史。眼耳鼻喉科检查：外鼻正常，左侧鼻腔下鼻道见瘀血。左眼睑肿胀，结膜下出血，眼球塌陷并向下移位，左眼球不能向上转动，下直肌牵拉试验阳性，双侧瞳孔等大等圆，对光反射存在。CT 检查示：左侧眶内容物突向左上颌窦。请问：

(1) 该病人最可能的诊断是什么？

(2) 该病的临床特点是什么？

参考答案

（一）填空题

1. 外鼻；鼻腔；鼻窦

2. 嗅神经；感觉神经；自主神经

3. 软组织挫伤；裂伤；鼻骨骨折

4. 止血；镇痛；清创缝合；鼻骨骨折复位

5. 鼻腔填塞

6. 鼻腔填塞；双极电凝止血；血管结扎；血管栓塞

7.48～72；碘仿纱条

8.填塞材料；鼻腔；鼻后孔；出血点

9.明胶海绵；止血纱布；止血绫；膨胀海绵；藻酸钙纤维素材料；水囊；气囊

10.软组织挫伤；鼻骨骨折；鼻中隔骨折

（二）选择题

A1 型题

1. E   2. B   3. C   4. C   5. E   6. E   7. A

A2 型题

1. A   2. B   3. E   4. C   5. C   6. B   7. B

A3 型题

1. D   2. B   3. B   4. A   5. C   6. B   7. C

B1 型题

1. B   2. A   3. A   4. E   5. C   6. A

X 型题

1. ABCDE   2. ACDE   3. ABCD   4. ABCD

（三）判断题

1. √   2. √   3. ×   4. √   5. √   6. √

（四）案例题

1.(1) 利特尔区

(2) ① 协助病人取坐位，嘱病人将口中分泌物吐出。

② 清理鼻腔血性分泌物，明确出血部位，选择适宜的止血方法。

③ 协助医生止血，若病人出现休克症状则按休克进行急救。

a. 出血部位在鼻中隔前下部，一般出血量少时，嘱病人用手指紧捏两侧鼻翼 10～15min，同时用冰袋敷前额，使血管收缩，减少出血，如止血效果不佳，用棉片浸以 1% 麻黄碱、肾上腺素紧塞鼻腔 5min 至 2h。

b. 鼻腔填塞术：出血较多或出血部位不明时可给予鼻腔填塞

止血。用无菌凡士林纱条或膨胀海绵鼻腔填塞是目前治疗鼻出血的主要方法，填塞物通常在48～72h后取出或分次取出。

c. 鼻后孔填塞术：鼻腔填塞术后出血仍不止，且向后流入咽部或自对侧鼻孔涌出者，说明出血点在鼻腔后部，应准备带气囊导尿管或锥形凡士林油纱条，利用导尿管气囊或锥形凡士林油纱条填塞止血。

d. 目前低温等离子技术治疗鼻出血取得了良好的效果，因止血后疼痛及水肿较轻，已广泛应用于临床。

e. 发现病人大量出血时应协助医生进行气管插管，以免血液流向气道，引起窒息。

f. 鼻腔填塞止血后仍出血不止，且出血部位明确者，可行双极电凝止血或血管结扎术或介入止血术。

2. (1) 击出性骨折。

(2) ① 局部症状：眼睑肿胀，结膜下出血。

② 复视。

③ 眼球塌陷。

④ 眼低位。

第二节　咽喉头颈科急救

一、喉阻塞急救配合

喉阻塞又称喉梗阻，是喉部或邻近组织的病变，使喉部通道特别是声门处发生狭窄或阻塞，引起呼吸困难，如不及时给予救治，可引起窒息死亡，是耳鼻喉科常见急症之一。对急性喉阻塞病人，须分秒必争，因地制宜，迅速解除呼吸困难，根据病因及呼吸困难的程度，采用药物或手术治疗。因炎症引起者，用足量的抗生素和糖皮质激素，大多可避免气管切开。在一定情况下可先采用病因治疗，如喉异物取出、咽后脓肿切开等，可立即解除呼吸困难。如为喉肿瘤、喉外伤、双侧声带麻痹及危重病人，应先行气管切开术，待呼吸困难缓解后，再根据病因给予相应治疗。如病情十分危急，可先行环甲膜穿刺或气管插管。

（一）目的

1. 急救，抢救生命，保持呼吸道通畅。

2. 解除或改善喉部阻塞，缓解或解除呼吸困难。

（二）评估

1. 评估病人。

(1) 了解病人病情、评估呼吸困难程度、合作程度。

(2) 向病人讲解缓解呼吸困难的操作方法、注意事项，取得合作。

2. 评估环境。安全、安静、清洁。

（三）计划

1. 操作者准备。着装整洁，洗手、戴口罩。

2. 用物准备。气管切开包、环甲膜穿刺针、心电监护仪、麻醉咽喉、气管插管、药品（抗生素、地塞米松、利多卡因、2% 丁卡因）、吸氧装置、一次性吸痰管、1% 肾上腺素、快速手消毒液、污物罐、无菌手套、一次性注射器、气管切开套管、输液用物、负压吸引装置（在治疗室完成）（图 4-10 至图 4-14）。

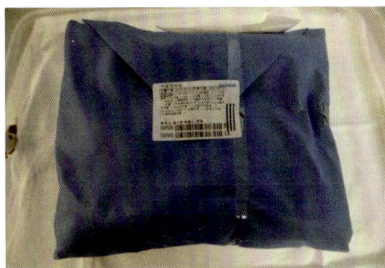

▲ 图 4-10　气管切开包

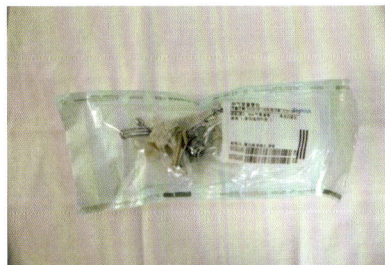

▲ 图 4-11　气管切开套管

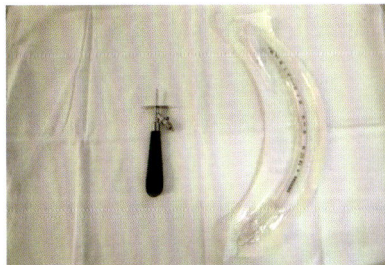

▲ 图 4-12　环甲膜穿刺针、麻醉插管

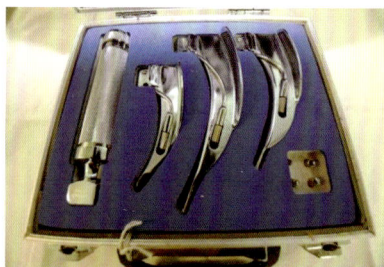

▲ 图4-13　麻醉咽喉镜

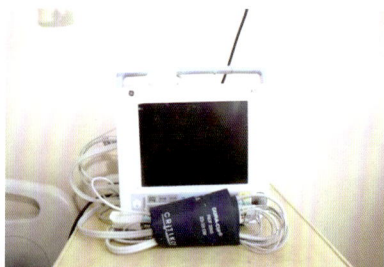

▲ 图4-14　心电监护仪

3. 查看药液的名称、浓度、剂量、有效期，检查药液质量。

4. 二人查对。

（四）实施

1. 核对医嘱，做好三查七对，把用物放入托盘内，携用物至操作台。

2. 辨识病人，核对病人床号、姓名、腕带等信息。

3. 向病人及家属解释技术执行的目的及过程，取得同意。

4. 明确诊断后，立即协助病人半坐卧位，持续吸氧，如出现呼吸性碱中毒，应间歇性少量给氧。密切观察病人面色、呼吸、神志情况，并遵医嘱给予床旁心电监测。

5. 快速建立静脉通路。

6. 明确病因，针对病因进行积极治疗。由炎症引起者，应积极使用抗生素和足量糖皮质激素，控制炎症肿胀，解除喉阻塞，一般可不做气管切开（仅限于一度呼吸困难者）。

7. 呼吸困难较重者，及早施行床旁紧急气管切开。协助病人取仰卧位，垫肩、头后仰，保持正中位。如呼吸困难严重不能仰卧者，可取半卧位或坐位进行手术，护士做好术中配合。

8. 因病情危急，需行紧急抢救者，可配合医生先行环甲膜穿刺、经口或经鼻气管插管，待呼吸困难缓解后再做常规气管切开，然后再针对病因进行下一步治疗。

9. 协助病人取舒适体位，查看病人呼吸困难缓解情况，询问病人感受，有无不适。

10. 向病人及家属交代注意事项。

11. 整理用物，洗手。

12. 在护理记录单上记录病人抢救过程及病情变化。

（五）评价

1. 用物准备是否齐全。

2. 是否执行无菌操作原则。

3. 操作程序是否规范。

4. 操作动作是否轻柔、准确。

5. 呼吸困难是否改善或缓解。

6. 病人器官保持原有功能，呼吸改善。

（六）健康教育

1. 心理护理。护士主动关心、安慰病人，介绍疾病处理与转归。

2. 向病人及家属讲解疾病有关知识，使病人增加战胜疾病的信心。

3. 病情观察。定时观察病人血压、脉搏、呼吸、意识、瞳孔的变化，注意喉部的情况。

4. 饮食护理。鼓励病人多进流食、半流食或软食，少食多餐，并保持大便通畅。

5. 如行气管插管或气管切开，进行相应的健康教育。

（七）注意事项

1. 操作过程中，应注意无菌、消炎处理，防止继发性感染。

2. 操作过程中需注意观察病人病情变化，如气道梗阻感加重或有其他不适应及时处理。

3. 注意观察病人的喉部情况及呼吸情况。

二、气管、支气管异物急救配合

气管、支气管异物有危及生命的可能，是耳鼻喉科常见急症之一，分内源性和外源性。前者是指呼吸道内有假膜、干痂、血凝块、干酪样物等堵塞。一般所指的气管、支气管异物属于外源性，即外界物质误入气管、支气管内所导致，多发生于 5 岁以下儿童，3 岁以下最多，可占 60%～70%。右支气管较粗短长，故异物易落入右主支气管。异物的性质、大小、形状及停留时间，不仅影响落入气管的部位和对黏膜的刺激程度，还影响管腔的阻塞程度，引起不同程度的病变。

（一）目的

1. 取出异物、抢救生命，保持呼吸道通畅。

2. 防止窒息及其他并发症的发生。

（二）评估

1. 评估病人。

(1) 了解病人病情，评估异物阻塞的程度、病人合作程度。

(2) 确定异物的性质、大小、形状及停留的时间。

2. 评估环境。安全、安静、清洁。

（三）计划

1. 操作者准备。着装整洁，洗手、戴口罩。

2. 用物准备。吸氧装置、负压吸引装置、心电监护仪、输液物品（输液器、透明敷料、一次性输液接头、套管针、止血带）、生理盐水、急救药物、5%葡萄糖注射液、输液车、治疗盘、（锐气盒、污物罐、手消液，在治疗室完成）（图4-15）。

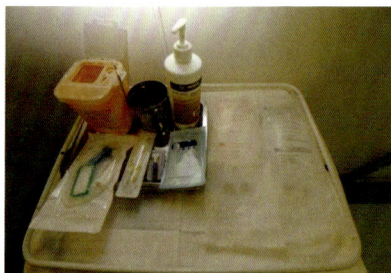

▲ 图4-15　气管、支气管异物取出用物

3. 查看药液的名称、浓度、剂量、有效期，检查药液质量。

4. 二人查对。

（四）实施

1. 核对医嘱，做好三查七对，把用物放入托盘内，携用物至操作台。

2. 辨识病人，核对病人床号、姓名、腕带等信息。

3. 向病人及家属解释技术执行的目的及过程，取得同意。

4. 经直接喉镜异物取出术，适用于多数口咽部异物。

5. 经支气管镜下异物取出术，适用于经直接喉镜异物取物失败及绝大多数支气管异物病人，均需采用此方法。

6. 纤维支气管镜或电子支气管镜异物取出术，适用于位于支气管深部的细小异物，硬性支气管镜不能窥见的异物。

7. 开胸异物取出术，适用于支气管镜下难以取出的较大并嵌顿的支气管异物。

8. 给予病人舒适卧位，向病人及家属交代注意事项。

9. 整理用物，洗手。

10. 在护理记录单上记录病人取出异物的方式及病情。

（五）评价

1. 病人异物取出，病情稳定。

2. 观察病人有无呼吸困难等症状。

（六）健康教育

1. 家长在生活中应避免给 3—5 岁以下小儿进食花生、瓜子、豆类食物和能够进入口中、鼻孔的小玩具。

2. 进食食物时不宜嬉笑、哭闹、打闹，以免深吸气时将异物误吸入气道。

3. 教导儿童不要养成口中含物玩耍的习惯。

4. 加强对昏迷及全身麻醉病人的护理，防止呕吐物吸入下呼吸道，活动的假牙应取下。

（七）注意事项

1. 观察病人呼吸情况，病人痰液不易咳出者，协助病人有效排痰，促进痰液排出。

2. 给予病人雾化吸入，防止肺部感染。

3. 密切观察病情，酌情给予抗生素及糖皮质激素类药物，以控制感染，防止喉水肿发生。

4. 加强对患儿家属的健康宣教。

5. 患儿年龄小，易哭闹，在安抚患儿的同时，需注意同时安抚患儿家长，以免家长的紧张、焦虑情绪影响患儿。可以给予患儿喜欢的活动、游戏分散注意力，缓解不适感受，如听音乐，看动画片等。尽量取得患儿配合。

三、食管异物急救配合

食管异物是耳鼻喉科最常见急症之一，它的发生与年龄、性别、饮食习惯、进食方式、食管有无病变、精神及神志状态等诸多因素有关。与气管异物相比，食管异物虽不及气管异物症状紧急、严重，在诊断上亦无困难，但就诊时间大多延迟，并且有些异物较难取出，易发生食管穿孔、气管食管瘘、纵隔感染及大血管破裂致死的严重并发症，故应有充分的警惕性。

（一）目的

1.取出异物，保持呼吸道通畅。

2.保持食管通畅，减少并发症发生。

（二）评估

1.评估病人。

(1) 了解病人病情，合作程度。

(2) 明确食管异物的种类，停留部位。

(3) 向病人讲解异物取出的操作方法及过程及注意事项。

2.评估环境。安全、安静、清洁。

（三）计划

1.操作者准备。六步洗手法洗手，戴口罩。

2.用物准备。心电监护仪、吸氧装置（图4-16）、输液物品（输液器、套管针、透明敷料、一次性输液接头、止血带）、生理盐水、5%葡萄糖注射液、输液车、治疗盘（锐气盒、污物罐、快速手消毒液）。

3.查看药液的名称、浓度、剂量、有效期，检查药液质量。

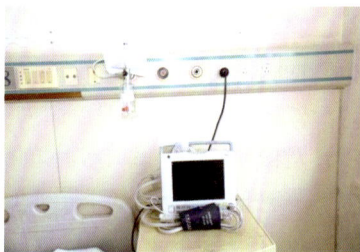

▲ 图4-16　监护仪和吸氧装置

4.二人查对。

（四）实施

1.核对医嘱，做好三查七对，把用物放入托盘内，携用物至操作台。

2. 辨识病人，核对病人床号、姓名、腕带等信息。

3. 向病人及家属解释技术执行的目的及过程，取得同意。

4. 有呼吸困难症状，立即给予氧气吸入。

5. 建立静脉通路，静脉消炎补液治疗。

6. 病情较重者，给予床旁持续心电监护。

7. 嘱病人禁食水，做术前准备。

8. 协助病人取舒适体位，对于金属类异物如假牙，病人应绝对卧床，防止异物活动穿刺大动脉引起大出血。

9. 心理护理。此类病人多表现为精神恐惧，尤以老年人表现更为突出，故应给予热情接待，以消除其顾虑，并耐心、细心地介绍术前、术后注意事项，稳定病人情绪，并做好家属的解释工作。

10. 疑有穿孔者，给予鼻饲饮食。

11. 整理用物，洗手。

12. 护理记录单上记录病人相关病情变化。

（五）评价

1. 用物是否准备齐全。

2. 病人病情得到控制，异物取出，呼吸通畅。

3. 操作程序是否规范。

（六）健康教育

1. 食管异物是可以预防的，进食勿匆忙，应细嚼慢咽，忌用带刺或碎骨的鸡汤、鱼汤等与米、面混合煮食。

2. 老年人的义齿要严防脱落，进食留心，睡前、全身麻醉前应取下，对松动的义齿及时修补。

3. 教育儿童不要将各类玩物放入口中玩耍。

4. 异物误入食管后应立即就医，切忌用馒头饭团、韭菜等强行下咽，以免诱发并发症。

（七）注意事项

1. 疑有食管损伤、穿孔或炎性反应较轻者，应用抗生素，注意监测生命体征，必要时复查胸片、食管造影检查后方可进食。

2. 无食管损伤者，可进流食或软食。

3.食管穿孔者，应禁食、禁水，禁食期间给予留置胃管，行鼻饲饮食。

4.定时雾化吸入治疗，加强口腔护理，减少感染机会。

5.严密观察病情变化，呼吸情况，如有异常，通知医生。

6.注意观察有无并发症的发生：如食管穿孔、气管食管瘘、大血管破裂。

四、闭合性喉外伤急救配合

闭合性喉外伤是指颈部受到外界钝器的撞击，或者是挤压导致钝性损伤时，颈部、喉部并没有出现与外界相通的伤口，但喉内结构出现了不同程度的损伤及破坏，医学上称之为闭合性喉外伤。损伤程度与外力作用大小、方向有关。

闭合性喉外伤相对于开放性喉外伤比较少见，通常为急性损伤，需要紧急处理。其主要发生于交通事故中，也可于劳动中受损伤，日常进行激烈的运动或是打架、斗殴等情况也会发生闭合性喉外伤。临床上主要表现为喉部的疼痛感、声音嘶哑，当损伤到喉黏膜时还会出现咯血的症状。如果损伤到颈部的大血管等，未经过及时的处理，甚至会导致死亡。轻症的闭合性喉外伤可以密切观察，无须特殊治疗。对于病情比较严重者可以采取气管切开术，缓解呼吸困难等症状，其预后还要根据损伤程度及处理情况来决定。

（一）目的

1.病人及时救治，无生命危险。

2.病人预后良好，未留下明显后遗症。

（二）评估

1.评估病人。

(1) 了解病人病情、合作程度及生命体征情况。

(2) 评估病人受伤的程度、有无疼痛、咯血、颈部肿胀或出现瘀斑及皮下气肿、吞咽困难、声嘶或失声、呼吸困难及休克等。

(3) 评估病人症状。

① 疼痛：以喉肌颈部触痛多明显，说话、吞咽或咳嗽时疼痛加重，

有时放射至耳部。

② 声音嘶哑或失声：由于声带、室带黏膜出血水肿、喉软骨骨折、脱位、喉返神经损伤等均可导致失声。

③ 咳嗽及咯血：由于挫伤刺激，伤及喉黏膜者轻者仅有痰中带血，重者如喉软骨骨折损伤血管可导致咯血。

④ 颈部及皮下气肿：当空气进入喉部周围组织，轻者仅局限于颈部，重者可累及面部、胸部甚至纵隔，可导致呼吸困难。

⑤ 吞咽困难：主要由于喉痛导致，也可由于咽喉黏膜损伤导致。

⑥ 呼吸困难：可有进行性呼吸困难，多数由于喉狭窄所致，损伤双侧喉返神经亦可出现吸气性呼吸困难，甚至窒息。

⑦ 休克：损伤颈部大血管可出现失血性休克。

(4) 体征。

① 颈部皮肤出现片状或条索状瘀斑，颈部肿胀变粗、变形。

② 喉部有明显触痛感，可触及喉软骨碎片摩擦音。

③ 皮下气肿可扪及捻发声或握雪感。

(5) 向病人讲解治疗血的目的、操作方法及注意事项。

2. 评估环境。安全、安静、清洁。

（三）计划

1. 操作者准备。着装整洁、洗手、戴口罩、戴手套。

2. 病人准备。

(1) 一般准备。

① 给予病人创造舒适的休养环境，分散注意力，如听音乐等，评估疼痛耐受程度，必要时给予口服或静脉镇痛药物，减轻伤口疼痛，利于疾病恢复。嘱病人保持安静，颈部制动，进流食或软食，减少吞咽动作。

② 充分了解喉损伤的程度、部位及大小，密切观察口腔有无鲜血，密切监测生命体征，血象等相关检验有无异常，及时报告医生，全身应用糖皮质激素及抗生素治疗，预防感染。

③ 耐心倾听病人主诉，病人颈部有无压迫感，密切观察病人颈部有无肿大，变粗，防止内出血，引起窒息。床旁备好气管切开包及其他

抢救设备，必要时行气管切开术。

④ 做好心理疏导，喉创伤多为突发性的，病人一时难以接受，护士应给予充分理解，与病人有效沟通，消除其紧张恐惧心理，使病人积极配合治疗，促进疾病康复。

⑤ 讲解疾病相关知识，同伴教育，树立战胜疾病信心。

(2) 气管切开术前准备。

① 全身麻醉术前常规禁食水 6h，局部麻醉及急症手术除外。

② 备颈部皮肤，男性病人刮胡子。

③ 准备写字板和笔，其他电子交流产品。

④ 术前晚开塞露 20ml 纳肛，清洁肠道。

（四）实施

1. 核对医嘱，做好三查七对。

2. 辨识病人，向病人及家属解释技术执行的目的及过程，取得同意。

3. 气管切开术后护理。

(1) 气道的护理：保持套管通畅，清洗气管内套管每天 4 次，消毒内套管每天 1 次；超声雾化吸入每天 4 次；0.45% 氯化钠注射液 100ml 调为 5ml/h 的滴速气管内点药。保持室内湿度为 60%～70%，预防堵管。每 6 小时气囊放气一次，15 分钟之后充气，充气硬度以鼻尖硬度为宜，4～6ml。

(2) 切口护理：注意观察气管切开切口处渗血及渗出情况；更换切口处无菌剪介纱布 4 次 / 日，渗血及渗出较多，随时更换，观察切口处有无红肿、破溃，预防切口处感染。

(3) 饮食护理：无呛咳者，可进食高维生素、高蛋白、高热量的半流质饮食，促进伤口恢复。

(4) 密切观察病情，预防各类并发症的发生。

（五）评价

1. 用物准备是否齐全。

2. 是否执行无菌操作原则。

3. 操作程序是否规范。

4. 操作动作是否轻柔、准确。

5. 病人有无出血、感染等并发症发生。

6. 病人有无窒息发生。

（六）健康教育

1. 心理护理。护士主动关心、安慰病人，介绍疾病处理与转归，使病人保持良好心态，积极乐观向上。

2. 向病人及家属讲解疾病有关知识，使病人增加战胜疾病的信心。告知病人颈部勿剧烈运动，适量运动，以利于康复。

3. 病情观察。定时观察病人血压、脉搏、呼吸、意识、瞳孔的变化，注意喉部的情况。

4. 饮食护理。恢复期间，禁烟酒、辛辣刺激性饮食，鼓励病人多进流食、半流食或软食，应选择高蛋白、高维生素的饮食，增强免疫力，少食多餐，并保持大便通畅，促进康复。如果患有高血压，糖尿病等基础疾病的话，建议之前的饮食方式为主，低盐低脂糖尿病饮食。

5. 如行气管插管或气管切开，进行相应的健康教育。

6. 指导病人出院后两周内要休声，减少喉部活动，促进伤口愈合。注意头部体位，并做好保护措施。

7. 闭合性喉外伤损伤程度比较轻的话，治愈出院后 1 个月左右回医院复诊一次；损伤程度比较严重，在治愈后，遵循医嘱 1 周或是 1 个月复诊一次。出院后注意保护骨折部位，继续支具固定，有任何不适及时就诊。

（七）注意事项

1. 护理过程中，应注意无菌、消炎处理，防止继发性感染。可以遵循医嘱适当口服一些活血化瘀及营养神经的药物，注意观察有无再次出现咯血及呼吸困难等情况的发生。

2. 注意观察病人的喉部情况及呼吸情况，日常生活中需要注意有无咯血等情况的再次出现，注意保护好骨折部位，避免再次受损伤。

3. 单纯性喉挫伤者，应喉休息（休声、流食或禁食，减少吞咽动作），颈部制动，全身应用抗生素和糖皮质激素预防感染，减轻水肿。

酌情给予镇痛药。

4. 喉软骨骨折无移位者，治疗同喉挫伤；如发生多发性骨折，软骨已成碎块并发生移位者，宜先行低位气管切开术，然后通过喉裂开术进行复位、固定，对喉内破损的黏膜应仔细缝合后放置硅胶膜。

5. 环甲关节脱位者，可用手指在喉外将甲状软骨向后推移，另一手将环状软骨向前牵拉，使其复位；环杓关节脱位者，可在间接或支撑喉镜下，拨动勺状软骨使之复位，复位效果不佳，仍残留声嘶者可考虑进行声带注射术（图 4-17）。

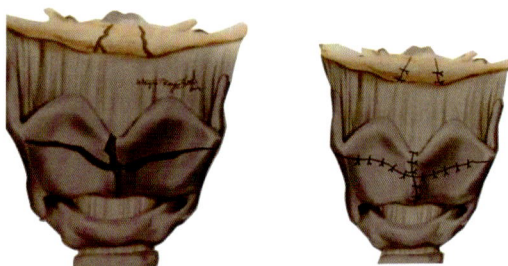

▲ 图 4-17　喉软骨骨折缝合示意

6. 闭合性喉外伤的病人大多是由于意外创伤所导致的，所以，在治疗生理疾病的同时，还要关注病人的心理健康等问题，给予适当的心理辅导，避免打架斗殴，关注心理健康，及时关注心理健康问题，及时与身边的人进行沟通交流；另外，避免打架斗殴等现象的发生。

7. 在日常的生活和工作当中，一定要注意保护好自身的安全，做好防护措施。做到开车不饮酒，饮酒不开车的良好习惯，避免交通事故的发生。

8. 闭合性喉外伤的预后还要根据受伤严重程度及抢救措施的实施情况进一步评估。一般损伤程度比较轻的话，预后通常会比较好，也不会留有明显的后遗症。如果损伤程度比较严重，例如损伤到喉返神经等，恢复起来就会慢一些，大概需要 2~3 个月的时间。如果发生骨折等，可能治愈后会留有一定的后遗症；受伤后如果没有采取积极的治疗措施，还会导致当场死亡情况的发生。

五、开放性喉外伤急救配合

开放性喉外伤是指喉部皮肤和软组织破裂，其伤口与外界相通的喉创伤，并且伤口和喉腔或喉咽腔可贯通，称之为贯通性喉外伤。多由锐器伤、巨大破坏力、战创伤等引起，可累及喉软骨、肌肉、神经、筋膜等喉部结构，且因喉部邻近颈部大血管，病人常以大出血、休克、呼吸困难等危重状况就诊。止血、纠正休克、保持呼吸道通畅、清创整复缝合是主要治疗项目。

（一）目的

1. 止血，防止出血过多，造成失血性休克。

2. 保持呼吸道通畅，抢救生命，防止窒息及其他并发症的发生。

（二）评估

1. 评估病人。

(1) 了解病人病情、合作程度及生命体征情况。

(2) 评估病人有无以下临床表现。

① 出血：多来自喉动脉、面动脉、甲状腺动脉及甲状腺。

② 呼吸困难。

a. 可由软骨骨折、黏膜出血、肿胀等所致。

b. 可因血液流入下呼吸道，有效气体交换面积缩小造成。

c. 可因气胸、纵隔气肿引起。

③ 皮下气肿：空气通过喉内和颈部伤口进入软组织内而产生。

④ 失血性休克：失血过多，时间过长所致。

⑤ 吞咽困难：常因咽喉疼痛所致。

⑥ 声嘶：声带或喉返神经损伤、环杓关节脱位所致。

⑦ 咽瘘：伤口穿通咽部，梨状窝或食管上端者，可有唾液、食物自伤口溢出。

2. 评估环境。安全、安静、清洁。

（三）计划

1. 操作者准备。六步洗手法洗手、戴口罩。

2. 向病人及家属讲解疾病有关知识，稳定病人情绪，使病人增加战胜疾病的信心。

（四）实施

1. 核对医嘱，做好三查七对。

2. 严密监测生命体征，有失血性休克的，建立多条静脉通路，大量补液及其他抗休克治疗。

3. 观察病人颈部伤口敷料渗血情况，留置引流管者，要保持引流管通畅，勿打折、扭曲，观察引流液的颜色、量及性质，如有异常，及时处理。

4. 气管切开、气管插管的病人，按切开及插管术后护理。

5. 严格无菌操作，全身应用糖皮质激素及抗生素消炎治疗，预防感染。

6. 提供舒适的休养环境，评估疼痛的耐受力，疼痛较剧烈者，合理使用镇痛药物，安抚病人情绪。

7. 喉部开放性伤口，可造成病人及家属紧张、恐惧、焦虑，护士应耐心做好安抚工作，告知病人调整好自身情绪，积极配合治疗，利于术后康复。

8. 气胸、纵隔气肿而行胸腔闭式引流的病人，应妥善固定导管，做好胸腔闭式引流的术后护理。

9. 术后在病人病情允许下，指导其做力所能及的事情，帮助其逐步恢复自理能力。

（五）评价

1. 用物准备是否齐全。

2. 是否执行无菌操作原则。

3. 操作程序是否规范。

4. 操作动作是否轻柔、准确。

5. 是否有出血、感染、休克等并发症。

6. 病人是否了解疾病相关知识。

（六）健康教育

1. 心理护理。护士主动关心、安慰病人，介绍疾病处理与转归，使病人保持良好心态，积极乐观向上，适量运动，以利于康复。

2. 病情观察。教会家属观察病人血压、脉搏、呼吸、意识的变化，注意喉部的情况。

3. 饮食护理。饮食指导，恢复期间，禁烟酒、辛辣刺激性饮食，应选择高蛋白、高维生素的饮食，增强免疫力，促进康复。如为鼻饲饮食，也要少量多次进餐，以保证营养的摄入。

4. 如行气管插管或气管切开，进行相应的健康教育。

（七）注意事项

1. 出血的处理

(1) 直接压迫出血区是临时控制出血的最佳方案。

(2) 在补充血容量的基础上，行颈部血管探查术。

2. 呼吸困难的处理

(1) 行气管切开术。

(2) 环甲膜穿刺术。

(3) 气管插管。

3. 休克的处理。及时有效地建立多条静脉通路，扩充血容量，监测生命体征，注意保暖、体位等。

4. 营养的供给。给予高热量、高蛋白饮食，必要时留置胃管，保证充分营养，利于伤口愈合。

5. 如病人行气管切开术，术后戴管回家，教会病人及家属气管套管家庭护理方法，并给予书面指导材料一份。

6. 如病人有精神疾病的出院之后继续转入精神卫生中心继续治疗。

六、喉烫伤及烧灼伤急救配合

喉烫伤及烧灼伤是指喉、气管、支气管黏膜受到强的物理因素（烧灼伤、烫伤、放射损伤）或接触化学物质（强酸、强碱）腐蚀后，导致局部组织水肿、充血，以致局部组织坏死等病变。呼吸道烧伤占全身烧伤 2%～3%，上呼吸道烧灼伤较多见。由于声门在热气、有毒烟雾或化学物质刺激下反射性关闭因而上呼吸道烧灼伤较下呼吸道者多见且伤情较重。一般单纯性的喉烫伤及烧灼伤较少见，常与头面部烫伤及烧灼伤合并。

（一）目的

1. 抢救生命，保持呼吸道通畅，防止窒息及其他并发症的发生。

2. 改善营养，促进病人早日康复。

（二）评估

1. 评估病人。

(1) 了解病人病情，评估异物阻塞的程度、病人合作程度。

(2) 评估病人喉烫伤及烧灼伤的分型。

① 轻型（声门及声门以下）：头面部皮肤烧伤，上呼吸道黏膜充血、肿胀、水疱、溃疡及假膜形成，出现声音嘶哑，喉痛咽干，咳嗽多痰。如吸入烟尘致病，常见痰中有碳粒或带血迹。检查见伴有头面部皮肤烧伤，鼻毛烧焦，口鼻咽喉部黏膜充血，肿胀，溃疡等。吞食腐蚀剂或烧灼液时，可见口周皮肤烫伤，亦可出现食管、胃部烫伤及全身中毒表现。

② 较重型（隆突以上）：喉黏膜水肿、糜烂，呼吸音粗糙，可闻及干啰音及哮鸣音，在伤后 20min 至 2 天内，出现喉水肿，导致吸气性呼吸困难，以致出现窒息、发绀、昏迷、死亡。伴有呼吸道烧伤，可后遗喉、气管瘢痕狭窄，预后不良。

③ 严重型（支气管甚至达肺泡）：下呼吸道黏膜水肿、糜烂，出现呼吸较急促，咳嗽剧烈，听诊心音较远，肺呼吸音减弱，两日后部分肺叶可闻及干啰音、哮鸣音。吞食腐蚀剂者可致气管食管瘘。烧伤面积广泛者，伤后 24h 可发生严重呼吸困难及肺水肿，有血性泡沫痰。

2. 评估环境。安全、安静、清洁。

（三）计划

操作者准备。洗手、戴口罩。

（四）实施

1. 核对医嘱，做好三查七对。

2. 辨识病人，稳定病人情绪，向病人及家属解释治疗目的及过程，取得同意。

3. 创面早期处理及中和疗法。喉、呼吸道烧伤一般采用雾化法，将药液吸入黏膜面。

(1) 强酸烧伤，除用水冲洗口腔、咽喉部外，可用氧化镁乳剂、2%～5% 碳酸氢钠溶液或牛奶、豆浆、鸡蛋清涂创面或吞服中和，碳酸氢钠溶液可雾化吸入。

(2) 强碱烧伤，除用水冲洗外，可用醋、1% 盐酸、醋酸、枸橼酸钠吞服或雾化吸入。

(3) 酚类烧伤，宜先用稀乙醇，然后用水冲洗创面。

(4) 化学毒气烧伤，应戴上防毒面具，离开毒污染区，用 2%～5% 碳酸氢钠溶液 0.05%～0.1% 高锰酸钾溶液或清水冲洗口、鼻、咽腔。

(5) 热液烫伤，早起含冰块或冷开水漱口，颈部冷敷。

(6) 经上述处理后，可用 1% 麻黄碱生理盐水溶液喷入后，咽部以减轻黏膜充血、水肿。

(7) 注意口腔卫生，喉咽部卫生，定期做口腔护理，每日抗生素加激素溶液雾化吸入。

4. 保持呼吸道通畅。严密观察病人呼吸情况，喉部及全身应用抗生素及激素类药物，一旦出现喉阻塞或下呼吸道阻塞均应行气管切开术、气管内插管，防止窒息；应用解痉药物，接触支气管痉挛；随时吸出口腔、鼻腔、气管内分泌物。

5. 全身治疗

(1) 防止感染：大剂量应用抗生素，特别注意肺部感染。

(2) 有休克、严重脱水、吞咽困难或中毒症状者，均需经静脉补足液体，并大量给予 B 族维生素及维生素 C，进行解毒及对症治疗。

(3) 充分补液，维持水电解质平衡。

(4) 留置胃管：鼻饲饮食，给予全身营养支持治疗，改善机体营养；强酸强碱的烧伤，留置胃管，还可预防食管狭窄。

（五）评价

1. 用物准备是否齐全。

2. 是否执行无菌操作原则。

3. 操作程序是否规范。

4. 操作动作是否轻柔、准确。

5. 是否有感染等并发症。

6. 病人是否了解疾病相关知识。

（六）健康教育

1. 告知病人做好口腔护理，可用含有激素的药物漱口液漱口，保持口腔清洁，预防感染。

2. 饮食指导，恢复期间，禁烟酒、辛辣刺激性饮食，应选择高蛋白、高维生素的饮食，增强免疫力，促进康复，留置胃管者，教会病人及家属鼻饲法。

3. 给予病人及家属足够的人文关怀，做好心理护理，使病人保持良好心态，积极乐观向上，适量运动，以促进疾病康复。

4. 讲解相关知识，告知病人轻型烧伤一般在伤后 24h 喉黏膜水肿开始消退，2～3 周康复，消除焦虑恐惧心理。

5. 向病人讲解喉损伤的紧急简单有效的现场救治措施，防止二次损伤。

6. 嘱病人出院后定期复查，如有不适，及时到医院就诊。

（七）注意事项

1. 给病人创面外敷或外喷镇痛药物，缓解伤口疼痛。给病人提供舒适的休养环境，放松疗法，必要时口服或静脉应用镇痛药物。

2. 给予全身支持疗法，观察病人生命体征、水、电解质的变化，建立多条静脉通路，快速适量补液，预防脱水及感染性休克的发生。

3. 接诊病人后仔细检查损伤的部位、损伤程度、损伤面积，观察病人有无呼吸困难等症状，必要时行气管插管或气管切开术，以保持呼吸道通畅，防止窒息发生，按气管切开及插管术后护理。

七、喉插管损伤急救配合

喉插管也称为气管插管，插管损伤是指气管内插管及气囊所引起的喉部损伤，如损伤性喉肉芽肿、环杓关节脱位、喉水肿、喉黏膜损伤，常表现为溃疡、声带麻痹等症状，临床上可以通过喉镜或者其他检查来确诊，治疗方法可根据不同症状而不同。轻者能自愈，重者可有失音、呼吸困难（图 4-18）。

（一）目的

保持呼吸道通畅，减少并发症发生。

（二）评估

1. 评估病人。

(1) 了解病人病情、合作程度。

(2) 向病人讲解疾病相关知识及注意事项。

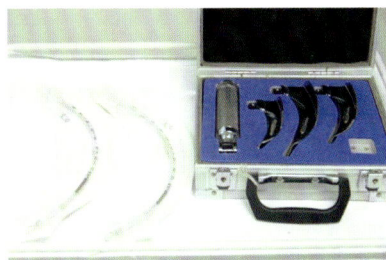

▲ 图 4–18　喉镜及气管插管

2. 评估环境。安全、安静、清洁。

（三）计划

1. 操作者准备。六步洗手法洗手，戴口罩。

2. 用物准备。治疗车、医嘱单、超声雾化器、雾化管路、50ml 注射器、碘棉签、0.9% 氯化钠注射液 100ml、雾化药物（遵医嘱）、灭菌注射用水、漱口杯、手消液、开瓶器、锐器盒、污物罐。

（四）实施

1. 核对医嘱，做好三查七对。

2. 辨识病人，向病人及家属解释技术执行的目的及过程，取得同意。

3. 耐心向病人解释疼痛产生的原因，嘱其卧床休息，并采用分散注意力的方式，以减轻疼痛，必要时口服或静脉应用镇痛药物。

4. 遵医嘱给予雾化吸入、全身应用抗生素来抗感染及防治肉芽生长。

5. 若病人需行手术治疗，做好相应的术前及术后护理。

6. 在护理的过程中，注意观察病人病情，如果有以下情况发生，及时报告医生，及时恰当地治疗。

(1) 溃疡及假膜形成，常为黏膜损伤并感染所致，病变多为杓软骨的声突处，可见局部黏膜溃疡，表面有假膜，同时病人有声嘶、喉痛、咳嗽和痰中带血。

(2) 肉芽肿，出现喉黏膜溃疡和假膜后，经过一段时间，就会形成肉芽肿，病人常有如下表现。

① 病人自觉喉内不适，发声嘶哑，痰中带血，经久不治。

② 喉镜检查，声门后段呈灰白色或淡红色，表面光滑，软如息肉样的新生物，也称之为息肉样肉芽肿。

③ 肉芽肿较大影响声门闭合者，则出现失音，甚至有程度不等的呼吸困难。

(3) 枢关节脱位与声带瘫痪。

① 病人拔除插管后即出现声嘶，严重时有发声疲劳、呼吸不畅感。

② 寰枢关节脱位者：两侧杓软骨、杓会厌襞不对称，患侧杓状软骨部红肿、凸于声门之上，掩盖声门后部。

③ 若杓状软骨无红肿移位，而声带固定不动者，应考虑声带瘫痪。

④ 动态喉镜检查，寰枢关节脱位者，声带黏膜振波存在，声带瘫痪者声带黏膜振波消失。

（五）评价

1. 用物准备是否齐全。

2. 是否执行无菌操作原则。

3. 操作程序是否规范。

4. 操作动作是否轻柔、准确。

5. 是否有并发症发生。

6. 病人是否了解疾病相关知识。

（六）健康教育

1. 饮食指导，恢复期间，禁烟酒、辛辣刺激性饮食，应选择高蛋白、高维生素的饮食，增强免疫力，促进康复。

2. 嘱病人噤声，不要做用力屏气的动作，定期复查。

3. 向病人及家属讲解疾病相关知识，使病人保持良好心态，积极乐观向上，消除病人紧张、焦虑情绪，树立战胜疾病的信心，同时嘱病人做适量运动，以利于康复。

4. 嘱病人出院后定期复查，如有不适，及时到医院就诊。

（七）注意事项

1. 在插管术后次日发现声嘶者，要做喉镜检查，发现喉内损伤者，应嘱病人少说话，禁烟酒，不要做屏气用力动作。清洁口腔，应用抗生素、激素及维生素 B_2 等药。

2.有溃疡与假膜形成者，除上述方法外，假膜不易脱落有碍呼吸时，应直接喉镜下细心去除，注意不要造成新的黏膜损伤。

3.有肉芽形成者，应噤声，经常观察喉部，经月余之后，待其根蒂形成，在直接喉镜下切除。

4.环杓关节脱位者，应及早进行复位。

5.喉麻痹者，应用维生素 B_1、维生素 B_{12} 等营养神经药物及激素，喉部理疗，以使喉返神经功能有所恢复。

6.喉插管损伤主要有以下病因。

(1)医生气管插管术不熟练、操作粗暴、未看清声门、盲目强行插入等均可导致喉插管损伤的发生。

(2)插管过粗、管芯太长，套囊充气过多或导管质量差，插管过程中过多地搬动病人头部，摩擦都可导致喉插管损伤。

(3)插管时间过久，使喉部黏膜受压时间太长，也可引起喉插管损伤。

(4)插管的质量不好，继而压迫和刺激喉气管黏膜，导致喉插管损伤。

(5)困难气道，有些病人由于小下颌、肥胖、颈椎病病变，插管时显露声门困难，属于困难气道，容易出现插管损伤。

(6)由于清醒插管时表面麻醉不充分，术中病人咳嗽剧烈，发生喉部痉挛，喉镜或插管前端可损伤喉部。

参考文献

[1] 程友,李泽卿,王秋萍.喉外伤的急救与处置 [J].中国急救医学,2007,27(7):645-647.

[2] 梁琴.闭合性喉外伤近年研究进展 [J].中国眼耳鼻喉科杂志,1997(5):4.

练习题

（一）填空题

1.环甲膜穿刺，环甲膜位于_____软骨和_____软骨之间。

2. 食管全长可分为三段 _____、_____、_____。

3. 气管、支气管异物分为 _____ 和 _____ 两类。

4. 非单纯性鼻外伤者，应迅速 _____，快速止血、抗休克、_____，争分夺秒，挽救病人生命。

（二）选择题

A1 题型（单句型最佳选择题）：每道试题由 1 个题干和 5 个供选择的备选答案组成。题干以叙述式单句出现，备选答案中只有一个是最佳选择，称为正确答案，其余 4 个均为干扰答案。干扰答案或是完全不正确，或是部分正确。

1. 食管异物并发食管穿孔，应给予什么饮食（　　　）

A. 禁食水   B. 半流食

C. 流食   D. 冷流食

E. 普食

2. 气管、支气管异物最常见种类是（　　　）

A. 植物类异物   B. 动物类异物

C. 金属类异物   D. 化学制品类异物

E. 内生性异物

A2 题型（病例摘要型最佳题型）：试题结构是由 1 个简要病例作为题干、5 个供选择的备选答案组成，备选答案中只有一个是最佳选择。

1. 患儿，男性，5 岁，口含玩物，不慎落入气管，请问异物易落入哪侧支气管（　　　）

A. 右主支气管   B. 左主支气管

C. 食管   D. 食管

E. 左右均等

2. 食管异物的检查方法首选（　　　）

A. 胸部 X 线   B. B 超

C. 造影   D. 核磁

E. CT

A3 型题（病例组型最佳选择题）：试题结构是开始叙述一个以病人为中心的临床情景，然后提出 2～3 个相关问题，每个问题均与开始的临床情景有关，但测试要点不同，且问题之间相互独立。

（1～2 题共用题干）

男性病人，今晨进食不慎，将枣核吞下，落入食管，急诊以食管异物收治，进行救治。

1. 食管异物易停留的部位（　　　）

A. 第一狭窄　　　　　　　　　B. 第二狭窄

C. 第三狭窄　　　　　　　　　D. 第四狭窄

E. 第五狭窄

2. 最不可采取的方法为（　　　）

A. 立即就医　　　　　　　　　B. 胸部 X 线片

C. 喝醋软化　　　　　　　　　D. CT 检查

E. 手术疗法

X 型题：无排列规律的多重选择题，答案可有一个或多个。

1. 食管异物的诊断方法（　　　）

A. 异物史　　　　　　　　　　B. 间接喉镜检查

C. 胸部 X 线检查　　　　　　　D. CT 检查

E. 食管镜检查

2. 喉的功能（　　　）

A. 呼吸功能　　　　　　　　　B. 发声功能

C. 保护下呼吸道功能　　　　　D. 屏气功能

E. 加温功能

3. 食管壁的厚度约为（　　　）

A. 1～2mm　　　　　　　　　B. 2～3mm

C. 3～4mm　　　　　　　　　D. 4～5mm

E. 5～6mm

4.食管壁黏膜由内到外分为几层（　　　）

A.黏膜层 　　　　　　　　　B.黏膜下层

C.肌层 　　　　　　　　　　D.纤维层

E.浆膜层

（三）判断题：对一段叙述做出对（√）或错（×）的判断。

1.气管、支气管异物多发生于5岁以下儿童，3岁以下最多，可占60%～70%。　　　　　　　　　　　　　　　　（　　　）

2.食管异物，食管穿孔者，应禁食水，给予留置胃管，进行鼻饲饮食。　　　　　　　　　　　　　　　　　　　（　　　）

3.食管的血管供应十分丰富，主要来自甲状腺下动脉及胸、腹主动脉的分支。　　　　　　　　　　　　　　　　（　　　）

（四）案例题：由一个病例和多个病例组成。开始提供一个模拟临床情景的案例，每道案例分析题一般有3个以上问题。

1.病人，男性，40岁，进食鸭翅时，误将鸭骨头吞下，在家自行用饭团下咽，无果后前往医院就诊，病人疼痛，暂无呼吸困难，请问：

(1)食管的三个狭窄分别是哪里？

(2)食管异物的临床表现是什么？

(3)食管异物的并发症有哪些？

2.病人，男性，60岁，主因：声音嘶哑2年余，近期出现呼吸困难，且逐渐加重，夜间不能平卧，现为进一步治疗，前往医院诊治。请问：

(1)喉阻塞呼吸困难，临床上分为几度？

(2)具体临床表现有哪些？

参考答案

（一）填空题

1.甲状；环状

2. 颈段；胸段；腹段

3. 内源性；外源性

4. 建立静脉通路；维持呼吸道通畅

（二）选择题

A1 型题

1. A　　　2. A

A2 型题

1. A　　　2. A

A3 型题

1. A　　　2. C

X 型题

1. ABCDE　　　2. ABCD　　　3. C　　　4. ABCD

（三）判断题

1. √　　2. √　　3. √

（四）案例题

1. (1) 第一狭窄：食管起始处，相当于第 6 颈椎体下缘水平，距中切牙约 15cm。

第二狭窄：食管在左主支气管的后方与其交叉处，相当于第 4、5 胸椎体水平，距中切牙约 25cm。

第三狭窄：食管通过膈的食管裂孔处，相当于第 10 胸椎水平，距中切牙约 40cm。

(2) 吞咽困难、吞咽疼痛、呼吸道症状

(3) 食管穿孔、气管食管瘘、大血管破裂

2. (1) 分为四度。

(2) 一度：安静时无呼吸困难。

二度：安静时有呼吸困难，吸气性喉喘鸣和吸气性胸廓周围组织凹陷，活动时加剧，但不影响睡眠和进食，无烦躁不安等缺氧症状。

三度：呼吸困难明显，喉喘鸣声较响，吸气性胸廓周围组织

凹陷显著，并出现缺氧症状，如烦躁不安、不易入睡，不愿进食，脉搏加快等。

四度：呼吸极度困难，病人坐卧不安，手足乱动，出冷汗，面色苍白或发绀，定向力丧失，心律不齐，脉搏细数，昏迷、大小便失禁等。若抢救不及时，可窒息而亡。

附录　20 项专科技术操作视频列表

- 鼻腔鼻窦负压置换
- 鼻腔滴药法
- 鼻腔喷药法
- 鼻声反射检测法
- 鼻阻检测法
- 耳后注射
- 耳郭假性囊肿穿刺术
- 耳前耳后瘘管切开术后换药法
- 更换气管套管法
- 鼓膜穿刺
- 过敏原点刺试验
- 上颌窦穿刺
- 外耳道冲洗
- 外耳道滴药法
- 雾化吸入法
- 下鼻甲消融法
- 小耳畸形术后注水法
- 嗅觉功能测试法
- 咽部喷药法
- 咽鼓管波氏球吹张

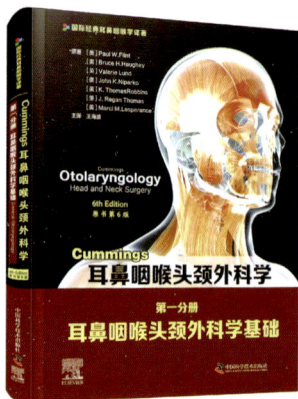

书　名　第一分册　耳鼻咽喉头颈外科学基础
主　译　王海波
开　本　大 16 开（精装）
定　价　196.00 元

本书引进自世界知名的 Elsevier 出版集团，是 *Cummings Otolaryngology-Head and Neck Surgery, 6e* 中文翻译版系列分册之一。本书特别就耳鼻咽喉头颈外科学临床研究的基础内容进行了阐述，包括研究方法、研究过程中存在的偏倚等问题，以及疗效的评价等，用于指导开展相关规范性临床研究。此外，还对免疫功能异常及系统性疾病在耳、鼻、咽喉、头颈和口腔的表现进行了重点介绍，同时提示专科医生应具有整体观，将患者视为一个整体，不可只关注局部，以免引起误诊、漏诊。书中还专门针对临床难以处理的困难气道问题做了说明，介绍了疼痛管理和睡眠障碍等近年来的研究热点。

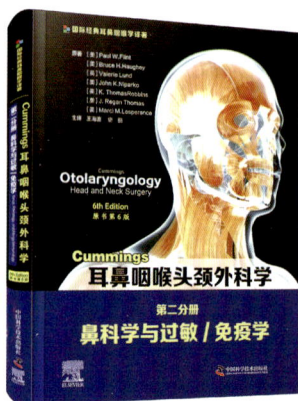

书　名　第二分册　鼻科学与过敏 / 免疫学
主　译　王海波　史　丽
开　本　大 16 开（精装）
定　价　186.00 元

本书引进自世界知名的 Elsevier 出版集团，是 *Cummings Otolaryngology- Head and Neck Surgery, 6e* 中文翻译版系列分册之一。本书集中反映了当今鼻腔、鼻窦和鼻部过敏科学及其相关领域中最主要的成就与进展。在病因、临床表现、治疗等方面进行了详细阐述，并提供了大量文献支持。书中不仅包括上气道过敏和免疫学、嗅觉的病理生理研究，鼻腔 - 鼻窦炎性疾病特征及相关肿瘤的处理，还涵盖了鼻 - 眼和鼻 - 颅底相关疾病的治疗等内容。

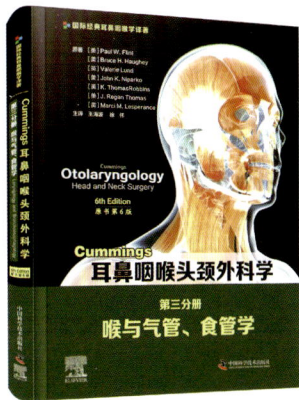

书　名　第三分册　喉与气管、食管学
主　译　王海波　徐　伟
开　本　大16开（精装）
定　价　166.00元

本书引进自世界知名的 Elsevier 出版集团，是 *Cummings Otolaryngology- Head and Neck Surgery, 6e* 中文翻译版系列分册之一。本书详细介绍了纤维喉镜、动态喉镜及喉高速摄影、喉肌电图、嗓音分析软件和评估问卷量表等技术在喉功能评估方法、嗓音障碍的诊断中的应用价值，涵盖了嗓音疾病外科各种最新的手术技术，包括喉显微外科、喉激光和喉框架手术，同时还介绍了喉神经移植手术，对咽喉部功能障碍导致的慢性误吸诊治进行了详细归纳，对气管狭窄的诊断及手术要点进行了重点介绍。此外，还对咽喉食管反流疾病的发病机制、诊断方法及最新进展进行了深入阐述。

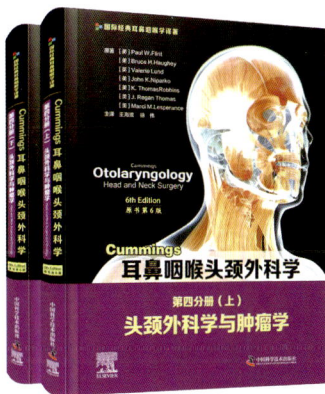

书　名　第四分册　头颈外科学与肿瘤学
主　译　王海波　徐　伟
开　本　大16开（精装）
定　价　598.00元

本书引进自世界知名的 Elsevier 出版集团，是 *Cummings Otolaryngology- Head and Neck Surgery, 6e* 中文翻译版系列分册之一。本书共53章，涉及总论、唾液腺、口腔、咽与食管、喉、颈部及甲状腺疾病等七篇，涵盖头颈科学的全部方向。书中内容既有涉及头颈部疾病的生理病理、流行病学、影像学特征及诊疗原则的经典内容，也有在近十年中基于诸多分子生物学、免疫学的研究突破及临床多中心临床试验的最新成果介绍。书中对涉及的重点手术方法均以高清图片及实例展示，重点突出、表述精练、条理清晰。各章均以本章提炼要点开篇，便于读者对核心内容的掌握。书中涉及的数据及结论，均在文后附有相关文献支持，便于读者进一步深入学习。

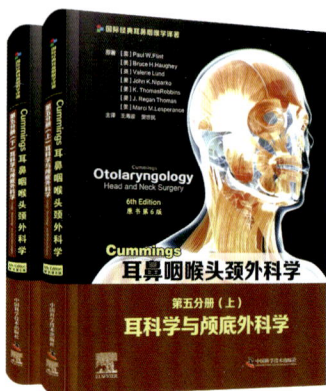

书　名　第五分册　耳科学与颅底外科学
主　译　王海波　樊世民
开　本　大 16 开（精装）
定　价　548.00 元

本书引进自世界知名的 Elsevier 出版集团，是 *Cummings Otolaryngology-Head and Neck Surgery, 6e* 中文翻译版系列分册之一。本书特别就耳鼻咽喉学临床研究的相关内容进行了阐述，包括研究方法、研究过程中存在的偏倚等问题，以及疗效的评价等，用于指导相关规范临床研究。此外，还对免疫功能异常及系统性疾病在耳、鼻、咽喉、头颈和口腔的表现进行了重点介绍，同时提示专科医生应具有整体观，将患者视为一个整体，不可只关注局部，以免引起误诊、漏诊。书中还针对临床难以处理的困难气道问题做了专门说明，介绍了疼痛管理和睡眠障碍等近年来的研究热点。

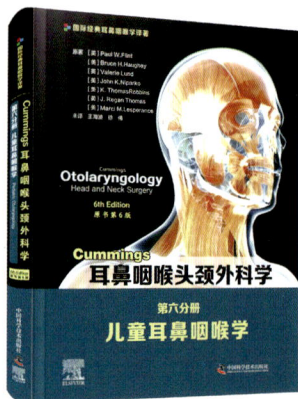

书　名　第六分册　儿童耳鼻咽喉科学
主　译　王海波　徐　伟
开　本　大 16 开（精装）
定　价　286.00 元

本书引进自世界知名的 Elsevier 出版集团，是 *Cummings Otolaryngology-Head and Neck Surgery, 6e* 中文翻译版系列分册之一。本书针对儿童耳鼻咽喉科患者，在充分采集临床证据，吸收临床研究最新成果的基础上，汇聚国际最新研究进展，编写而成。本书先概述了小儿耳鼻咽喉的解剖特点及一般问题，并在麻醉、睡眠呼吸暂停、睡眠疾病等方面做出阐释，然后根据临床实用的原则，分颅面、耳聋、感染炎症和喉、气管、食管等多个方面进行了具体介绍，从临床角度对发生于耳鼻咽喉的儿童疾病进行了深入剖析和规范解释，均采用相关专业共识或指南推荐的治疗手段。

出版社
官方微信二维码